骨关节疾病诊疗与影像学诊断

姜园园 等 主编

吉林科学技术出版社

图书在版编目（CIP）数据

骨关节疾病诊疗与影像学诊断 / 姜园园等主编 . --
长春 : 吉林科学技术出版社 , 2024.3

ISBN 978-7-5744-1098-5

Ⅰ . ①骨 … Ⅱ . ①姜 … Ⅲ . ①关节疾病－诊疗②关节
疾病－影像诊断 Ⅳ . ① R684 ② R684.04

中国国家版本馆 CIP 数据核字 (2024) 第 059333 号

骨关节疾病诊疗与影像学诊断

主　　编　姜园园　等
出 版 人　宛　霞
责任编辑　张　楠
封面设计　刘　雨
制　　版　刘　雨
幅面尺寸　185mm × 260mm
开　　本　16
字　　数　346 千字
印　　张　16
印　　数　1~1500 册
版　　次　2024 年 3 月第 1 版
印　　次　2024 年12月第 1 次印刷

出　　版　吉林科学技术出版社
发　　行　吉林科学技术出版社
地　　址　长春市福祉大路5788 号出版大厦A 座
邮　　编　130118
发行部电话/传真　0431-81629529 81629530 81629531
81629532 81629533 81629534
储运部电话　0431-86059116
编辑部电话　0431-81629510
印　　刷　廊坊市印艺阁数字科技有限公司

书　　号　ISBN 978-7-5744-1098-5
定　　价　87.00元

前 言

作为一名合格的骨外科医师，必须具备渊博的医学知识、丰富的临床经验、科学的思维方法、高尚的职业道德和严谨的工作态度。科学的临床思维是利用基础医学和临床医学知识，结合自身临床经验对患者的临床资料进行综合分析、逻辑推理，从而作出诊断和提出处理方案的过程。在临床工作中，患者的临床症状和体征往往表现得不像教科书中描写的那样典型，这就特别要求年轻医师在临床实践中不断提高科学的临床思维能力。

本书主要阐述常见骨科疾病的诊断与治疗原则等，以科学性、先进性和临床实用性为原则，涉及病种以常见病、多发病为重点，兼顾疑难病、复杂病。具体包括以下内容：骨与关节影像检查技术、关节疾病影像、下肢骨折、肩关节运动损伤、股骨头坏死、腰椎管狭窄、强直性脊柱炎、颈椎病、关节置换术。

本书作者为长期从事骨外科临床实践和教学工作的专家，熟悉了解医学生或年轻骨科医师应掌握的基本知识和基本技能，因此在编写过程中，将科学的临床思维、医学基础知识及丰富的临床经验融汇在一起，深入浅出、易懂易读，涵盖面广，力求实用。希望本书能对广大骨外科医师的临床诊疗工作起到一定的帮助作用。

目 录

第一章　骨与关节影像检查技术

骨肌系统常用的影像检查包括 X 线检查、CT 检查、MRI 检查、关节造影、血管造影。本章介绍 X 线、CT、MRI 在骨肌系统的合理应用以及各种影像检查诊断价值的比较。

第一节　X 线检查

数字 X 线摄影主要包括计算机 X 线摄影术（computed radiography，CR）和数字化 X 线摄影术（digital radiography，DR），是目前常用的影像检查方法之一。骨肌系统影像诊断首选 X 线检查，尤其是对骨折、新生骨、骨肌病变慢性改变的诊断。

骨肌系统 X 线检查以往在 CR 中主要包括软组织 X 线摄影和骨关节 X 线摄影，应用较高的千伏值和固定低毫安秒。目前临床上主要应用 DR，多采用自动曝光系统采集，并应用了强大的图像后处理功能。骨肌系统组织层次较丰富、密度差异较大，X 线检查对骨皮质、骨小梁等骨组织影像显示清晰，软组织显示能力相对弱，因此曝光参数的设置应达到提高组织影像层次和避免患者肢体运动伪影的效果。在不影响获得诊断信息的前提下，一般采用高电压、低电流、厚过滤，可减少 X 线辐射剂量，确保曝光剂量的最优化。

DR 的基本原则包括以下七点：

（1）源 — 像距离与物 — 像距离的选择：摄影时尽量使肢体贴近探测器，并且与探测器平行。摄影部位与探测器不能贴近时，根据 X 线机负荷相应增加源 — 像距离。不能平行时，可运用几何学投影原理尽量避免影像变形。

（2）照射野的校准：尽量缩小照射野，照射面积不应超过探测器面积。

（3）中心线及斜射线的应用：通常中心线应垂直于探测器，并对准摄影部位的中心。当摄影部位与探测器成角时，中心线应垂直肢体和探测器夹角的分角面，利用斜射线进行摄影。倾斜中心线的摄影体位，应使倾斜方向平行于滤线栅条，以避免栅条切割 X 线。

（4）滤线设备的应用：按照摄片部位的大小和源 — 像距离选用合适的滤线器。体厚超过 15.0cm 或管电压超过 60kV 时，需加用滤线器，并按滤线器使用的注意事项进行操作。

（5）X 线管、肢体、探测器的固定：X 线管对准摄影部位后，固定各个旋钮，防止 X 线管移动。为避免肢体移动，在使肢体处于较舒适的姿势后给予固定，受检者保持体位不动。

（6）焦点的选择：在不影响 X 线管负荷的原则下，尽量采用小焦点，以提高 X 线图像的清晰度。小焦点一般用于四肢、鼻骨、头颅的局部摄影；大焦点一般用于脊椎等较厚部位的摄影。

（7）曝光条件的选择：摄影前需要了解受检者的病史及临床诊断，根据摄影部位的密度和厚度等具体情况，选择较合适的曝光条件。婴幼儿及不合作的受检者应尽可能缩短曝光时间。

骨肌系统检查时关于呼气与吸气的应用主要包括五种方式，摄影前应对受检者进行训练。

（1）平静呼吸下屏气：摄影上臂、肩等部位，呼吸动作会使胸廓肌肉牵拉以上部位发生颤动，故摄影时可平静呼吸下屏气。

（2）深吸气后屏气：用于膈上肋骨摄影，这样可使膈肌下降，肋骨暴露于膈上较广泛。

（3）深呼气后屏气：深吸气后再呼出屏气，可以增加血液内的氧气含量，延长屏气时间，达到完全制动的目的。常用于膈下肋骨位置的摄影，呼气后膈肌上升，腹部体厚变薄，影像较为清晰。

（4）缓慢连续呼吸：曝光时，嘱受检者做慢而浅的呼吸动作，目的是使某些重叠的组织因呼吸运动而模糊，而需要摄影的部位则可以清楚显示，适用于胸骨斜位摄影。

（5）平静呼吸不屏气：用于下肢、手及前臂躯干等部位。

另外，在长骨摄影时，应至少包括一个邻近关节，并使正、侧位关节显示在同一水平面上。进行骨肌系统疾病摄影时，适当加大照射野，尽量包括病变所累及范围。在脊柱摄影时，应利用棉垫等矫正物使受检者脊柱保持正常的生理曲度，并尽量使 X 线与椎间隙平行，减少影像失真。当被检部位厚度相差悬殊时，利用 X 线管阳极效应或在体厚较薄的一侧放置楔形铝板进行补偿。

DR 双能量减影技术（dual energy subtraction，DES）：是对人体进行两次不同能量的曝光，电压分别为 60 ～ 80kV、110 ～ 150kV 得到两幅影像，经过数字化处理后分别生成软组织密度像、骨密度像和普通胸片。DES 临床上主要应用于胸部，克服了该区域组织前后重叠对诊断造成的干扰，其优势在于可以更好地观察肋骨骨折，但辐射剂量较常规 DR 增加。

DR 组织均衡技术：是一种图像后处理技术。该技术将原始图像数据分解成不同密度区域的两部分进行数字化处理，然后再将分别处理的图像进行加权整合，得到一幅组织层次丰富的均衡图像。一次曝光即可使整个视野内不同密度的组织均得到良好显示。临床上主要应用于成像区域密度差较大的部位，如鼻骨侧位、股骨侧位、跟骨轴位、颈胸段和胸腰段椎体等，有利于增强细微骨结构的显示，弥补曝光质量的不足。对胸部肋骨骨折、早期强直性脊柱炎股骨颈外伤等具有诊断价值。

数字断层融合成像（digital tomosynthesis，DTS）：在预设的融合体层曝光程序控制下，X 线管组件完成多角度多次脉冲式曝光，结合位移叠加算法等数字化重建方法，创建检查区域内不同体层深度的聚焦层面图像。其中每幅图像的起始高度、层厚、层间距可以人为进行调整。DTS 弥补了 DR 三维结构投影重叠的不足，空间分辨率高，相对于 CT 辐射剂量低。可清晰地显示骨折线，提高对隐匿性骨折的检出率和准确率。减少了对患者体位的限制，可自由体位摄影，同时不受石膏等固定物的影响，提高了金属植入物周围结构的显示能力。

DR 全景拼接技术：是在自动控制程序模式下一次性采集不同位置的多幅图像，然后由计算机采用精确配准技术进行无缝全景拼接，合成为大幅面 X 线图像。临床上主要应用于骨关节系统疾病，如脊柱侧弯矫形、下肢矫形及人工关节置换等，可显示病变范围和全脊柱或肢体的整体受力状态，常见体位包括脊柱与双下肢全长摄影。DR 全景拼接技术有两种采集方式：第一种采集方式是 X 线管组件固定于一个位置，探测器沿受检者身体长轴移动 2 ～ 4 次，X 线管组件相应地以不同的倾斜角做连续 2 ～ 4 次曝光。这种方式的主要特点是减少了 X 线锥形光束产生的图像畸变。第二种是 X 线管组件垂直上下移动，探测器跟随着 X 线管组件实现同步移动，分次脉冲曝光采集。其主要特点是 X 线管组件与探测器保持平行，采用长条形视野并将摄影长度控制在 5 ～ 10cm，从而减少 X 线锥形光束产生的图像畸变及斜射线的投影。该方式由摄影面积确定摄影次数，相对第一种方式采集次数多。

第二节　CT 检查

骨肌系统 CT 检查较为复杂、多变，特别是检查前不阅读 X 线片，无目的进行常规轴位扫描，常常造成诊断困难或不理想，或需重复检查。一般来讲，四肢各关节采用轴位，层厚 5mm、层距 5mm 连续扫描。观察软组织窗和骨窗。特殊情况可采用层厚 10mm、层距 10mm 连续扫描或层厚 2mm、层距 2mm 连续扫描。但是还需要根据各大关节的解剖特点和诊断要求进行扫描。观察关节间隙扫描平面应与关节间隙尽量成角，方能显示出关节间隙，同观察骨折一样。单纯骨内病变不需要增强扫描，无意义；软组织病变需增强扫描，尤其骨肿瘤早期向软组织浸润时，更需要增强扫描。CT 动态增强扫描在肌肉骨骼系统良恶性肿物鉴别诊断方面的应用提供帮助，随着技术的发展，CT 灌注及能量成像等新技术也逐渐被应用于临床。

（一）CT 平扫

1. 肩关节

患者仰卧位，患侧向中心移动，扫描范围由肩峰至肩盂下方。层厚 5mm、层距 5mm 连续轴扫，靶扫应包括肩胛骨、肩峰、喙突、肩胛冈及肱骨。

2. 肘关节

扫描范围包括髁上至近端尺桡关节。根据需要可以轴扫和肘关节屈曲轴扫。患者俯卧位上肢举过头顶伸直轴位扫描，或肘曲 90° 前臂放在头顶做肘关节冠状位扫描。应注意肱骨与前臂要贴近床板，不要倾斜，以保证扫描为真正轴位或冠状位。扫描为层厚 5mm、层距 5mm 连续扫描。由于肘关节结构复杂，必要时可采用层厚 2mm 和层距 2mm 连续扫描。

3. 腕关节

扫描更灵活，可以轴位、冠状位、矢状位和斜位，这些要根据病变需要确定。扫描范围应包括远端尺桡关节至掌骨基底。一般来讲，舟骨腰部骨折采用斜行扫描，舟骨、茎突骨折采用轴位扫描。月骨脱位和三角骨骨折采用矢状位扫描，腕关节肿胀、腕管狭窄和目的不明确者采用轴位扫描。冠状位扫描主要用于腕骨排列紊乱的患者。

4. 髋关节

患者仰卧位主要为轴位，双侧或单侧靶扫。必要时如股骨颈内固定术后，患者健侧侧卧位，加垫使患肢外展，扫描平面尽量与内固定物平行扫描，则可观察到无金属干扰的平面图像，以解决部分问题。髋关节扫描范围包括髋臼上缘至小粗隆和软组织及部分盆腔，全骨盆扫描范围包括髂嵴上缘至耻骨联合，层厚 5mm、层距 5mm 连续扫描。

5. 膝关节

常规为轴扫或冠状扫描，必要时作双侧对比。扫描范围从胫骨平台至髌骨上缘，由于髌上囊可达股骨中下 1/3，故滑膜病变 CT 扫描时应根据需要确定扫描范围。扫描层厚 5mm、层距 5mm。此种扫描方法可满足胫骨平台骨折、股骨髁骨折及髌骨纵行骨折和膝关节骨性关节炎。然而髌骨横行骨折、关节内游离体和股骨髁剥脱性骨软骨炎则冠状扫描较好。此时患者仰卧或侧卧，膝关节屈曲使扫描线与胫骨平台平行。髌骨侧方脱位扫描采用轴扫，但要使膝关节轻度屈曲 15° ～ 30° 轴扫。

6. 踝关节

常规为轴扫，但膝关节轻度屈曲时可以冠扫，而且很常用。扫描范围应包括胫骨远端、距骨和距舟关节、距楔关节、跟距关节以及周围软组织。应根据不同需要进行不同扫描方向，主要注意点是扫描平面应与关节面尽量成角。内外踝撕脱骨折与距骨关节面病变冠扫为好，后踝骨折以轴扫为好。

7. 手足短管状骨轴位扫描

骨骼显示较小，放大后图像模糊，且解剖关系不清。病变显示欠佳，但软组织显示良好。冠状位和矢状位骨骼显示良好，解剖关系清楚。其缺点为软组织显示不佳，易漏诊。

8. 小儿 CT 扫描的方法

根据小儿年龄和身高大小可以做脊柱全长矢状位扫描，将小儿仰位横卧于扫描孔内，即可完成。对于四肢长骨同样可以做长轴扫描，应注意大的儿童只要使肱骨和股骨与扫描架在同一平面即可。如仰卧位肱骨、股骨垂直身体，或前臂和小腿采取肘、膝屈曲，使其平行扫描架做冠状位扫描。其扫描厚度不能太厚，否则骨骼很快即扫描完毕。一般为层厚 5mm、层距 5mm，甚至层厚 2mm、层距 2mm 连续扫描。其缺点为软组织与骨骼的关系不清楚。其优点为髓内病变上下范围的显示对临床有帮助，增强扫描可显示病变范围较轴扫好。对于与骨骼有关系的病变以轴扫为好。横断骨折或小儿青枝骨折此法显示良好。骨软骨瘤绝不能用此法，因不能显示肿瘤的蒂。其他骨肿瘤亦不使用此法。

9. 四肢骨干扫描

一般为轴扫。但要注意扫描线应与骨折线尽量成角，否则，骨折线显示不佳，易漏诊，但软组织显示清楚。短小骨骼，可冠状或矢状位扫描。此种扫描骨折线清楚，骨膜反应明显。缺点为常常忽略两侧软组织。尤其对于骨折不愈合的患者，除轴位扫描外其他方法都可有助诊断。甚至，可解决骨折不愈合的原因。

10. 脊柱 CT 扫描应用靶扫

要注意扫描范围。检查主要有两项内容，一为椎间盘病变，二为骨质病变（骨折、骨病）。若以观察椎体和椎旁组织为主，则扫描基线应平行椎体；若以观察椎间盘为主，则扫描基线应平行相应的椎间盘的病变主要是间盘脱出和间盘退变，还有间盘感染。间盘的 CT 扫描一般应为层厚 2mm、层距 2mm，不能少于 3 层。甚至根据需要上下再加数层以便观察脱出的间盘在椎管内的位置。还有在椎弓根部扫描以观察侧隐窝是否狭窄。

（二）CT 增强扫描

骨关节及软组织的增强扫描，主要是了解肿瘤病变的血供情况以及周围血管动脉瘤的位置和形态，还可以显示骨骼、肌肉内肿块与邻近动静脉血管的关系，脊柱常规不进行增强扫描，其他关节或四肢的增强扫描推荐动脉晚期扫描，必要时动脉晚期和静脉双期扫描。扫描时技术要点及注意事项均与平扫相同，增强扫描常规用静脉内团注法，碘造影剂总量为 60 ～ 80mL，流率 2.0 ～ 2.5mL/s，延迟扫描时间为 25 ～ 30s。

（三）CT 血管成像

四肢 CTA 检查常用于显示肢体血管病变，以及血管与软组织肿块之间的关系等。扫描范围需要包全病变组织和一个相邻关节。

1. 上肢动脉 CTA

患者仰卧位，上臂上举，无法上举双臂的受检者，需要将上臂自然放于身体两侧，双手手心向上，身体置于床正中。选择健侧的肘正中静脉注射造影剂，以避免造影剂产生的伪影和静脉血管对动脉血管的影响；需要检查双上臂，可选择足部静脉通道。采用 CT 螺旋扫描，标准算法重建，其中重建层厚 1.0 ～ 1.5mm，层间距 0.7 ～ 1.2mm。扫描范围需包全病变组织和一个相邻关节。碘造影剂浓度 300 ～ 370mg/mL，总量 60.0 ～ 80.0mL，注射流率 3.0 ～ 4.0mL/s。双筒高压注射器先注射 20.0mL 生理盐水作为试注射，注射造影剂后再注射 30.0mL 生理盐水冲刷，使造影剂在目标血管内保持高浓度和较长时间，同时可避免静脉内高浓度碘造影剂的影响。扫描延迟时间的经验值为 23 ～ 25s。采用造影剂智能跟踪技术，监测层面选择主动脉弓水平，ROI 预置于主动脉弓，阈值设为 100 ～ 150HU 扫描时需要注意扫描方向，即沿目标血管的血流方向进行扫描。

2. 上肢静脉 CTV

用于上肢静脉血栓、上肢静脉狭窄、上肢静脉瘤、上肢动静脉畸形及中心静脉导管置入前评估。患者仰卧位，头先进，双上肢紧贴侧胸壁，可避免上肢动脉，特别是锁骨下动脉的扭曲。扫描采用直接法或间接法行平扫及增强扫描，直接法是经手背静脉注入造影剂后直接进行扫描，采用足头向；间接法是指经上肢静脉注入造影剂，待其进入体循环后进行成像，间接成像检查范围大，采用头足向。扫描范围为下颌至手指近段。扫描矩阵为 512×512。软组织或标准算法重建，重建层厚 1.250mm，层间距 0.625mm，螺距 0.984，管电压 120kV，自动管电流。造影剂注射方案如下：

（1）直接法：选取双上肢前臂静脉，以 3.0mL/s 流率注射 200.0mL 混合液（生理盐水与造影剂按体积比 1 ：4 配制，混合均匀），碘造影剂浓度 300mg/mL，注射造影剂后注射 30.0mL 生理盐水冲管，延迟时间为 40s。

（2）间接法：选取健侧前臂静脉，以 3.5 ～ 4.0mL/s 流率注射造影剂 120.0 ～ 150.0mL，碘造影剂浓度 350 ～ 370mg/mL，注射造影剂后注射 30.0mL 生理盐水冲管，延迟时间为 60 ～ 90s。

3. 下肢动脉 CTA

患者仰卧位，足先进，上臂上举或自然放到腹侧，身体置于床面正中。采用螺旋扫描，标准算法重建，重建层厚 1.0 ～ 1.5mm，层间距 0.7 ～ 1.2mm。扫描范围需从髂嵴到足背，通过设置旋转时间和扫描螺距将曝光时间控制在 20 ～ 25s。选择肘正中静脉团注造影剂，碘造影剂浓度 300 ～ 370mg/mL，总量 80.0 ～ 100.0mL。采用双筒高压注射器以双流率方案注射，先注射 20.0mL 生理盐水作为试注射，然后以 3.0 ～ 4.0mL/s 流率注射造影剂 60.0mL，再以 2.0 ～ 3.0mL/s 流率注射造影剂 30.0 ～ 40.0mL。扫描延迟时间为 30 ～ 35s。造影剂智能跟踪技术：选择腹主动脉髂动脉分叉以上层面，ROI 预置于腹主动脉，阈值为 100 ～ 150HU，扫描延迟时间为 7s。小剂量同层扫描时间曲线测定法：自肘静脉注射 20mL 造影剂，在腘动脉水平进行同层动态扫描，测量腘动脉的时间密度曲线。

4. 下肢静脉 CTV

用于下肢静脉血栓、下肢静脉曲张、髂静脉压迫综合征、下肢静脉瘤、下肢动静脉畸形。采用直接法或间接法行平扫及增强扫描。仰卧位，足先进，双腿稍内旋，膝部并拢绑带固定，双上肢上举。直接法采用足头向，间接法头足向。扫描范围为髂总静脉至足背静脉。扫描矩阵为 512×512。软组织或标准算法重建，重建层厚 1.250mm，层间距 0.625mm，螺距 0.984，管电压 120kV，自动管电流。造影剂注射方案如下：

（1）直接法：选取双侧足背静脉，以 3.0mL/s 流率注射 200.0mL 混合液（生理盐水与造影剂按体积比 1 ：4 配制，混合均匀），造影剂含碘 300mg/mL，注射造影剂后注射 30.0mL 生理盐水冲管，延迟时间为 40s。用橡胶带绑扎双侧踝部阻断浅静脉直接回流，需在盆腔段行延迟增强扫描。

（2）间接法：选取单侧上肢前臂静脉，以 3.5 ～ 4.0mL/s 流率注射造影剂 120.0 ～

150.0mL，碘造影剂浓度 350 ～ 370mg/mL，注射造影剂后注射 30.0mL 生理盐水冲管，延迟时间为 150 ～ 180s。

（四）CT 灌注成像

CT 灌注成像是一种功能学成像方法，即在静脉注射造影剂后对所选定层面进行连续多次动态扫描，从而获得随时间变化该层面内每一像素的密度，即时间 — 密度曲线（time-density curve，TDC）。通过各种灌注软件后处理肿瘤及脏器的 TDC，可以得到相应的灌注伪彩图及灌注参数值，可在毛细血管水平无创、动态地观察肿瘤或靶组织脏器或器官的局部血流灌注状态以及病理生理学改变。目前，去卷积算法和非去卷积算法是 CT 灌注成像常用的两种数学模型。根据该曲线利用不同的数学模型计算出血流量（bloodflow，BF）、血容量（bloodvolume，BV）、表面通透性（permeabilityofsurface，PS）、达峰时间（timetopeak，TTP）及造影剂平均通过时间（meantransittime，MTT）等灌注参数。目前，MRI 仍然是灌注的首选检查方法，但当患者无法配合检查或具有 MRI 检查禁忌证时 CT 灌注可以作为补充。CT 灌注能提供较传统 CT 检查更为全面的诊断信息来定量评价骨骼肌肉系统疾病血流动力学变化，能够用于骨骼肌肉系统良、恶性病变的鉴别诊断。有研究表明，CT 灌注在骨骼肌肉系统研究中是可行的，其中 BF、BV 两个灌注参数及 TDC 在鉴别良恶性骨肿瘤中的价值，为骨肿瘤的深入研究做了有益的尝试。CT 灌注与 MRI 灌注类似，可用于评价肿瘤的特征，对术后肿瘤残留以及复发的鉴别有重要意义。CT 灌注可以用在 CT 引导的消融术中，检测消融区域病灶的强化程度，对糖尿病患者伴有周围血管疾病的下肢缺血具有早期提示作用价值。但 CT 灌注由于辐射剂量等问题并未在临床被广泛应用。

（五）CT 双能量成像

CT 双能量成像（dual-energy CT，DECT）的基本原理是获得物质在两种不同能量下的双能量数据，经过后处理算法，进行物质的解析（基物质对）和获得虚拟单能量图像（不同 keV 水平图像）。得到不同能量水平（keV）下的虚拟单能量图像，随 keV 的增加，在一定范围内提高组织的空间和密度分辨力，降低图像噪声，keV 的降低会增加图像中碘物质的浓度，间接减少碘造影剂的应用。目前获取双能量成像的 CT 包括双源 CT、快速管电压切换的单源 CT、在不同能量状态下进行两次连续扫描的单源 CT、配备有能量解析探测器的单源 CT 等，其中临床上应用的为前两种。双源 CT 具有两套球管 — 探测器系统，约成 90° 排列，能同时获得物质在高低能量 X 线下的数据；快速管电压切换的单源 CT，是利用快速千伏电压短时间内在高、低 kVp 之间进行切换，以获得双能量数据。

1. 韧带及肌腱成像

肌腱、韧带、软骨等软组织由原子序数小的成分构成，其 X 线衰减系数差异不大，传统 CT 图像中无法分辨这些结构。研究表明这些软组织成分中胶原分子侧链中密实羟赖氨酸和羟脯氨酸对不同能量的 X 射线衰减差异较明显，双能量扫描可将其与周围组织区别并清晰显示。在清晰地显示肌腱/韧带的同时，能够通过任意角度旋转、容积再现或必要时结合曲面重建等方式观察肌腱/韧带走行及其与周围组织的解剖关系，重点观察肌腱的起点、走行和止点，对研究正常肌腱的解剖结构、评价外伤患者韧带和肌腱的连续性及完整性具有很大帮助，尤其是挛缩畸形的患者。扫描参数：

（1）双源CT采用双能量扫描序列，双球管管电压为140kVp/80kVp，参考管电流40mAs/170mAs（手）、56mAs/234mAs（足），旋转时间1.0s/转，螺距0.7，准直器宽度64×0.6mm，扫描层厚2.0mm，重建层厚0.75mm。

（2）单源快速管电压切换CT采用GSI能谱扫描序列，单球管140kVp/80kVp瞬时切换，管电流不超过640mAs，旋转时间0.6s/转，螺距0.531∶1，准直器宽度20mm，扫描层厚5.0mm，重建层厚0.625mm。

2. 金属伪影抑制

在体内有金属固定植入物、急性外伤后体内金属异物等情况，常规CT检查时由于金属周围大量放射状硬化伪影的影响，导致金属区及周围结构显示不清，图像质量以及临床诊断、治疗受到严重影响。而双能量CT虚拟单能量图像结合金属伪影去除软件（metal artifact reduction software，MARs）技术能有效地减少CT图像中的金属伪影，显示被金属伪影模糊的解剖细节以及金属植入物本身。但值得注意的是，这种技术只能最大限度地减少线束硬化伪影，并不能完全消除该伪影。研究显示单能量CT在较高能量段对金属伪影的抑制效果更好，且不同部位、不同材质、不同体积的金属植入物其最佳单能量水平均有所不同，因此临床工作中需要根据不同情况灵活找到最佳单能量图像。扫描参数：

（1）双源CT采用双能量扫描序列，双球管管电压为140kVp/80kVp，参考管电流86mAs（140kVp）、468mAs（80kVp），旋转时间1.0s/转，螺距0.8，准直器宽度64×0.6mm，扫描层厚2.0mm，重建层厚0.75mm，融合系数0.5（140kVp、80kVp的数据各占一半），图像重建算法B30f。

（2）单源快速管电压切换CT采用GSI能谱扫描序列，单球管140kVp/80kVp瞬时切换，切换时间0.5ms，参考管电流600mAs，旋转时间0.8s/转，螺距0.984∶1，重建能谱图像和140kV图像。

3. 痛风石成像

痛风是由于体内嘌呤代谢紊乱导致血尿酸增加，在关节处（主要是足踝部、第一跖趾关节）的软骨、韧带及邻近软组织聚集、沉淀终产物尿酸盐结晶，从而引发的一系列关节炎性反应，如果不及时治疗可导致关节炎的反复发作，严重者可出现关节破坏。因此痛风的早期诊断、治疗对患者预后非常重要。以往诊断痛风的“金标准”是从受累关节滑液中或痛风石中通过偏振光显微镜找到特征性的单钠尿酸盐结晶，由于无创性DECT检查对痛风石的高敏感、高特异性，2015年欧洲抗风湿病联盟/美国风湿病学会痛风分类新标准将双能量CT中尿酸盐的沉积纳入诊断标准之一。因为尿酸盐结晶在不同能级的X线中衰减系数不同，双能量技术可识别骨骼及软组织中的尿酸盐结晶，并赋予不同的伪彩色，使病变部位、数目、大小及与周围软组织的关系更加清晰，一些深部肌腱或韧带周围的尿酸盐结晶亦一览无余，与临床查体相比可发现更多的痛风病灶，有助于与其他类型的关节炎相鉴别，并能全面评估病情进展；对痛风石的发现、治疗中的监测提供影像依据。扫描参数：

（1）双源 CT 采用双能量扫描序列，A 球管电压为 140kVp，有效管电流 70mAs，B 球管电压为 80kVp/100kVp，有效管电流 300mAs，开启动态曝光剂量调节（care dose 4D），旋转时间 0.5s/ 转，螺距 0.7，准直器宽度 64×0.6mm，扫描层厚 2.0mm，重建层厚 0.75mm，图像重建算法 B30f；采用 Dual-EnergyGout 软件技术，启动软件内的痛风结节分析软件，生成有尿酸盐结晶的彩色标记图。

（2）单源快速管电压切换 CT 采用 GSI 能谱扫描序列，单球管 140kVp/80kVp 瞬时切换，切换时间 0.5ms，旋转时间 0.8s/ 转，螺距 0.984 ∶ 1；采用 GSIViewer 软件物质分离技术，分别选择尿酸 — 钙这种基物质对，获得尿酸（钙）图和钙（尿酸）图，并赋予不同的伪彩色图。

4. 骨挫伤检查

骨挫伤是指由于外伤所致的骨髓水肿、出血和骨小梁的微骨折。临床症状主要表现为疼痛和活动受限，活动或负重时加重。研究表明，即使没有其他的软组织创伤，严重的骨挫伤也是早期退行性变的先兆。及时处理，可预防关节损伤的进一步发展。因此，早期诊断骨挫伤对临床康复、预防并发症有重要意义。

目前，MRI 是诊断骨挫伤的首选检查方法，可用于骨挫伤的定性定量诊断和鉴别诊断，在骨髓病变检测中具有较高的敏感性。一些患者由于某种原因无法进行或配合 MRI 检查，需要进行其他检查，但常规能量 CT 虽可以显示骨折，甚至是细微骨折，但不能评估骨髓损伤。双能量 CT 可通过三种物质分离算法对碘、钙等原子序数较大的物质进行量化或去除，即获得虚拟去钙（virtual non calcium，VNCa）图像，用于评估骨髓病变，使双能量 CT 检测外伤后骨损伤成为可能。

双能量 CT 平扫获得高、低以及融合能量（高、低两组能量图像按照一定比例，类似 120kVp 单能量 CT 成像）三组图像。双能量 CT VNCa 图像能够直观地显示正常骨髓与骨髓水肿区密度的不同，可重点观察骨髓水肿区的范围、程度以及骨折的情况；同时可以观察肌腱 / 韧带等软组织有无异常，从而全面准确地评价患者病情。另外，双能量融合加权图用于替代常规 CT 对骨折的观察。

5. 血管双能量 CT 成像

目前，双能量技术在临床可常规用于四肢的 CT 血管成像，主要包括下肢动脉狭窄性病变及下肢静脉血栓的显示。与常规 CT 不同的是，双能量 CT 的血管成像具有去骨和去钙化斑块两种优势。双能量 CT 血管成像图像经过双能量后处理软件计算，可直接得到去骨和去钙化斑块的图像，图像可任意旋转，在最大密度投影及容积再现图像中评估血管，有助于观察全程血管病变，避免周围骨质和钙化斑块的影响，更直观地评估血管钙化段管腔的狭窄程度。双能量CT后处理软件存在去骨或去钙化斑块不全的现象，尤其是在膝关节和踝关节部位的骨质去除不完全，以及在腹主动脉和双侧髂动脉的斑块去除不完全，会影响下肢血管的评估和诊断。另外，双能量去骨软件也存在过度去骨的现象，表现为在去骨最大密度投影图像上血管局部截断，常常出现在胫前动脉、胫后动脉远端及足部血管。

双能量CT下肢血管图像经过单能谱处理后，可重建出多种不同能量下的虚拟单能量图像（不同keV水平图像）。研究显示，单能量CT在较低能量段对血管的显示能力更强；在获取相同图像质量条件下，双能量CT的70keV的单能量图像较常规CT的碘值高出25%，因此使用比常规CT少25%的碘造影剂可以获得相同的图像血管和组织对比度，间接减少造影剂的使用量。

通常DECT采用低能量（40～70keV）水平的数据进行图像重建、或获得线性或非线性融合图像来增加血管的强化程度，在下肢动脉成像中可以减少造影剂用量，在双能量下肢静脉成像中可增加下肢静脉血栓的诊断信息。值得注意的是，低能量的血管重建会增加一定的图像噪声，因此选择最佳的虚拟单能量图像是核心。

第三节　MRI检查

MRI具有良好的软组织分辨率和对比度，在骨骼肌肉系统中应用非常广泛，但是不同的部位检查要求不尽相同，应根据需要采用不同的线圈和脉冲序列。

常用线圈包括：体线圈，脊柱线圈，头线圈，颞颌关节线圈，头颈联合线圈，肩关节线圈，腕关节线圈，膝/踝关节线圈，以及各种尺寸的表面柔软线圈。一般来讲，线圈都为专用线圈，特殊情况可替代。例如，体线圈主要用来进行胸、腹、盆腔的扫描；脊柱线圈主要用于脊柱的扫描；颞颌关节线圈用于颞下颌关节的扫描；大范围的四肢扫描也可使用体线圈；头线圈也可用于踝关节和足的扫描。

基本扫描平面包括：冠状位、矢状位、横断位和斜位图像。总的原则是以显示解剖关系明确，病变清楚和其与周围组织关系鲜明，有利于诊断治疗，尤其是手术治疗患者，为手术提供帮助。

基本脉冲序列包括：自旋回波（spin echo，SE）序列、快速自旋回波（fast spin echo，FSE）序列、梯度回波（gradient echo，GRE）序列（主要包括SPGR和FISP）、反转恢复（inversion recovery，IR）序列（如STIR和FLAIR序列）。

常用成像方法包括脂肪抑制、水抑制、水成像、MR脊髓造影（MR myelography，MRM）、非对比增强和对比增强的MR血管成像（MR angiography，MRA）、扩散加权成像（diffusion weighted imaging，DWI）、扩散峰度成像（diffusional kurtosis imaging，

DKI）、超短回波时间（ultrashort echo time，UTE）MRI、零回波时间（zero echo time，ZTE）MRI、专门的金属伪影抑制技术及动态对比增强（dynamic con-trast enhanced MRI，DCE-MRI）等。

SE 序列是应用最早的一类成像序列，但是由于其成像时间较长，尤其用于 T_2WI 时，所以目前基本上被 FSE 序列所取代。水在 T_1WI 表现为低信号，在 T_2WI 表现为高信号；脂肪在 T_1WI 表现为高信号，在 T_2WI 表现为中等信号强度，T_2 的权重越重，脂肪的信号强度越低；骨皮质由于含水极少，在 T_1WI 和 T_2WI 上均表现为低信号；骨髓的信号随年龄的不同而不同，儿童的骨髓为红骨髓，含水较多，T_1WI 为低信号，T_2WI 为高信号，待长至成人时，除一些扁骨外，长管状骨的骨髓均为黄骨髓，其信号特点与脂肪相同；但是成人的红骨髓和黄骨髓的含量也不是恒定不变的，信号也会发生相应的改变。

FSE 序列是在 SE 序列的基础上发展起来的一类脉冲序列，凭借其显著提高的扫描速度而被广泛使用。它的基本信号改变与常规 SE 序列相同，所不同的是脂肪组织由于回波链的存在 T_2WI 上呈现稍高甚至高信号。

GRE 序列在骨肌系统 MRI 检查中并非常规扫描序列，其中快速扰相梯度回波（spoiled gradient re-called echo，SPGR）和平衡式稳态自由进动（fast ima-ging with steady-state precession，FISP）序列应用相对更多，可以 2D 和 3D 采集，获得 T_1WI 和 T_2WI，主要用于关节软骨的显示。

反转恢复（IR）序列的原理是基于不同组织之间 TI 值的差异，通过选择不同的 TI 值，可以抑制不同组织的信号，例如在 1.5T 设备中，设置 TI = 150ms 左右可以抑制掉脂肪组织的信号，而设置 TI = 2200ms 左右可以抑制掉自由水的信号。除此之外，设置一个中等的 TI（750ms 左右）可以增加组织之间的 T_1 对比。

脂肪抑制技术：根据脂肪抑制的原理，常用的脂肪抑制技术可以分为三大类：第一类是基于化学位移效应，如频率选择脂肪饱和技术、选择性水激励技术、DIXON 法水脂分离技术。其中，基于 DIXON 法的三点法非对称回波水脂分离（iterative decomposi-tion of water and fat with echo asymmetric and least-squares estimation，IDEAL）技术将三点法非对称回波采集技术与迭代最小二乘估计算法相结合，在三个非对称的时间点进行回波采集，这种回波采集方式能够更好地抵抗磁场（B_0 和 B_1）的不均匀性，有利于水和脂质的分离更加完全，并且可以同时获得四种对比图像（图 1-1）。第二类是基于脂肪组织的短 T_1 值，如 STIR 技术。第三类是 STIR 和频率选择脂肪饱和的杂交技术，如 SPAIR 和 SPECIAL。在骨肌系统 MRI 中，脂肪抑制有利于 T_2WI 和 PDWI 骨髓和软组织病变的显示，有利于 T_1WI 对比增强后病灶的显示，还有利于减小化学位移伪影。除此之外，频率选择脂肪饱和技术和 DIXON 技术还可以用来判断是否有脂肪的存在，非脂肪特异性的 STIR 技术则不能用于鉴别脂肪成分。

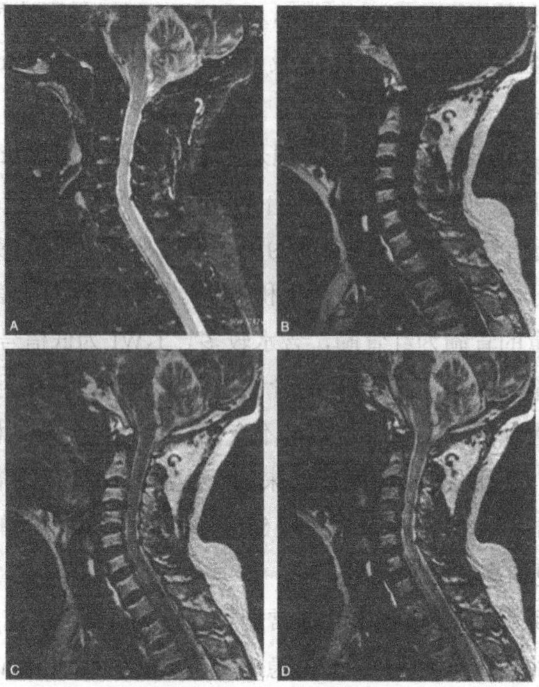

图 1-1　颈椎 IDEAL 技术

A. 水质子图像；B. 脂质子图像；C. 同相位图像；D. 反相位图像

水抑制技术：相比脂肪抑制技术，骨肌系统 MRI 中水抑制技术应用相对较少。其水抑制的原理与脂肪抑制基本相同。现在较常用的一种水抑制方法是 FLAIR 成像序列，TI 一般设置为 2100ms 左右。水抑制图像上，含水的组织成分表现为低信号。

水成像技术：实际上是一种重 T_2WI 成像，TE 一般设置为 800ms 以上，水凭借其很长的 T_2 值而保留有较高的信号，而其他组织的横向磁化矢量几乎完全衰减，所以几乎不产生信号。在骨肌系统中，水成像主要应用于磁共振脊髓造影显像（MRM）。高质量的 MRM 可清楚地显示硬膜囊、神经根鞘袖。

MRA：可分为非对比增强（non-contrast en-hanced，NCE）MRA 和对比增强（contrast enhanced，CE）MRA 两大类，前者又主要包括了时间飞跃法（time of flight，TOF）MRA 和相位对比法（phase con-trast，PC）MRA，均可实现 2D 和 3D 采集，为无创性血管造影技术，但由于两种技术的成像时间相对较长，并且血管成像的质量受血流速度、方向以及扫描参数的影响较大，所以在骨肌系统中应用并不广泛。而 CE-MRA 的原理与常规增强扫描类似，通过注射顺磁性造影剂使血液的 T_1 值显著减小，再在合理的时机使用快速 T_1WI 序列（通常为快速扰相梯度回波序列）进行采集，血液由于 T_1 值明显小于其他组织而呈现高信号。和 NCE-MRA 相比，CE-MRA 的伪影更小，对血管管腔的显示更加准确，并且成像速度大大提高。DCE-MRA 还可以同时显示动脉和静脉，有利于动静脉畸形等病变的诊断和治疗。

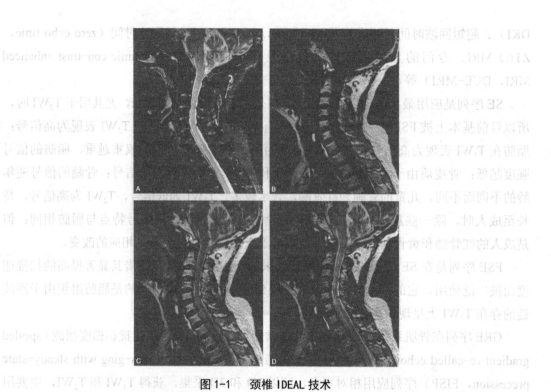

扩散加权成像（DWI）及其衍生模型：单指数模型DWI是一种基于组织中水分子布朗运动的功能成像技术，表观扩散系数（ADC）可以量化水分子的扩散能力，细胞密度大的组织，水分子扩散受限程度高，ADC值低，而细胞密度小的组织，水分子扩散受限程度低，ADC值高。然而，ADC值同时受到水分子扩散和微循环灌注的影响，不能反映组织真实的扩散情况。体系内不相干运动（intravoxel incoherent motion，IVIM）模型通过采用多个b值，可以将组织真实的水分子扩散（D）和灌注或微循环效应区别开来，同时得到灌注分数（f）和假性扩散系数（D^*）。拉伸指数模型依靠扩散分布指数（distributed diffu-sion coefficient，DDC）来反映平均体素内扩散速率，而描述体系内扩散速率的不均匀性的扩散异质性指数（the heterogeneity of intravoxel diffusion，α）用来显示组织的复杂程度。但是在实际临床应用中，由于单指数模型DWI扫描要求较低、时间短、后处理分析简单等特点，仍然是临床应用最为广泛的DWI模型。单指数模型DWI还可以用于全身大范围的扩散加权成像，即背景抑制全身扩散加权成像（diffu-sion weighted whole body imaging with backgrounc body signal suppression，DWIBS）。由于背景的肌肉脂肪信号基本被抑制，图像背景显示为均匀低信号，从而增加了病灶显示的敏感性。它具有敏感性高、无辐射、成本低、检查方便等诸多优势。但目前全身DWI（whole body DWI，WB-DWI）仍面临一些问题，如成像时间长易产生运动伪影、背景信号抑制不完全而导致假阳性等。而不同于常规的全视野（full field of vision，fFOV）DWI技术，小视野（reduced field of vision，rFOV）DWI技术使用2D空间选择性回波平面视频激励脉冲，再加上180°重聚脉冲，减少了相位编码方向上需要激发的FOV，减少相位编码方向上需要采集的k空间线数量，在固定的扫描时间里提升了图像的分辨率，并能在抑脂的同时进行多层面成像，有效减少了回波持续时间，减少了偏共振效应产生的各种伪影。

扩散张量成像（diffusion tensor imaging，DTI）：是扩散加权成像技术的一种延伸，通常需要设置多个扩散敏感梯度场施加的方向，可以反映各个方向上水分子扩散的快慢，并对组织内水分子扩散状况进行定量分析，还可以采用纤维束示踪成像（DTT）技术对纤维组织结构进行三维立体显示。此项技术最开始主要用于评价脑白质结构及神经纤维束成像，随着技术的发展和研究的深入，骨骼肌、韧带等的DTI也逐渐应用于临床实践。

扩散峰度成像（diffusional kurtosis imaging，DKI）：是扩散张量成像技术的延伸，联合了DTI中的扩散张量和峰度张量对水分子扩散的受限过程进行了更高级的描述，用来探测组织中非高斯分布水分子的扩散特性，能够敏感地反映组织微观结构的复杂程度，也可以反映疾病相应的病理生理改变。理论上DKI扩散敏感梯度场施加的方向至少为15个，b值至少为3个，K值是DKI中最具代表性的参数，是一个无量纲参数，ROI内组织结构复杂程度越高，K值越高，表明非高斯分布扩散受限越显著。

超短回波时间（ultrashort echo time，UTE）成像和零回波时间（zero echo time，ZTE）成像技术：MRI信号的高低是由信号采集时刻横向磁化矢量的大小决定的，而人体中部分组织（如骨皮质、肌腱、半月板等）的T_2值非常短，射频脉冲激发以后横向磁化矢量迅速衰减，使用常规序列进行信号采集时，组织几乎不产生信号，必须在极短的TE内进行信号采集才能直接观察这些组织。UTE技术的超短TE的实现主要依靠其独特的半射频脉冲激发方式和放射状K空间填充。半射频脉冲结合层面选择梯度进行层面激发，并交替变换层面选择梯度方向，将两次半射频脉冲激发所产生的信号填充到K空间，避免了对层面选择射频激发脉冲重新进行相位编码，从而缩短了TE。而ZTE技术之所以能将TE缩短至零，主要原因在于ZTE技术在射频脉冲和梯度场的施加过程中是先进行梯度场的爬升，而后才施加射频脉冲，射频脉冲结束后立刻进行信号读取，这种方式省去了射频激发之后的梯度切换时间，从而实现了零TE的信号采集。

金属伪影抑制技术：当检查区域存在铁磁性植入物时，常规MRI序列会产生明显的金属磁化率伪影，不利于植入物及其周围结构的显示。为了减小金属伪影，出现了几种专用的减金属伪影技术，主要包括视角倾斜（view angle tilting，VAT）、层面编码金属伪影校正（slice encoding for metal artifact correc-tion，SEMAC）、多采集与可变谐图像结合（multiac-quisition with variable resonance image combination，MAVRIC）以及MAVRICSL技术等。VAT技术的原理是在频率编码梯度场施加进行信号读出的同时，在层面选择方向施加一个与频率编码梯度场完全一致的补偿梯度，利用这一补偿梯度来纠正氢质子在层面内的位移，从而减小层面内的伪影，所以VAT技术实质上是一种MRI信号读出方式；SEMAC技术的原理是在相位编码梯度场施加的同时，在层面选择方向施加一个与相位编码梯度场完全一致的补偿梯度，利用这一补偿梯度来纠正氢质子在层面方向上的位移，从而减小层面间的伪影；MAVRIC技术采用多个偏中心的高斯脉冲激发整个成像容积，每个射频脉冲单元激励组织所形成的不同伪影程度的原始图像经过模糊数学后处理以后可以获得伪影减小的MRI；而MAVRICSL技术是由SEMAC和MA-VRIC技术整合而成，能够同时减小层面方向和层面内的伪影。

动态对比增强MRI：使用快速扰相梯度回波序列连续采集静脉注射造影剂前、中、后的T_1WI，记录造影剂进入靶器官或组织血管，然后通过毛细血管床并最终被清除过程中的信息，可以实现定性、半定量和定量诊断。其中，使用预设的不同药代动力学模型对时间—信号强度曲线进行分析，可以得到感兴趣区组织的灌注和微循环渗透性等定量血流动力学参数，主要包括容积转移常数（Ktrans）、组织间隙—血浆速率常数（K_{ep}）、细胞外间隙容积分数（V_e）、血浆容积分数（V_p）。

脊柱使用脊柱线圈。常规采用FSE序列，矢状位T_1WI和T_2WI，层厚≤ 4mm，层间距≤ 1mm成像。然后对待检部位行横断位扫描，需要时做冠状位扫描。间盘的横断位扫描层厚≤ 4mm，椎体的横断位扫描一般采用T_2WI，以便能够使椎管内的脊髓、神经根、血管、脑脊液形成明显的对比，无须使用造影剂。如果怀疑有椎管内肿瘤，除上述扫描序列外，还应加扫横断位T_1WI，注射造影剂后，行矢状位、横断位及冠状位扫描，冠状位扫描的目的是排除肿瘤是否位于脊髓内部。扫描部位分为颈椎、颈胸段、胸椎、胸腰段、腰椎、骶椎。扫描范围一定要保证图像能够定位，并且周围软组织要包括，尤其是腰椎结核患者腰大肌脓肿范围有时很大且广，使其他组织受压移位。

颞颌关节使用颞颌关节线圈。采用张口位和闭口位扫描，以矢状位和冠状位扫描为主，矢状位扫描应倾斜角度。横断位扫描意义不大（肿瘤除外）。主要观察关节盘和下颌小头以及下颌小头的移动。采用 T_1WI 和 T_2WI 即可，层厚≤ 3mm，层间距≤ 1mm。

肩关节使用肩关节线圈。肩关节检查以检查肩关节运动损伤为主。常规采用斜冠状位、斜矢状位和横断位 T_1WI 和脂肪抑制 T_2/PDWI 扫描，层厚≤ 4mm，层间距≤ 1mm。

肘关节使用表面柔线圈。小儿肘关节软骨骨折 MRI 检查最好。常规采用横断位、冠状位和矢状位 T_1WI 和脂肪抑制 T_2/PDWI 扫描，层厚≤ 3mm，层间距≤ 1mm。

腕关节使用腕关节线圈。腕管综合征、三角纤维软骨损伤和腕骨无菌性坏死等病变均适宜行 MRI 检查，常规行冠状位、矢状位和横断位 T_1WI 和脂肪抑制 T_2/PDWI 扫描，层厚≤ 3mm，层间距≤ 1mm。

骨盆和髋关节使用体线圈。常规扫描做冠状位和横断位 T_1WI 和脂肪抑制 T_2WI。骶骨病变时可加扫矢状位，用以观察骶前软组织和神经孔。MRI 是诊断股骨头缺血性坏死的重要手段。冠状位扫描时应注意双下肢内旋，以使股骨颈与股骨头在同一平面，更好显示股骨颈骨折的错位程度。单髋关节斜冠状位和斜矢状位扫描可以更好显示股骨髋臼撞击综合征的股骨头 — 颈骨质、髋臼盂唇病变。

膝关节使用膝关节线圈。常规扫描冠状位、矢状位和横断位 T_1WI 和脂肪抑制 T_2/PDWI，层厚≤ 4mm，层间距≤ 1mm。主要观察半月板、韧带和关节软骨等结构。斜矢状位可以作为观察前交叉韧带的补充方法，而横断位可以观察髌股关节，对观察半月板无意义。MRI 对隐匿性骨折的显示非常敏感。

踝关节使用踝关节线圈或表面柔线圈。常规扫描冠状位、矢状位和横断位 T_1WI 和脂肪抑制 T_2/PDWI，层厚≤ 4mm，层间距≤ 1mm。冠状位是观察胫距关节软骨的最佳方位，横断位对诊断肌腱和韧带损伤最具价值，而矢状位对跟腱的显示最佳。

骨髓病变根据扫描部位选择合适的线圈。对骨髓的显示 MRI 具有极高的优势，是最理想的检查方法。一般常规采用 FSE 序列扫描，T_1WI 和脂肪抑制 T_2WI 能够准确显示骨肿瘤在骨髓内的浸润范围和骨髓损伤的范围，对精准确定病变范围有重要指导意义。

第四节　关节造影

在 CT、MRI 问世以前，关节造影曾有过十分重要的诊断价值。目前，主要是 CT 关节造影及 MR 关节造影。CT 关节造影是指向关节内注入对比物质后进行 CT 扫描的方法。MR 关节造影分为直接造影和间接造影。MR 直接关节造影是向关节内直接注射造影剂后进行 MR 扫描。MR 间接关节造影经静脉注入造影剂，10 ～ 30min 后造影剂渗透至关节腔内时行 MR 扫描。关节造影虽然已较少应用，但在一定条件下，仍有其独特的实用价值。有些部位，有些疾病，关节造影对于诊断起重要作用。

（一）关节造影技术要点

1. MR 关节造影

目前，普遍认为 Gd-DTPA 是最理想的造影剂，一般稀释浓度为 0.5 ～ 2mmol/L，可以将 1 ～ 2mL Gd-DTPA 加入 100 ～ 200mL 生理盐水混合。透视下穿刺时，可用上述生理盐水混合物 8mL ＋碘造影剂 7mL ＋ 2%利多卡因 3mL 混合使用。加入利多卡因是为了减轻患者痛苦，增加耐受。注射后一般 15 ～ 30min 内行 MR 检查，不应超过 90min。

2. CT 关节造影

注入关节内对比物质有：

（1）碘造影剂稀释液，一般采用 10mL 碘造影剂＋ 5mL 利多卡因（2%）混合而成。

（2）空气。

（3）空气＋碘造影剂双重对比。现普遍采用碘造影剂稀释液，注射造影剂后立即进行 CT 扫描，推荐螺旋扫描方式，后期进行图像重组。

3. 穿刺方法

严格无菌操作，关节穿刺一般在透视或超声引导下，经穿刺点穿刺进入关节后，将造影剂注入关节腔内，患者有胀痛或注射有抵抗感时停止注药，但髋关节不同于其他关节，需要一定的压力方能将药注入关节内。注射后适当被动活动关节，使造影剂在关节均匀布散。

（二）肩关节造影

1. 肩关节 CT 造影

采用 20 ～ 22G 的穿刺针进行穿刺，一般采用前方入路穿刺。上臂轻度外旋、外展，肘关节屈曲位，在肱骨小结节与肩胛喙突间连线的中点穿刺，针尖斜向后、内侧刺入。注入 10 ～ 15mL 的造影剂，患者仰卧于检查床上，被检测肢体置于床面中间，头先进，掌心向上；螺旋扫描模式，扫描范围自肩锁关节上方到肩胛骨下角包括肩胛骨、近段肱骨、锁骨外 2/3；标准重建算法，层厚≤ 5mm。

2. 肩关节 MR 直接造影

穿刺要点同 CT 造影。患者仰卧于检查床上，头先进，被检测肢体置于床面中间，手臂置于体侧，大拇指向上的中立位，避免内旋，用沙袋固定以避免运动。采用肩关节专用线圈或表面柔线圈；成像范围横断面自肩锁关节至肱骨外科颈（关节盂下缘），斜矢状面自三角肌外缘至内侧冈上窝，斜冠状面自胸大肌至冈下肌。基本检查方位与序列：

（1）横断面、斜冠状面、斜矢状面的脂肪抑制 T_1WI 扫描。层厚≤ 3 ～ 5mm，层间隔≤ 1mm。

（2）如果患者之前未进行肩关节 MR 平扫，须加扫斜冠状面脂肪抑制 PD/T_2WI，以观察肩袖肌腱腱内及滑囊面的撕裂。并加扫任意方位非脂肪抑制 T_1WI，以除外其他病变。

（3）外展外旋位脂肪抑制 T_1WI 扫描。

盂肱关节造影可了解下列疾患的关节内变化，如肩袖撕裂、类风湿关节炎、滑囊炎、滑膜软骨瘤病、神经营养障碍关节病、二头肌腱疾患、习惯性肩脱位等。目前，这些疾患 MRI 检查可代替关节造影检查。然而肩关节急性化脓性关节炎，早期抽脓造影检查，并同时进行反复抽脓冲洗介入治疗，仍具有独特的诊断和治疗价值。

（三）肘关节造影

1. 肘关节 CT 造影

穿刺入路常用后侧和外侧入路，后侧入路是穿刺针经鹰嘴顶端依次进入鹰嘴窝和肘关节，外侧入路是穿刺针呈 45° 角向肘关节前内插入，均需通过透视确认好针头在合适位置，造影剂总剂量不超过 2mL/kg。患者仰卧于检查床上，头先进；双上臂自然平伸置于身体两侧，被检测肢体尽量置于扫描架中心，双手手心向上，掌心与肘关节掌侧保持同向，避免尺桡骨交叉，头尽量偏向一侧，避免紧贴手臂。螺旋扫描模式，扫描范围上端包括肱骨髁上区域，下端包括桡骨粗隆。标准重建算法，层厚≤ 3mm。

2. 肘关节 MR 直接造影

穿刺要点同 CT 造影。患者仰卧于检查床上，被检测肢体置于床面中间，手臂置于体侧，掌心向上，用沙袋固定以避免运动。推进使用表面柔线圈，对不能伸直的成人肘部可使用膝关节线圈或肩关节线圈进行检查。成像范围自肱骨下段至尺桡骨上段。基本检查方位与序列：注射造影剂后进行横断面、冠状面、矢状面的脂肪抑制 T_1WI 扫描。层厚≤ 3mm，层间隔≤ 3mm。

肘关节造影可了解下列疾患的关节内变化，如滑膜炎、关节内游离软骨体和骨体、肘神经性关节病等，还可显示儿童肘部骺软骨骨折的部位以及急性化脓性关节炎脓液蔓延情况等，MRI 可清晰显示副韧带损伤部位和程度。

（四）腕关节造影

1. 穿刺技术要点

采用 20 ～ 30G 的穿刺针进行穿刺：

（1）桡侧背侧穿刺：腕取轻度掌屈及尺偏位，于拇长伸肌腱与示指固有肌腱之间或从桡骨茎突远端鼻烟窝处垂直穿入。

（2）尺侧旁穿刺：腕取轻度掌屈及桡偏位，在尺骨茎突尖端，尺侧腕伸肌腱与指总伸肌肌腱之间垂直穿入。一般注入 3 ～ 4mL 的造影剂。

2. 腕关节三腔造影术

腕关节与其他关节不同，是由桡腕关节、腕中关节、桡尺远关节和腕掌关节组成的多腔复合关节，互相不沟通，故行腕关节三腔造影术，即桡腕、腕中和桡尺远关节联合造影术，可使腕关节造影的假阴性率大为降低。具体做法是：

（1）将 1mL 造影剂注入桡尺远关节间隙，观察造影剂有无渗漏入桡腕关节，判断三角纤维软骨复合体有无损伤、穿孔。

（2）将 3 ～ 4mL 造影剂注入远排腕骨间关节间隙（尺侧或桡侧），观察造影剂有无渗漏入桡腕关节，判断近排腕骨间韧带有无损伤、断裂。

（3）最后将 3mL 造影剂注入桡腕关节腔内。

3. 腕关节 CT 造影

患者俯卧于检查床上，头先进，双臂上举平伸，手指并拢，掌心向下平放于检查床中间，螺旋扫描模式，扫描范围从尺桡骨远侧至患病关节远端，标准重建算法，层厚≤ 3mm。

4. 腕关节 MR 直接造影

患者俯卧于检查床上，头先进，被检测上肢上举平伸，掌心向下；使用多通道腕关节专用线圈或表面柔软线圈。成像范围应包括腕关节、掌指关节。基本检查方位与序列：

（1）横断面、冠状面、矢状面的脂肪抑制 T_1WI 扫描，层厚≤ 3mm、层间隔≤ 1mm。

（2）建议加扫冠状位 T_2WI 及 T_1WI，以避免漏诊其他病变。

腕关节腔分为下尺桡关节腔、桡腕关节腔、中腕关节腔、掌腕关节腔、第一掌腕关节腔等。正常情况这些关节腔互不交通。腕关节造影可以了解下列疾患的关节内变化。如腕类风湿关节炎、滑膜炎、三角纤维软骨损伤、关节囊及腕骨韧带撕裂、滑膜囊肿、腱鞘囊肿等。腕骨骨折脱位、腕骨间韧带撕裂可见造影剂蔓延至多个关节腔，互相交通。造影剂也可进入肌腱和腱鞘内，或进入淋巴管内。

（五）髋关节造影

1. 穿刺技术要点

采用 20 ～ 22G 的穿刺针进行穿刺。

（1）外侧穿刺：取侧卧位，于股骨大粗隆前下方，针尖向上向内与下肢呈 45° 方向，贴骨骼穿入 5 ～ 10cm。

（2）后侧穿刺：取半俯卧位，腹壁与操作台面呈 45°，于大粗隆中点与髂后上棘之连线的中外 1/3 交界处垂直穿入。

（3）前侧穿刺：取仰卧位，自腹股沟韧带的中点向下和向外侧 2.5cm 处，即股动脉稍外侧处垂直穿入直达股骨头处。一般注入 8 ～ 20mL 的造影剂。

2. 髋关节 CT 造影

患者仰卧于检查床上，头先进，双足跟略分开而足尖向内侧旋转并拢，双上臂抱头；螺旋扫描模式；扫描范围从髂前上棘至股骨中上 1/3 交界。标准重建算法，层厚≤ 5mm。

3. 髋关节 MR 直接造影

患者仰卧于检查床上，足先进，双手臂上举平伸。使用大号表面柔线圈或体部相控阵线圈。成像范围上界为髂骨翼中部，下界为股骨小粗隆下方。基本检查方位与序列：

（1）横断面、斜冠状面、斜矢状面的脂肪抑制 T_1WI 扫描。斜冠状面根据横断面定位，垂直于髋臼前后缘连线。斜矢状面根据斜冠状位定位，平行于股骨颈长轴。层厚≤ 5mm，层间隔≤ 1.5mm。

（2）建议加扫斜冠状位、斜矢状位脂肪抑制 PDWI，以避免漏诊其他软组织损伤及骨髓病变。

髋关节造影可了解下列疾患的关节变化：先天性髋关节脱位造影对于了解关节盂唇内翻、关节囊葫芦变形、关节腔容量、髋臼底有无软组织充填等，具有极高的诊断价值。其他疾患如髋内翻骺分离、绒毛结节滑膜炎、滑膜软骨瘤病，特别是对髋关节急性化脓性关节炎、骨髓炎脓肿蔓延情况，亦具有较高的诊断价值。

（六）膝关节造影

1. 膝关节 CT 造影

采用 20 ～ 23G 的穿刺针进行穿刺，一般采用髌周穿刺：膝关节伸直，于髌骨外上、外下、内上、内下方，距髌骨边缘约 1cm 处，针尖与额面平行，斜向髌骨与股骨关节面的间隙穿刺。一般注入 35 ～ 50mL 的造影剂。患者仰卧于检查床上，足先进，双下肢伸直并拢，足尖向上，双上臂抱头；螺旋扫描模式。扫描范围：从股骨下段至胫腓骨上段，垂直身体长轴，横断面扫描。标准重建算法，层厚≤ 5mm，观察半月板层，厚层间隔为 1mm。

2. 膝关节 MR 直接造影

穿刺方法同 CT 造影。患者仰卧于检查床上，足先进。使用膝关节专用线圈或表面柔软线圈。成像范围自髌骨上缘髌上囊至胫骨结节下缘。注射造影剂后进行：

（1）横断面、冠状面、矢状面的脂肪抑制 T_1WI 扫描。图像定位以膝关节解剖平面为基准。层厚≤ 5mm，层间距≤ 1.5mm。

（2）建议加扫 PD/T_2WI、T_1WI，以避免漏诊其他软组织损伤及骨髓病变。

膝关节造影可了解下列疾患的病理改变，如半月软骨板撕裂、半月板囊肿、盘状半月板、半月板切除后综合征、侧副韧带损伤、关节内游离软骨体和骨体、滑膜囊肿、腘窝囊肿、滑膜血管瘤、绒毛结节滑膜炎、神经性关节病等。应指出上述疾患 MRI 检查已有较高的诊断价值，目前膝关节造影已很少应用。

（七）踝关节造影

1. 踝关节 CT 造影

穿刺常选前侧穿刺和外侧穿刺。前侧穿刺入路于踝关节前，避开伸趾肌腱及足背动脉之外的任何关节间隙均可穿刺；外侧穿刺入路为在外踝与趾长伸腱之间刺入关节腔。患者仰卧于检查床上，足先进，双下肢伸直并拢，足尖向上，双上臂抱头；螺旋扫描模式；扫描范围胫骨下 1/4 至足底；标准重建算法，横断面层厚≤ 3mm，冠、矢状面层厚≤ 3mm。

2. 踝关节 MR 直接造影

穿刺方法同 CT 造影。患者仰卧于检查床上，足先进。使用踝关节专用线圈或表面柔软线圈；成像范围上界为下胫腓骨关节，下界包全足底。注射造影剂后进行横断面、冠状面、矢状面的脂肪抑制 T_1WI 扫描。层厚≤ 3mm，层距≤ 1mm。

踝关节造影可了解下列疾患的关节内变化：踝部外伤韧带损伤，儿童骺软骨骨折，关节内游离体，滑膜软骨瘤病，类风湿关节炎。

第二章　关节疾病影像

第一节　髋关节撞击综合征

髋关节撞击综合征（FAI）是一种常见的、可引起慢性髋关节疼痛及髋关节屈曲和内收受限的疾病。由于股骨近端和髋臼盂缘间的解剖异常，或解剖正常但长期不正常外力作用于髋关节，导致两者长期不正常接触、碰撞，产生反复的微型创伤致使关节盂缘和关节软骨退变，从而引起一系列临床症状。

一、FAI 的分类

根据髋关节解剖特点，FAI 可分为股骨头源性撞击及髋臼源性撞击两种类型。前者称凸轮样撞击征，此型的特征是股骨头的非球形部分在股骨头颈连接处呈异常骨赘突出，当股骨头旋入髋臼时，撞击髋臼相应区域产生凸轮样撞击。后者称钳样撞击征，由股骨颈与髋臼缘的异常接触引起，但股骨头呈正常球形。此类型撞击可以发生于存在任何髋臼缘和股骨颈更加靠近的解剖结构者。两种类型的撞击征很少单独发生，多数合并存在，称为混合型。

二、FAI 的撞击机制和病变特点

FAI 起因于近端股骨头和髋臼解剖结构异常，或者髋关节解剖结构正常或接近正常而髋关节活动量或活动范围过大导致的股骨头与髋臼的异常接触状态。解剖形态异常的凸轮样撞击特点是，异常突出的骨赘在屈曲和内收时旋进髋臼，撞击臼缘产生间断或持续的关节软骨压力和剪切力，造成由外至内的髋臼软骨磨损，导致软骨从关节盂唇和髋臼上撕裂。钳样撞击征是股骨头颈连接处与髋臼缘反复撞击导致关节唇退变，关节唇及髋臼深部组织纤维化、骨化，关节唇骨质增生反过来又加重撞击程度。其软骨损伤常呈环形分布，且局限于一个狭窄的条带状区域内。许多研究表明，髋臼唇和软骨的撞击损伤可以分布于股骨头和髋臼的各个部分，以前上象限多见，病变程度也较严重。这是由于骨骺异常延伸在股骨头颈连接处的前外象限较常见，使该处易出现异常骨质凸起，而髋关节运动以屈曲内旋多见。另一个前缘易发的原因是髋臼后倾，髋臼唇前缘在冠状面上位于股骨头中心点的外侧，容易使股骨近端与髋臼前唇发生碰撞。研究证实，MRI 显示髋臼唇出现损伤的频率从高到低依次是：前上部、后上部、前下部、后下部。撞击同样能发生在解剖结构正常而承受压力异常者，某些特殊职业者也容易发生类似的撞击。任何形式的职业性的反复屈曲内收内旋活动均可导致撞击，特别是存在关节囊松弛等解剖

结构异常时。

三、FAI的临床表现

（一）症状

凸轮样撞击征常见于活动量较大的年轻男性，而钳样撞击征常见于活动较多的中年女性。典型表现为腹股沟区疼痛，为锐痛，通常在活动或久坐后加剧。疼痛可以表现在腹股沟区、股骨转子表面，髋关节屈曲内收时诱发疼痛。最初呈间歇性，以后随活动及受力增加变为持续性。FAI通常为单侧，有髋关节松弛症者可呈双侧。髋关节疼痛可在术后持续存在，这可能与关节软骨损伤不可逆有关。

（二）体征

查体时髋关节活动受限，特别是内收内旋时屈曲受限。被动屈曲、内收内旋可引发疼痛，称为撞击试验。诱发疼痛的机制为剪切或挤压有本体感觉神经和痛觉神经的髋臼唇而产生剧烈疼痛。另外，外旋外展髋关节时能感觉到摩擦感。

四、影像学表现

X线检查一般为髋关节前后位片及侧位片。前后位片可显示股骨头颈之间的凹陷度不足，表现为股骨头凸起部向外侧伸延、头颈移行区的局限性凹陷的消失。文献报道发生髋关节骨关节炎的患者中40%可见到股骨头颈的“左轮枪柄”样畸形。所谓“左轮枪柄”样畸形就是指通常应为凹陷的股骨头颈结合部变平，即股骨颈前外侧方隆起，股骨头颈连接处扁平，呈“左轮枪柄”样畸形。侧位片同样能显示“枪柄样”畸形及随其产生的前部股骨颈偏距消失。在X线片上能显示FAI的解剖异常包括股骨头骨骺滑脱、股骨颈骨折及髋关节发育不良、髋内翻、髋外翻、髋臼后倾、髋臼陷入征和髋臼过深。对于外伤后畸形引起的FAIX线检查还有助于显示股骨近端和髋臼的陈旧创伤以及创伤后畸形。CT斜轴位及冠状位像上观察评价头颈比例和股骨头颈交界前方的局限性凹陷的消失等异常征象更为准确，对FAI的分型也更具有优势（图2-1、图2-2）。

MRI检查除常规冠、矢状及横断位扫描外，还需行与股骨颈长轴平行的斜轴位扫描。MRI可显示FAI的股骨头颈凹陷减少、股骨颈宽度与股骨头半径比率增大，以及髋臼后倾。盂缘各个方位的损害，包括前上、前下、后上及后下等，在MRI上均可清楚显示损害包括盂缘退变、盂缘撕裂及盂缘旁囊肿等。盂缘退变在FS、PD、FSE的T_2WI三种序列中均表现为高信号。盂缘撕裂常表现为在盂缘和关节软骨之间的液体信号的缺损。完全的盂缘撕裂、分离见于严重的撕裂病例。盂缘旁囊肿在上述三种序列中均呈高信号，可位于邻近骨内或关节外。MRI也可较好地显示关节软骨损伤、退变。FAI髋关节软骨损伤通常邻近髋臼唇损伤部位，可以表现为部分或全层软骨软化或软骨缺陷。损伤、退变的软骨表现为高信号，从线样到大块的软骨损伤、退变，进而导致臼顶的软骨全层的缺损，也常常可见软骨下骨质硬化。关节软骨损伤通常伴随软骨下囊肿、骨质硬化或骨赘形成。

软骨病变常合并关节间隙狭窄，这为疾病晚期改变。有时也可见关节囊增厚及髂股外侧韧带增厚，这是由于 FAI 合并炎症所致。MR 关节造影术也可用于髋臼唇及关节软骨损伤的检查。

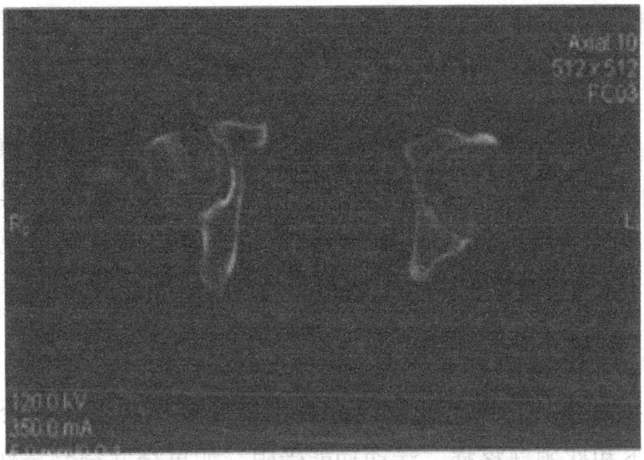

图 2-1　髋关节轴位 CT 显示髋臼后倾，髋臼更多地覆盖股骨头前方

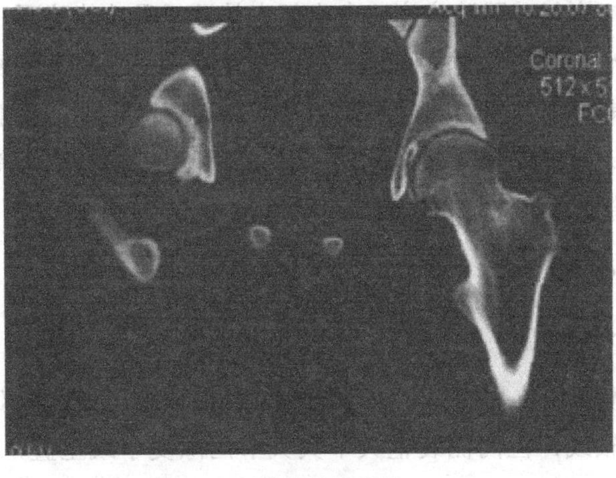

图 2-2　髋关节冠状位

CT 显示左髋关节软骨损伤（软骨缺损），关节腔内条形高密度，股骨头颈连接处外上方异常骨质突出

第二节　寰枢关节脱位

寰椎和枢椎椎骨的骨性解剖结构与其他脊椎存在相当大的差异。寰枕关节由专门的韧带排列加强，寰椎和枢椎间关节的基本运动足旋转而不是屈伸。寰枕关节为杯状滑膜关节，位于齿突的上外侧。成对的寰枕关节依靠它们独特的解剖结构、关节囊韧带和内

外侧的颅颈、寰枕韧带来维持稳定。寰椎与枕骨间只由两个关节囊韧带和前、后、外寰枕膜疏松相连。寰枕关节的稳定性主要靠附着于枕骨和枢椎间的韧带维持。覆膜和翼状韧带是防止寰枕过伸的主要限制结构，两者均断裂时，颅底相对于脊柱可向前脱位。其他连接于枢椎与枕骨间的十字韧带和翼状韧带，对维持寰枕关节的稳定性不起主要作用。

一、损伤分类

寰枢关节脱位有两种情况，一种是受到向前的暴力造成寰椎横韧带断裂，或齿突骨折导致寰椎向前移位；另一种是头部受到轴向旋转暴力，损伤了翼状韧带和寰枢侧块关节囊韧带，使寰枢关节过度旋转。后一种情况称为寰枢关节旋转脱位。当颈椎属曲姿势的侧位 X 线检查见到寰齿前间隙大于 3mm（儿童大于 5mm），提示寰椎横韧带断裂。

二、临床表现

主要取决于横韧带损伤的严重程度和寰椎前脱位程度以及是否对脊髓造成压迫。局部表现主要是枕下和枕颈部疼痛，活动功能受限，如果合并脊髓损伤，有四种情况发生：呼吸中枢受到波及时可致命；损伤后有一过性神经，表现短暂肢体瘫痪或肢体无力，但能迅速好转乃至治恢复；四肢瘫痪，大小便失禁及呼吸功能障碍，此为最严重者，如果未获得及时有效治疗，寰椎脱位则更加严重，脊髓受压也随之加剧；迟发性神经症状，损伤在当时和早期并不发生，随着头颈活动增加而逐渐出现。寰枢椎脱位典型的临床表现为头颈部倾斜，如果单侧向前移位时，头部离开患侧向健侧倾斜；颈部疼痛和僵直，枕大神经痛等。脊髓压迫症状和体征极少发生。

三、影像学检查

（一）X 线检查

正常人寰枢椎开口位片的齿状突轴线通过寰椎轴线，当寰椎双侧前脱位时，虽齿状突轴线通过寰椎轴线，但两侧寰枢关节突关节间隙变小或重叠，侧位 X 线片寰齿间隙增大。在寰椎单侧前脱位时，开口位摄片主要特征表现足枢椎齿状突与寰椎两侧块间距不对称，或有脱位侧关节突关节间隙变窄。齿状突轴线与寰椎轴线的解剖关系发生改变，寰椎存在一定程度的旋转，引起齿状突轴线与寰椎轴线相交。而且两侧侧块大小不对称和齿状突一侧块间距大小不等，侧位 X 线片能清晰显示专状突和寰枢椎弓之间的距离变化，正常情况下在 3mm 以内，寰椎前弓结节后缘中点至齿状突距离（ADI）比较有用。寰齿间距增大：侧位片正常成人和儿童分别为 3mm 和 5mm，如成人寰齿间距在 3 ～ 5mm 之间，常提示有横韧带断裂；如寰齿间距为 5 ～ 10mm 则提示横韧带有断裂，并部分辅助韧带撕裂；如达 10 ～ 12mm 则表明全部韧带断裂。枕颈伸屈动力性侧位片：屈位时显示寰椎前弓和齿状突呈“V”形间隙，提示横韧带下纤维以外的部分撕裂，使寰枢椎借助未断纤维束起支点作用，而显示寰齿间隙上部分分离呈“V”形。开口左右斜位如临床上有症状，经标准开口正位和侧位未显著异常可作开口位，同时头部向左右旋转 15°，如出现齿状突和两侧侧块之间的间隙发生不对称关系始终保持不变，提示有脱位的存在。

（二）CT 检查

用 CT 可评估寰齿间隙，但通常 CT 在颈椎中立位或伸展位扫描，降低了寰枢椎半脱位的敏感性。CT 常显示完整的横韧带为弯曲的、厚度不一的软组织影；然而，除非 CT 扫描在颈部屈曲位进行，否则 CT 显示寰枢间隙正常，并不能排除寰枢关节半脱位。CT 三维成像获取寰枢关节立体图像，利用切割、透明等重建技巧，提供比 X 线片和常规 CT 更多有意义的诊断信息。图像立体感强，显示脱位征象多直观、清楚，临床医师容易理解，明显提高肯定脱位的诊断率，减少有或无可疑诊断，在临床应用中具有明显的优势。

（三）MRI 检查

MRI 检查具有一定的技术优势。寰枢关节失稳敏感性更高，同时能评估脊髓压迫程度。屈伸矢状位 MRI 是评估颅颈联合必需的。由于头部线圈直径小，造成颈部完全屈伸，MRI 可能低估半脱位的程度。慢性寰枢脱位患者在颅颈联合形成肿块，产生反复的机械性刺激。这些良性假瘤由纤维和肉芽组织组成，MRI 常呈低信号强度。

第三节　关节积脂血症

关节积脂血症（TLH）由 Kling 第一个报道，即创伤后关节囊内存在脂肪和血液，可发生在受损伤的全身任何关节。

一、病因机制

创伤后脂肪和血液进入关节腔隙内，关节软骨和滑膜释放一种酶阻止血凝块的形成，使血液在滑液中不能很好地凝结。脂肪组织的比重小，总是漂浮在关节积液的上层，研究表明 TLH 中血液静止约 3 小时后将分成血清和血细胞两层。关节创伤后，在肉眼和显微镜下，血性的滑液可以看到脂肪小滴。如果关节内观察到脂滴，并且包含骨髓针状体，则是关节内骨折的可靠依据，这时的脂肪是由皮质破坏后的骨髓释放的。然而，患者可能没有骨折，但在关节内的血性渗液里常常也可以观察到脂肪，这可能与软骨和韧带明显受损有关。由于脂肪也可以出现在滑膜里，因此单纯的滑膜损伤也可以将脂肪释放到滑膜中，滑液内脂质的其他来源包括邻近的细胞和关节间丰富的血管床及关节内的脂肪垫（如肘部），滑液中的脂肪含量与关节损伤程度成正比。

二、临床表现

创伤性关节积脂血症的主要表现是：①受伤后几分钟或半小时内迅速出现肿胀、疼痛，并逐渐加重；②局部皮温增高，触痛明显，浮髌试验阳性；③患肢功能障碍；④部分患者可有体温升高；⑤关节穿刺有血和脂肪液。

三、影像学表现

（一）X线表现

关节创伤后采用X线片检查，可显示脂肪血性渗液平面，多见于肘关节、膝关节和肩关节。如果关节内脂肪和血量少，则在X线片下，不能显示脂肪出血面，但量多时，则在脂肪下方和血上方的交界面表现出一条典型的不透光占线。关节内脂肪聚积的患者，偶尔在膝部常规侧位X线片上可以看到脂肪的两侧有水样密度线性结构的囊。在X线片上，出现明显的脂肪—血平面时可能伴有骨折、脱位，也可能是滑膜或周围软组织结构损伤。

传统X线显示TLH的双液—液平面必须具备下列条件：严格的水平X线束投照；充满血液和脂肪的关节；患者的检查位置固定不动持续3小时以上。在膝关节内存在10～20mL脂肪和80～100mL血液，传统X线才能显示脂肪—液体平面。由于膝关节周围有丰富的软组织围绕，减少了对比，有时做出正确诊断是非常困难的。

（二）CT/MRI

关节积脂血症可采用CT或MR成像检查。前者能够评价关节内少量的脂肪，不需要再行X线片检查，对于诊断髋、肩和膝部隐匿性骨折也是有价值的。尤其是多层螺旋CT的应用，强大的图像后处理技术能够发现更多复杂关节的骨折。关节积脂血症在MR成像上影像较复杂，因为几个层面和分界面都具有明显的信号特征，这种特征要取决于所使用的成像序列。一般最上层漂浮的是脂肪，中间为血清，下面是悬垂着的红细胞。在脂肪和血清的交界面可能会看到一个信号缺失，这是一个化学位移的伪影。实验性关节积脂血症的MR影像研究已取得了进展。在关节积脂血症的早期，可看到几个液体—液体交界面（表示在脂肪和血之间的交界面出现了脂肪小滴）和脂肪包绕血块（尽管滑液中的血凝固较差，但在患侧关节内可以形成血凝块）。关节积脂血症发病几小时后，会出现明显的液体分层。Ryu等实验研究表明，在膝关节内存在5mL脂肪和15mL血液，CT及MRI检查就能显示脂肪—液体平面（图2-3），而对于体积小或解剖位置复杂的关节，如肘关节或肩关节，CT及MRI能较传统X线和超声更好地显示TLH的液—液平面和关节囊内骨折。MRI尚能发现骨挫伤和隐匿性骨折。

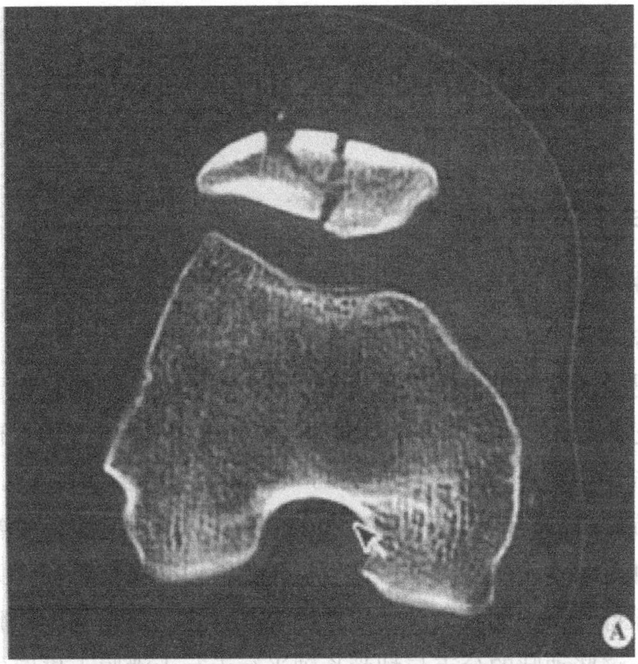

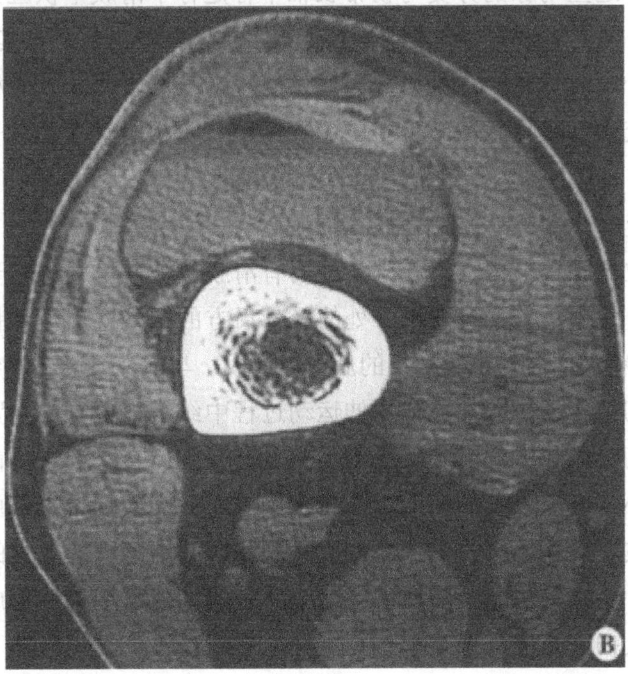

图 2-3　A、B 为同一患者。A. 示髌骨骨折。B. 示关节腔内可见由 3 个不同密度层形成的液 — 液平面，即上层为低密度的脂肪，中层为稍低密度的关节液，下层为中度密度的血液

第四节　膝关节结构损伤

一、膝交叉韧带损伤

（一）功能解剖

1. 前交叉韧带

前交叉韧带是位于膝关节内滑膜外周有滑膜包被的纤维结构，起于股骨外侧髁内侧面的半圆形凹，呈扇形斜向前下方行于髁间顶和横韧带之间，止于胫骨髁间隆起的前方，与外侧半月板的前中部相连。平均长度为35～38mm，宽度为11mm。由前内束、后外束组成，呈向外旋转排列。前内束较粗大，在膝关节屈曲时紧张，主要限制胫骨前移；后外束较细小在伸直时紧张防止过伸，这一机制使得前交叉韧带在膝关节屈伸时各纤维束交替紧张，以保持其恒定的张力和功能性的等长。它主要由膝中动脉供血，一小部分由膝下动脉供应。这些动脉的分支与韧带长轴平行走行于滑膜下供应外周，并呈不同深度横行于韧带内，向上下分支与纤维束平行走行，供应韧带内部，在其中、下1/3交界处血供减少。在胫骨、股骨起止点处为一无血供区，为一层较厚的软骨样组织构成，使韧带与骨分开。前交叉韧带是膝关节稳定的主要结构，防止股骨在胫骨平台上的前移，它还在限制胫骨内旋和防止内外翻过程中起一定作用。

2. 后交叉韧带

后交叉韧带位于膝关节内、滑膜外，外周有滑膜包被，呈扇形起于内侧股骨髁的后外侧面的凹陷处，止于关节面下方lcm处的胫骨后方的凹处。后交叉韧带向后凸起，宽度约为13mm，由粗大的前外束和细小的后内束组成，与前交叉韧带在髁间沟处相交，扭转方向与前交叉韧带相反，在膝关节屈伸运动过程中纤维束处于交替紧张状态。板股韧带被认为是第三韧带，起于外侧半月板的后角，走行于后交叉韧带的前方和后方，这些韧带的出现和大小都有较大变异，给诊断带来困难。后交叉韧带主要由膝中动脉供血，它的上部和前方被覆滑膜还接收进入内侧股骨髁和髁间沟动脉的分支的血供，中下部和板股韧带接收胫骨上端骨骺分支的血供。这些血管的末端互相沟通形成滑膜血管网，韧带内血管与前交叉韧带一样与纤维束平行走行，另外它还接收来自膝下动脉和腘动脉分支的血供，故后交叉韧带血供较丰富，它在股骨、胫骨起止点处也为无血供区。后交叉韧带主要防止股骨在胫骨平台上的后移和限制胫骨内旋。

（二）损伤机制及分类

1. 损伤机制

（1）前交叉韧带损伤：多种损伤机制均可导致前交叉韧带撕裂，主要发生在膝关节受到暴力外翻和外旋时，也可发生于膝关节极度伸直时外旋、伸直位内旋和胫骨后移时。

1）膝关节站立位时，外侧受到暴力撞击，膝关节极度外翻，常造成前交叉韧带断裂，内侧副韧带断裂，内侧半月板周边部撕裂，称为 O'Donoghue 三联征。这种损伤常发生在韧带中部。

2）胫骨固定在伸直位，股骨外旋，常造成韧带上 1/3 部撕裂，这常发生在高山滑雪运动员。

（2）后交叉韧带损伤：发生在当膝关节屈曲时，胫骨前方受向后方的暴力所致，在临床上常见到胫前血肿和髋关节或髌骨骨折，并伴随膝关节内其他结构的损伤，而单纯性损伤约占全部损伤的 30%。

2. 损伤分类

前交叉韧带损伤按发病时间可分为急性、亚急性、慢性。急性指发生在创伤 2 周内，亚急性指 2 ～ 8 周，慢性指大于 8 周。前交叉韧带按损伤程度分为完全断裂和部分断裂，关节镜检查完全断裂指征为轴移显著，对探子较小的抵抗力，纤维束断裂 90% 以上。部分断裂指轻微轴移，对探查较大的抵抗力，纤维束断裂小于 90%。交叉韧带按临床体征分为稳定的前交叉韧带撕裂和不稳定的撕裂，稳定的包括正常和部分撕裂，不稳定的包括部分撕裂和完全撕裂。交叉韧带损伤按部位分为中部、股骨、胫骨起止点处撕裂。

（三）临床表现

前交叉韧带损伤在膝关节创伤中最常见，当急性损伤时患者将有突然剧烈的疼痛和功能障碍，有时可听到“砰”的响声并出现膝关节肿胀。关节肿胀主要由关节积液、积血所致，在前交叉韧带完全撕裂时约占 75%，在不完全撕裂时则不常见，关节积血常提示骨软骨损伤或撕脱骨折。后交叉韧带损伤在膝关节创伤中较少见，占 3% ～ 20%。

（四）影像学检查

1. MR 检查方法

在 MR 上，由于前交叉韧带的解剖特点，常用倾斜矢状位或外旋（20° ～ 30°）真正矢状位代替解剖矢状位，冠状位和横断位作为补充来研究前交叉韧带，尤其在部分损伤时，横断位可提供重要征象。SE 和 GRE 序列联合应用有助于提高诊断前交叉韧带的准确率。在 T_2WI 上，损伤时关节积液形成的高信号与正常交叉韧带的低信号产生对比，最常用来评价交叉韧带。T_2W 序列的敏感性和准确性均优于 T_1W 序列。

2. 正常影像学表现

在矢状位，前交叉韧带显示为前缘紧张平直的低信号影，在股骨胫骨附着处可显示为条纹状，并可出现与条纹相平行的稍高信号影，它是位于纤维束之间的脂肪影。由于前交叉韧带呈“扇形”形态，在正常的韧带内可以出现灰色的细小不均匀的信号，也可以在一副单一的层面上不能完整显示。如果膝关节屈曲，韧带的信号强度可以轻度增强，纤维表现为松弛或稍微弯曲。在正常的韧带前方可以出现高信号的液体影；在能较好显示髁间沟顶的层面，韧带表现为与髁间沟顶平行或有一稍微增大的倾斜角（图 2-4）。冠状位最常用来显示内、外侧副韧带和前交叉韧带在髁间沟内的信号特点，尤其在矢状位显示不明确的病例，在冠状位上，前交叉韧带走行表现似“口袋里的手”，从后上外走向前下内。轴位图像对显示前交叉韧带和后交叉韧带在髁间沟的部分和骨挫伤、关节积液、关节囊是十分有用的；在轴位图像上，前交叉韧带表现为椭圆形、细条状，韧带内信号可有增强。

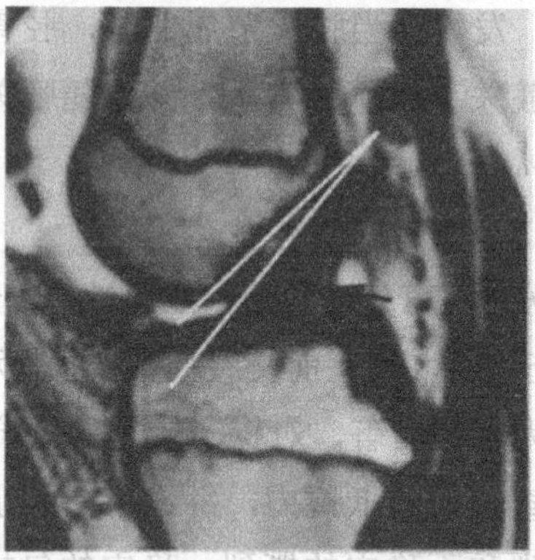

图 2-4　男，14 岁，右膝撞伤 4 周。矢状位 T_2WI 像前交叉韧带表现为连续光滑的从股骨外侧髁到胫骨平台的低信号束带状影（小黑箭），Blumenssat 角指向后上方（白线所成的角）。关节镜显示为完整前交叉韧带

3. 交叉韧带损伤的 MRI 表现

前交叉韧带损伤时，韧带本身在 MRI 上的形态信号改变称为直接征象。当前交叉韧带损伤后，周围结构也可出现异常改变，这些改变对前交叉韧带损伤的诊断起辅助作用，称为间接征象。

前交叉韧带损伤的征象：

（1）直接征象。

信号异常：指在前交叉韧带位置出现信号的限局性或弥散性增高。

Blumensaat 角异常：Blumensaat 角指平行于股骨髁间沟顶的线与前交叉韧带远段部分延长线所形成的角，当该角指向前下方时则为前交叉韧带撕裂的阳性征象。韧带不连续为韧带之间有小的裂隙或韧带破碎和消失。DimondPM 等报道在急性期信号异常的敏感性为 100%（58% 为弥散性，42% 为局灶性）；在慢性期，韧带走行异常和呈碎片状分别为 30% 和 44%，但特异性高。

（2）间接征象。

骨挫伤：指骨组织受到撞击使骨小梁微骨折从而导致骨髓腔水肿和出血，表现为 T_2WI 上信号减低区，T_2WI、STIR 上信号增高区。骨挫伤阳性指在股骨外侧髁、胫骨平台后外侧单独或同时出现。文献报道骨挫伤的敏感性较低，但特异性高，可达 97%。

胫骨前移：指在外侧股骨髁中央矢状位上，股骨外侧髁骨皮质后缘的切线与经过胫

骨平台后缘平行于长轴的线之间的垂直距离，如大于 5mm 则为异常。Vahey 等报道用此方法诊断前交叉韧带撕裂的敏感性为 58%，特异性为 93%，准确性为 69%。

外侧半月板后角暴露征：指通过外侧胫骨平台后缘骨皮质的切线与外侧半月板后角在前交叉韧带正常时不相交，如相交则为阳性。McCauley 等报道此征象的敏感性为 56%，特异性为 97%。

后交叉韧带线：指通过后交叉韧带远端部分的后侧缘向近侧端作的延伸线。如果此延长线与股骨骨髓腔不能在 5cm 内相交，则为后交叉韧带线阳性。

后交叉韧带角：指后交叉韧带近段部分与远段部分所形成的夹角，当前交叉韧带撕裂时此夹角变小。McCaulev 等报道，正常时后交叉韧带角平均为 113° ～ 114°，当小于 105° 时则预示前交叉韧带撕裂的敏感性为 72% ～ 74%，特异性为 86%。

后交叉韧带指数：指在矢状位上，后交叉韧带在股骨，胫骨起止点处的最短连线（y）与此连线与后交叉韧带后凸最高点间的垂直距离（X）的比率，当前交叉韧带损伤时其数值减小；X/y 的平均值当前交叉韧带撕裂时为 0.45±0.12，正常时为 0.27±0.06。

关节异常：当前交叉韧带撕裂时可见外侧股骨关节面的异常。Cobby 等测量了外侧髁髌骨沟的深度，在正常人平均深度为 0.45mm，而前交叉韧带撕裂时平均为 0.89mm，正常人均小于 1.2mm，当大于 1.5mm 时则是诊断前交叉韧带撕裂的可靠征象。

前交叉韧带部分撕裂：前交叉韧带部分撕裂的 MR 诊断比较困难，但是早期诊断非常重要，因为部分撕裂可导致韧带缺损和关节的不稳定（38% ～ 56%）。前交叉韧带部分撕裂表现为局部散在的高信号区和相对完整的纤维束，在稳定的膝关节局部可出现轻微的成角畸形，这些表现在前交叉韧带挫伤时也可出现。

后交叉韧带撕裂：急性损伤多为韧带中部的间质性损伤，表现为韧带的弥散性增厚和信号增加，而不是出现明显的断裂裂口；当为完全撕裂损伤时，常伴随撕脱骨折，可见胫骨碎片的移位和明显的出血和水肿信号改变；后交叉韧带损伤多伴随前交叉韧带、内侧半月板撕裂，内外侧副韧带撕裂和骨软骨组织损伤。慢性损伤中，韧带连续性保持完整，仅表现为波浪状或不规则状的低信号增宽影，结合临床检查诊断较容易。

二、膝半月板损伤

（一）功能解剖

膝关节半月板位于膝关节内，由纤维软骨构成，上面微凹，与股骨髁相适应，下面平坦，外缘肥厚，借冠状韧带与胫骨髁相连，内缘菲薄而游离。半月板分为前角、体部、后角三部分，之间无明确分界。内侧半月板较大呈“C”形，纵切面呈三角形，从后向前逐渐变小，外缘与关节囊尤其内侧副韧带紧密相连，外侧半月板呈“O”形，前后角及体部宽厚度略等，外缘除前、后角远端与关节囊紧连外，体部和后角大部分与关节囊尤其外侧副韧带之间隔以肌腱及其腱鞘。半月板的纤维主要由纵向的环形纤维组成，维持半月板的形状，一小部分呈放射状穿插于其中，称为横行纤维，形成半月板的抗张强度。

内外侧半月板前角之间有膝横韧带相连，一侧半月板的前角与另一侧半月板的后角之间可有斜行的板板韧带。起自外侧半月板后角，经后交叉韧带前方止于股骨内侧髁内面的韧带叫作 Humphy 韧带；起自外侧半月板后角，经后交叉韧带后方止于股骨内侧髁内面的韧带叫作 Wrisberg 韧带，两者合称为板股韧带，两条韧带都有的只占 6%，而两条韧带只有一条的占 70%。半月板的功能主要是减缓压力，增加关节的稳定性，同时起润滑和传递本体感觉。

（二）损伤机制

半月板损伤主要是间接暴力引起的。在伸屈运动中，半月板与胫骨平台关系密切。膝关节伸直时，半月板向前移动，屈曲时向后。而在膝关节旋转内外翻时，它又和股骨髁一起活动，使半月板与胫骨平台间磨擦。因此，在膝关节伸屈过程中如果同时又有膝的扭转内外翻动作，则半月板本身就出现不一致的活动，容易造成损伤。

小腿固定，股骨内外旋或内外翻位，再突然伸直或下蹲的动作，此时，半月板处于不协调的运动之中。如果半月板受到挤压更限制了活动范围，则造成撕裂。这是半月板最常见的损伤原因。如篮球运动中，运动员争球、切入投篮时跳起或落地往往同时伴有身体旋转可发生内侧或外侧半月板的损伤。

（三）临床表现

1. 疼痛

一般认为，半月板损伤牵扯滑膜是引起疼痛的原因。

2. 关节积液

受伤早期产生急性创伤性滑膜炎或同时有韧带损伤，可引起关节积血而加重疼痛。

3. 响声

膝关节活动时在损伤侧可听到清脆的响声，有时伴有该侧疼痛。

4. 膝绞锁

膝突然不能伸屈，即所谓“卡住”。往往出现在慢性期。

（四）影像学表现

1. 正常半月板的 MRI 表现

由于半月板是由纤维软骨组成的，其在所有的序列上都呈低信号。内侧半月板的前角是两个半月板中最小的部分，在矢状位上只有后角的 1/3，体部为矢状位上的最外两层，呈领结状，厚 3 ～ 4mm。冠状位上前后角呈带状低信号，体部呈等腰三角形。外侧半月板前后角大小相似，在矢状位上都呈等腰三角形，与内侧半月板相似体部为矢状位上的最外两层，呈领结状，在冠状位上呈等边三角形。

2. 半月板损伤的 MRI 表现

磁共振成像（MRI）有较高的分辨率和对软组织有高超的显示能力，且是无创伤的检查，目前广泛应用于膝关节半月板撕裂和退变的诊断，已成为半月损伤的首选检查方法。

半月板的病变在短 TE 序列上显示最好，如 T_1WI、质子加权和梯度回波序列。如采用快速自旋回波序列，回波链长度应在 4 ～ 5 以下，回波间隔降到最低，这样可以减少此技术本身所固有的模糊效应。

Stoller 根据膝关节半月板不同程度损伤在 MRI 上所表现的不同信号、形态及边缘改变，将半月板损伤拟分为四级。

Ⅰ级：半月板弥散信号增高，信号模糊且界限不清；或半月板内孤立异常高信号灶、较小，未延伸至半月板各缘。半月板形态无变化，边缘光整，与关节软骨界限锐利。

Ⅱ级：半月板内异常高信号影（通常为水平线样）仅延伸至半月板关节囊缘。半月板上、下关节面缘可局限性毛糙、呈小锯齿状，与关节软骨界限模糊。

Ⅲ级：半月板内异常高信号灶（通常为斜行或不规则形线样）延伸至半月板关节面缘或游离缘，关节囊缘可局部不连续，呈线样高信号影，半月板大体形态完整，上、下关节面缘可局限性毛糙、呈锯齿状，游离缘可变钝，与关节软骨界限模糊。

Ⅳ级：半月板形态不完整，呈部分缺损、不规则变薄、形态消失或半月板关节囊分离。半月板损伤典型的分为垂直撕裂、斜行撕裂、水平撕裂、周边部撕裂、复合撕裂共五种。垂直撕裂其高信号的方向与胫骨平台垂直，通常是由创伤引起的。垂直撕裂又可分为放射状撕裂（与半月板长轴垂直）和纵向撕裂（与半月板长轴平行）。斜行撕裂高信号的方向与胫骨平台呈一定的角度，是最常见的撕裂方式。而水平撕裂高信号的方向与胫骨平台平行，内缘达关节囊，通常继发于退变。周边部撕裂指半月板的外周 1/3 部发生撕裂，正确认识单纯的外周部撕裂是非常重要的，因为周边部血供丰富，能自愈，不需要手术治疗。复合撕裂指有两种或两种以上的撕裂。

正常半月板在所有的序列上都呈低信号，然而在比较年轻的患者中，可能会看到半月板内有中等信号影，这可能与此年龄段半月板内血管较多有关。随着年龄的增长，在短 TE 序列上半月板内会出现中等信号影，这与半月板内的黏液变性有关，这种中等信号局限于半月板内。如果中等信号或高信号延伸到关节面就不再单纯是退变，而是合并有半月板的撕裂。应该注意 MRI 上显示有半月板撕裂的信号改变也可出现在没有症状的患者中。另外，单纯根据信号的改变无法区分是已治愈的半月板损伤还是新鲜的半月板损伤。在 T_2WI 上看到游离的液体延伸到半月板撕裂处，是诊断半月板新鲜撕裂的一个可靠证据。有些病例中通过异常信号是否延伸到关节面来判断半月板撕裂是非常困难的。在某个序列上看到异常信号延伸到关节面，而在关节镜下只有其中的 35% 真正有半月板的撕裂。当线形信号非常接近但又不能确定是否到达关节面时，最好是只做一个描述性的结论。除了在半月板撕裂中看到的典型的线形信号外，在邻近关节面处可见到无定形的信号代表半月板挫伤，经过一段时间后可以自愈。因此遇到这种情况，只做描述性结论，提示可能的病因学。

除了信号异常外，半月板撕裂也可显示半月板形态的异常。半月板撕裂常见形态异常可以是半月板边缘不规则，在关节面处出现小缺损或看到异常小的半月板碎片。如发现半月板比正常半月板小，应全面观察寻找移位的半月板碎片。移位的半月板撕裂有以下三种。

（1）桶柄状撕裂：指纵向撕裂的范围非常大，内侧的部分半月板可能移位到髁间窝中，似桶柄状。这种类型的撕裂典型的是累及内侧半月板，如没有发现移位于髁间窝的半月板部分，可能会出现漏诊。在矢状位上显示领结状结构减少和双后交叉韧带征，在冠状位上可以看到半月板体部的截断和直接看到移位于髁间窝半月板部分。

（2）翻转移位：如在其他部位发现多余的半月板组织，很可能是移位的半月板碎片，当半月板的一部分损伤时，就会形成一个皮瓣通过一个窄带与完整的半月板前角或后角相连，从而导致“翻转移位”，又叫作双前角或后角征。这种类型的撕裂最常累及外侧半月板。

（3）半月板关节囊分离：是指由于外侧半月板与邻近的关节囊分离如果不被发现很可能导致半月板的不稳定最常见于内侧半月板，内侧半月板与关节囊结合最紧密。也可发生于外侧半月板的后外侧角，此处与腘肌腱相邻。这种损伤只有在半月板与关节囊之间看到液体信号时或腘肌腱断裂时才能诊断。然而此种类型的损伤 MRI 检查结果阳性预测值很低，因此在做出此诊断时一定要谨慎。

另外，在诊断半月板的损伤时，要区分易引起误诊的正常解剖和伪影，如板股韧带、板板韧带、腘肌腱、腘动脉搏动伪影、患者移动、钙磷沉积病、关节腔内含铁血黄素沉着及关节真空等。

3. 盘状半月板

盘状半月板是半月板损伤常见原因之一，正常半月板体部横径通常为 11 ～ 12mm，若体部横径增加超过正常横径的一半或矢状位上连续 3 层显示半月板前后角相连，即可诊断为盘状半月板。盘状半月板多是先天变异，外侧较内侧多见且发生率高，半月板越宽越易损伤。文献报道盘状半月板伴撕裂的发生率为 38%～100%。盘状半月板的宽度增宽、增大、增厚，MRI 主要表现为：

（1）矢状位，以 5mm 层厚扫描，有 3 层或 3 个以上层面显示半月板前、后角相连，呈蝴蝶结样改变。

（2）在矢状面图像上半月板后角增厚明显，形成尖端朝前的楔形。

（3）冠状面，半月板体部的中间层面即半月板体部最窄处的宽度＞ 15mm，占整个胫骨平台宽度的 20% 以上。

（4）盘状半月板外侧缘的高度高于对侧 2mm 以上。

（5）半月板内出现Ⅱ级或Ⅲ级信号（图 2–5）。

（6）易发生撕裂和囊变。

也有人认为典型 MRI 表现为半月板弥散性增厚呈板状伴有和关节面相接触或不相接触的信号增高影。

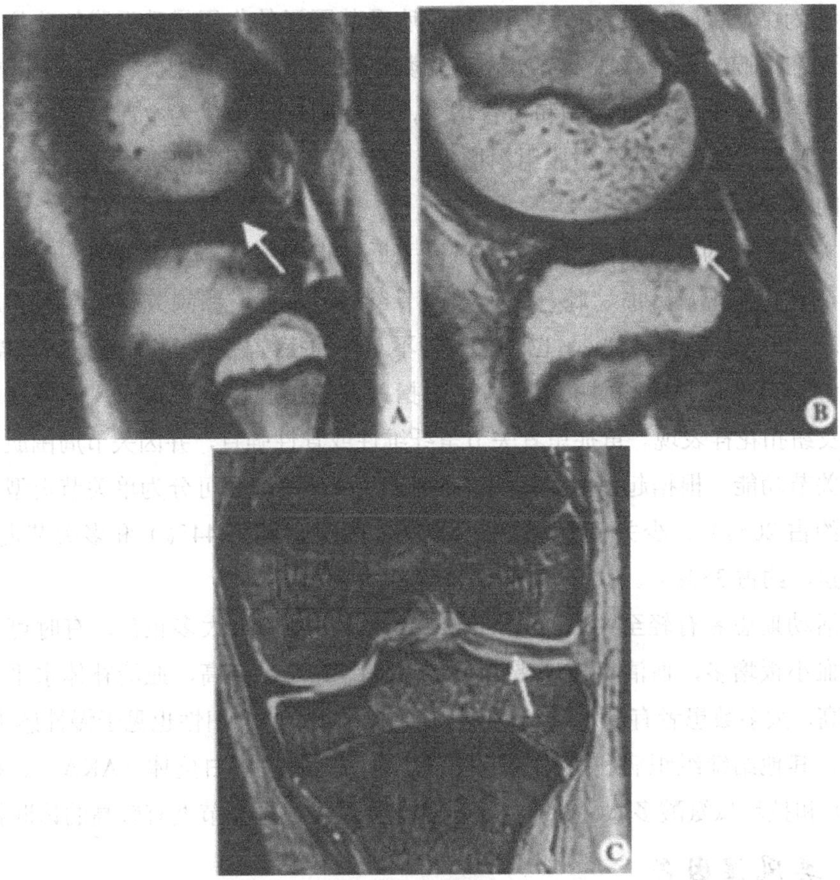

图 2-5　左膝扭伤

男，15 岁，A. 为左膝矢状位 T_1WI，示外侧半月板呈蝴蝶结样改变，其内可见中等信号影（白箭头）。B. 为左膝矢状位 T_2WI 示左膝外侧半月板呈蝴蝶结样改变，其内可见高信号影（白箭头）。C. 为左膝冠状位 GRE 序列，示左膝外侧半月板体部增宽，其内可见水平走行的高信号影（白箭头）。关节镜诊断为左膝外侧盘状半月板撕裂

第五节　类风湿关节炎

类风湿关节炎是一种以慢性进行性关节滑膜病变为特征的全身性自身免疫性疾病，多见于中年女性，主要表现为对称性、进行性、侵蚀性、周围性多关节慢性炎性病变。

一、病理变化

关节和滑膜损害是 RA 最常见的也是主要的病变，其主要病理特征是淋巴细胞等炎性细胞浸润引起的滑膜炎和血管炎。在受累关节中，受抗原刺激的淋巴细胞迁移至滑膜后

形成以血管为中心的灶性浸润，这些炎性细胞及其因子的作用导致滑膜细胞增生、滑膜增厚，继而在滑膜与软骨或骨交界处，血管数量明显增多，形成血管翳，引起骨侵蚀和破坏。血管翳的早期为细胞浸润和血管增生，晚期则以纤维化为主，最终会导致受累关节的强直、畸形和功能丧失。滑膜组织增生、血管翳和肉芽组织形成是 RA 在关节方面具有特异性的病理改变。

受累关节主要为有滑膜的可动关节，以手近端指间关节、掌指关节、腕和足趾关节最为多见，也可出现肩、肘、膝、髋等大关节炎症。颈椎、颞颌关节、胸锁和肩锁关节也可受累。关节症状多呈对称性，也可表现为不对称的持续性肿胀和压痛，常常伴有晨僵。最为常见的关节畸形是腕和肘关节强直、掌指关节的半脱位、手指向尺侧偏斜和呈“天鹅颈”样及纽扣花样表现。重症患者关节呈纤维性或骨性强直，并因关节周围肌肉萎缩、痉挛失去关节功能。根据起病时受累关节的数目，RA 关节炎可分为单关节炎型（单一关节受累，约占 20%）、少关节炎型（＜ 3 个关节受累，约占 44%）和多关节炎型（＞ 3 个关节受累，约占 35%）。

多数活动期患者有轻至中度正红细胞性贫血，白细胞数大多正常，有时可见嗜酸性粒细胞和血小板增多，血清免疫球蛋白 IgG、IgM、IgA 可升高，血清补体水平多数正常或轻度升高，大多数患者有高水平类风湿因子（RF），但 RF 阳性也见于慢性感染（肝炎、结核等）、其他结缔组织病和正常老年人。其他如抗角质蛋白抗体（AKA）、抗核周因子（APF）和抗环瓜氨酸多肽（CCP）等自身抗体对类风湿关节炎有较高的诊断特异性。

二、类风湿因子

临床医生广泛应用的类风湿因子为抗 γ 球蛋白抗体，部分由类风湿滑膜产生。滑囊液内的类风湿因子或为抗 IgG，或为抗 IgM 抗体，它们与其抗原结合形成免疫复合物。这些复合物激活补体系统，在关节内释放出炎症递质。由于类风湿因子可在非类风湿患者的关节液内发现，因此其单独出现并不能诊断类风湿关节炎。然而，在关节积液内发现高滴度的类风湿因子，强烈提示类风湿关节炎的诊断。病程早期，类风湿因子可于血清检验阳性之前在滑囊液中发现，因而疾病可得以早期诊断。

类风湿因子通过局部和循环内抗原抗体复合物的形成参与类风湿关节炎的发病。在滑囊液中，类风湿因子 IgM 和 IgG 均可与抗原（IgG）结合，形成免疫复合物，补体系统被激活，吸引多形核白细胞进入关节间隙。白细胞释放水解酶，造成关节结构的破坏，触发这一过程的机制尚不清楚。

然而，类风湿因子并非是类风湿关节炎的绝对诊断依据，在临床诊断为类风湿关节炎的患者中，有 70%～80%的滑囊液和血清有阳性发现。在近期发作的类风湿关节炎中，血清或滑囊液的类风湿因子试验最初可为阴性，但随后变为阳性。在疾病初期血清即为阳性的患者，常有疾病持续性活动和功能丧失。伴皮下结节的类风湿关节炎患者，其凝集试验几乎总是阳性，而且一般为高滴度。

三、临床表现

（一）大关节受累

类风湿关节炎可累及任何负重或不负重的大关节。无论关节的大小和受累部位，都可见到该炎性病变的特征性影像表现。

1. 骨质疏松

与骨性关节炎不同，骨质疏松是类风湿关节炎的典型特征。在病变早期，骨质疏松局限在关节周围，但随着病情的进展，可见到广泛的骨质疏松。

2. 关节间隙变窄

此常为一关节中心性狭窄的对称性病变。在膝关节，所有三个组分全部受累。髋关节的中心性狭窄导致股骨头轴向移位，当病程进展到后期时可造成髋臼内突。也可见继发于肩关节破坏性改变和肩袖撕裂的肱骨头头侧移位；有时还可见到锁骨远端骨吸收，表现为铅笔样外观，本病时的肩袖撕裂必须与慢性外伤性肩袖撕裂相鉴别。

3. 关节侵蚀

关节的侵蚀性破坏部位可为中心性或为周围性。通常，无或仅有极少的修复改变，因此，没有软骨下硬化和骨赘形成，或仅在继发退行性变合并原发炎性病时才可见到。

4. 滑膜囊肿和假性囊肿

滑膜囊肿和假性囊肿常见于关节的邻近部位，表现为 X 线透亮区。其与关节间隙交通或不通。

5. 关节积液

膝关节积液侧位投照显示最好。其他大关节内的积液，如肩、肘和髋关节，MRI 显示最佳。

（二）小关节受累

类风湿关节炎特征性地累及腕部小关节，以及手和足的掌指（跖趾）关节、近侧指（趾）间关节。通常，手的远侧指间关节不受累，仅在疾病的晚期才有可能累及，然而，这一点尚有争论，因为一些学者认为如果累及远侧指间关节，则可能代表幼年型类风湿关节炎或多关节炎的其他类型，而非典型的类风湿关节炎。类风湿关节炎除在大关节表现出的特征性征象之外，发生在小关节者也可显示其特有的 X 线影像表现。

1. 软组织肿胀

软组织肿胀是类风湿关节炎最早期的表现，常呈梭形、对称性外观。软组织肿胀位于关节周围，是关节积液、水肿和腱鞘炎的综合表现。

2. 边缘侵蚀

最早期的关节改变表现为位于所谓裸区的边缘侵蚀。裸区是指小关节内没有关节软骨覆盖的部位。这些侵蚀最常见的部位是第二和第三掌骨头的桡侧以及近节指骨基底部的桡侧和尺侧。Resnick 指出，茎突前隐窝（与尺骨茎突紧邻的桡腕关节憩室）的滑膜炎导致茎突尖的侵蚀。

3. 关节畸形

虽然关节畸形不是类风湿关节炎所特有的表现，但是某些畸形，如鹅颈样畸形和boutonniere畸形，在类风湿关节炎中较其他炎性关节病更为常见。鹅颈样畸形表现为近侧指间关节过伸和远侧指间关节屈曲，其外观与天鹅的脖颈相似。boutonniere畸形其外形与之相反，表现为近侧指间关节屈曲而远侧指间关节过伸。名词纽孔为法语，意为“扣眼”，因此畸形手指的外形与插在西服翻领扣眼内的荷兰石竹花（康乃馨）相似，故得其名。大拇指的类似畸形称之为搭车人的拇指。

另外，脱位和半脱位导致的手指排列紊乱最常见于晚期类风湿关节炎。最典型的表现为：在掌指关节，手指向尺侧偏移，在桡腕关节，腕向桡侧偏移。在类风湿关节炎的极晚期，可以看到继发性关节破坏的手指变短，同时伴有掌指关节的脱位。这种手指的畸形呈望远镜伸缩样外观，因此命名为“长柄望远镜形手”，这种望远镜是法国人观看戏剧时所用的望远镜的一种类型。有时在疾病的晚期，也可以看见舟骨和月骨的间隙异常增宽，这继发于舟月韧带的侵蚀和撕裂，这种表现类似于创伤后的Terry-Thomas征。足的畸形也比较常见，距下关节经常受累，而且跖趾关节的半脱位常导致畸形，如野外翻和槌状趾等。

4. 关节强直

关节强直罕见，可见于晚期类风湿关节炎，最常发生在腕骨间关节。腕部的强直最常见于幼年型类风湿关节炎和所谓血清阴性类风湿关节炎患者中。

（三）脊柱受累

类风湿关节炎累及胸段和腰段脊柱罕见。然而，约有50%的类风湿关节炎患者颈椎受累。颈椎类风湿关节炎最具特征性的X线影像表现可见于齿状突、寰枢关节和上下关节突关节。侵蚀性改变可发生在齿状突和上下关节突关节，而半脱位为寰枢关节的常见表现，常伴有齿状突的垂直移位（也称之为头颅沉降或环枢嵌塞）。最常见的异常为连接齿状突和寰椎的横韧带松弛。这种松弛在颈椎屈曲位侧位投照时变得明显，表现为寰枢关节半脱位，并常伴有齿状突向上移位。此并发症常需要手术处理，最常用的矫正方法为后融合。上下关节突关节和严重受累导致半脱位。在极罕见的病例中，上下关节突关节可以强直，这种表现与幼年型类风湿关节炎相似。类风湿病变偶有累及椎间盘和相邻椎体，这是Luschka关节滑膜炎蔓延所致。少数颈椎病的患者可能有脊髓型颈椎病。MRI是评价这些患者脊髓受累的理想办法。

（四）类风湿关节炎的并发症

类风湿关节炎的并发症不仅与其炎症病变本身相关，而且与治疗的后遗症有关。治疗中常用的大剂量皮质激素常导致普遍性骨质疏松。严重的骨质疏松和大量的骨侵蚀可导致突发的病理性骨折，此为常见的并发症。由于炎性血管翳对肩关节的侵蚀，也可发生肩袖撕裂。在膝部，大的腘窝囊肿（Baker 囊肿）也可并发类风湿关节炎，此时可能误诊为血栓性静脉炎。

四、影像学表现

（一）X 线表现

为明确本病的诊断、病期和发展情况，在病初应摄包括双腕关节和手及（或）双足 X 线片，以及其他受累关节的 X 线片，早期基本 X 线表现是受累关节周围软组织肿胀，关节间隙变窄，软骨、软骨下骨质破坏，局限性骨质疏松和骨质侵蚀，典型的表现是近端指间关节的梭形肿胀、关节面模糊或毛糙及囊性变，晚期为关节脱位、融合或畸形、强直。晚期可由于关节炎症及废用而出现普遍性骨质疏松，有些患者可伴发骨质增生，根据关节破坏程度将 X 线改变分为四期。

Ⅰ期（早期）：① X 线检查无破坏性改变；②可见骨质疏松。

Ⅱ期（中期）：①骨质疏松，可有轻度的软骨破坏，有或没有轻度的软骨下骨质破坏；②可见关节活动受限，但无关节畸形；③邻近肌肉萎缩；④有关节外软组织病损，如结节和腱鞘炎。

Ⅲ期（严重期）：①骨质疏松加上软骨或骨质破坏；②关节畸形，如半脱位，尺侧偏斜，无纤维性或骨性强直；③广泛的肌萎缩；④有关节外软组织病损，如结节或腱鞘炎。

Ⅳ期（末期）：①纤维性或骨性强直；②Ⅲ期标准内各条标准前冠有“+”者为病期分类的必备条件。

1. 手和腕

类风湿关节炎在其发展过程中，几乎全部患者均有双手和腕关节的侵犯。早期骨质疏松可先于骨质侵蚀出现，最初局限于关节周围的关节面下（骨端），表现为骨小梁稀疏，骨皮质变薄，随病程的进展，可逐渐发展为广泛性疏松，双手 X 线表现以掌指关节和近端指间关节受累为特征，指间关节软组织梭形肿胀，关节周围软组织增厚，密度增高，进而出现关节端的边缘性骨质侵蚀，常见于第 2、3 掌指关节桡侧和第 3 近端指间关节两侧，以及拇指和掌拇关节两侧。随病情的发展，手腕关节可发生特征性关节脱位畸形，如指近端指间关节过屈和远端指间关节过伸，而远端指间关节过屈形成鹅颈畸形。若掌指关节向尺侧偏移而桡腕关节向桡侧偏移时，则形成“之”字形畸形。在腕部茎突周围及尺侧伸腕肌腱鞘的滑膜炎可表现为尺骨茎突周围软组织肿胀，茎突皮质局限性侵蚀中断，簇端变尖，同时在骨质的增生性修复中，其不规则的增长和膨出可使茎突失去原本的轮廓，尺骨远端沿尺侧伸腕肌腱鞘下可见骨皮质吸收变薄或轻度骨膜反应。腕关节间隙普遍狭窄，腕骨聚拢现象及骨质侵蚀或囊性变，常见于桡侧副韧带舟骨的附着处，桡腕关节面及尺桡关节。病变晚期，由于关节面的严重破坏可以产生关节的纤维性或骨性强直。

2. 足

足部改变亦为对称性，主要累及跖趾关节，以第 3、4、5 跖趾关节特别是跖骨头远端的侵蚀最为明显，有的可见到骨膜反应或骨侵蚀周围的骨硬化现象。近节趾间关节亦可受累，但程度较轻，病情严重者可出现跖趾或跖跗关节脱位畸形。足跗关节的受累类似于腕骨表现，出现关节间隙狭窄及骨质侵蚀改变。晚期可发生关节强直。

3. 肘

表现为对称性关节囊增厚，关节腔积液，关节周围密度增高，有时可在软组织影内发现略高密度的类风湿结节，关节间隙狭窄，特别是在肱桡关节处，关节面的囊性变和骨侵蚀，严重者可出现关节脱位和畸形。

4. 肩

表现为肩关节间隙狭窄，关节面不规则骨硬化，关节面肱骨头侧以及肩锁关节锁骨端肩峰和喙锁关节的骨质侵蚀。若出现肩关节间隙变窄伴关节半脱位，预示着有肩袖撕脱的可能，关节造影或磁共振检查有助于肩袖撕脱的诊断。

5. 膝关节

早期关节囊增厚，关节腔积液，表现为髌上囊、腘窝及髌骨下脂肪间隙密度增高，进而关节间隙狭窄，关节边缘骨侵蚀，关节面下方出现囊性变，随着病变的发展，亦可出现关节面硬化及周围骨质增生，晚期可见关节屈曲畸形或内外翻畸形。

6. 髋

早期髋关节持重面对称性狭窄，股骨头向内侧移位，股骨头、股骨颈出现骨质侵蚀及囊性变，可伴有不规则骨质硬化和增生，晚期关节间隙完全消失，产生纤维性强直。

7. 脊柱

国外报道脊柱受累较多，国内则较少，而且常见于颈椎、胸、腰受累者极少见。颈椎主要累及颈 1、2，表现为椎间隙及椎小关节间隙变窄，枢椎齿状突骨质侵蚀，寰枢椎半脱位，但骨性强直者少见，这点有助于鉴别强直性脊柱炎。

（二）CT 表现

CT 检查对关节间隙的分辨能力较高，对需要了解关节间隙、椎间盘、椎管及椎间孔病变的 RA 患者可选用 CT 检查。密度分辨率高于线 X 线检查，更容易发现小的和重叠部位的骨质侵蚀病灶，对关节积液等征象的判断也更准确，多排螺旋的多平面重建能提高（斜）冠状 /（斜）矢状面骨骼成像的质量。可见骨质疏松表现为关节面骨质密度减低，关节间隙狭窄如细线状，关节面下囊状骨缺损，周围伴不同程度硬化。晚期关节周围肌肉萎缩，关节屈曲变形，纤维性或骨性强直。

（三）MRI 表现

MRI 可以作为检查滑膜病变的金标准。可很好地分辨关节软骨、滑液及软骨下骨组织，对发现早期关节破坏很有帮助。MRI 能显示早期 RA，如手腕部关节的病理改变，如滑膜炎症性改变、骨侵蚀征象、骨髓水肿、关节积液等。

1. 滑膜渗出、增生及血管翳形成

正常腕关节一般不能分辨出滑膜，一旦关节腔内可见滑膜显示，则常提示有滑膜增生，通常增生滑膜表面毛糙，沿关节边缘及软骨表面匍匐生长，逐渐形成了血管翳，这是特征性改变。滑膜增厚，血管翳多呈长条状、结节状或团块状，根据疾病不同时期可分为炎性、纤维性和混合性三种类型，其信号也相应不同。炎性血管翳 T_1WI 呈稍低至等信号，T_2WI 呈不均匀等高信号，注入造影剂后 T_1WI 呈显著强化，强化曲线呈速升速降型。纤维性血管翳则 T_1WI 及 T_2WI 均表现为低信号，注入造影剂后 T_1WI 无明显增强，强化曲线呈缓升缓降型。而混合性血管翳介于两者之间，T_1WI 呈稍低至等信号，T_2WI 呈不均匀低至高信号，注入造影剂后 T_1WI 呈不均匀中等程度增强，强化曲线呈速升缓降型。血管翳的信号与其所含血管的丰富程度及纤维化程度密切相关。纤维性血管翳表示疾病处于静止期，而炎性和混合性血管翳则表示疾病处于活动期。

2. 软骨及软骨下骨侵蚀

出现关节软骨破坏，表现为 T_2WI 正常骨组织信号影的丧失，边界清楚，为血管翳组织代替。软骨损伤最早期的变化是层次模糊消失和信号改变。它是由于软骨表面的血管翳和深部的软骨下骨共同使软骨基质中的胶原降解所造成的。以后随着软骨内固态物质的丢失，软骨开始发生形态学改变，表现为表面毛糙，局部出现小囊状缺损，继而明显变薄乃至全层缺失。血管翳自关节边缘部向软骨表面蔓延，故缺乏软骨覆盖保护的边缘部滑膜反折处的骨质裸区往往最先受到血管翳的侵蚀，而覆盖于关节软骨表面的血管翳在破坏了软骨后也会继续侵蚀软骨下骨质。同时关节腔内压力增高和关节液的溶解作用可使入侵血管翳旁形成囊腔，分辨骨质侵蚀，T_2WI 呈高信号，T_1WI 呈低信号。

3. 骨侵蚀

靠近关节软骨增厚的炎性滑膜组织和血管翳侵蚀破坏了关节软骨和软骨下骨质，因此发生的骨侵蚀与滑膜炎有密切关系。炎性增生的滑膜在早期就可能导致多个关节出现骨侵蚀改变，出现骨侵蚀并不一定提示进入中晚期。骨侵蚀表现为关节面边缘不规则小的缺损，T_1WI 为低信号，T_2WI 为高信号，增强扫描骨侵蚀区内因有炎性滑膜组织可出现增强。早期发生骨侵蚀的部位主要有腕关节月状骨、三角骨、头状骨、舟状骨、大小多角骨。此外，第一、二掌骨也是好发部位。骨侵蚀是两侧对称性的，并认为此征可以作为与其他关节病变鉴别的特征性改变。关节面骨侵蚀改变还需与关节囊状变性鉴别，因为二者均表现为 T_1WI 低信号，T_2WI 高信号，增强扫描可以帮助鉴别，囊状变性不会增强，T_1WI 仍为低信号，而骨侵蚀区内的多血管血管翳常常有明显增强。

4. 骨髓水肿

表现为正常骨髓内出现片常信号，在 T_1WI 呈低信号，T_2WI 呈高信号，增强后 T_1WI 轻微强化，因骨骼对外部炎性刺激反应性充血骨髓内水分增加所致。骨髓的 T_2WI 信号呈斑片状增高，采用脂肪抑制 T_2WI 对显示骨髓水肿更敏感。许多学者研究发现，骨髓水肿与以后发生的骨侵蚀有密切关系。显示早期骨水肿的部位，发生骨侵蚀的危险性比没有水肿的部位大6倍。部分学者认为骨髓水肿是骨侵蚀的先兆，其中月状骨、头状骨和三角骨是最好发的部位。骨髓水肿是发现该病的很敏感的征象，可以作为诊断早期和活动期的重要征象。但另一方面，骨髓水肿又缺乏特异性，如创伤、肿瘤、血管性病变、各种炎性病变在疾病过程中也可出现骨髓水肿，因此，应结合其他征象进行综合评价。另外，存在骨髓水肿也提示了病变处在急性期或活动期，可以作为观察疗效的一个重要指征。

5. 关节积液

表现为关节间隙增宽，T_1WI呈均匀低信号，T_2WI呈均匀高信号，增强后T_1WI不强化。早期滑膜充血肿胀、渗出增加而发生关节积液和滑液囊积液，表现为关节肿胀，关节间隙增宽，T_1WI呈低信号，T_2WI呈高信号，有时平扫关节积液与滑膜血管翳T_2WI都表现为高信号，不易区别，增强扫描可以清楚分辨两种不同病变。关节积液在注射造影剂后T_1WI无增强仍为低信号，而富含血管的滑膜血管翳则表现为带状、环形或结节状增强影，关节积液可作为判断早期和活动性的重要辅助征象。

6. 腱鞘炎

在早期即可出现，有一半以上在腕关节存在腱鞘炎。表现为腱鞘积液、腱鞘增厚，T_2WI信号增高或边界不规则。部分撕裂，增强扫描后有增强等；腕部伸肌腱比屈肌腱更容易受累，尤其是尺侧伸腕肌最易受侵。腱鞘炎邻近骨质常被侵蚀，这也进一步证实了滑膜炎导致骨侵蚀的观点。腕管内的腱鞘炎和滑膜增生、渗液导致腕管内压力增大，正中神经受到机械性压迫而引起腕管综合征，表现为正中神经肿胀增粗，T_2WI信号增高，肌腱破坏表现为肌腱形态不完整。

7. MRI对早期疾病活动性的评价

关节滑膜炎是最早的病理改变之一，一般在发病1周即可出现，所以显示的滑膜改变要早于临床表现，尤其是关节滑膜出现对称性增强对早期诊断具有重要参考价值。评价滑膜组织的体积变化可以进行定量分析，并可以帮助判断病变的活动性和预测日后发生骨侵蚀的可能性。采用动态增强扫描发现滑膜炎的时间信号强度曲线通常为S形，滑膜增强的程度与炎性病变的程度、注射造影剂后扫描时间和剂量、血流以及关节内的压力等多种因素有关。在疾病的各个阶段，滑膜炎及血管翳病理组织成分不同，在MRI下可有不同表现。在疾病的早期及活动期，滑膜内产生富含毛细血管的肉芽组织，关节内液体增多，因此在T_1WI呈中等信号，在STIR为高信号，增强后T_1WI明显强化，在疾病的慢性期或静止期，增生的滑膜由于纤维组织成分占主要地位，含液体少，因此，在T_1WI呈中等信号，在STIR亦为中等信号，由于造影剂局部灌注和/或分布减少，增强T_1WI则无明显强化，这说明滑膜强化与临床炎症的活动性存在一定关系，滑膜炎的强化可以在一定程度上反映疾病的活动性。

第三章　下肢骨折

第一节　股骨颈骨折

股骨颈骨折是指股骨头下至股骨颈基底部之间的骨折。是老年人常见的骨折，但也可见于青壮年及儿童，约占全身骨折的3.6%。随着人们平均寿命的延长，老年人口的增多，其发病率有增高的髋外翻趋势，成为骨伤科学和老年医学的重要课题之一。

一、解剖学

股骨颈位于股骨头与转子间线之间。股骨颈和股骨干之间形成一个角度称内倾角，又称颈干角，正常值为110°～140°。内倾角随年龄的增加而减小，儿童平均为151°，而成年人男性为132°、女性为127°。内倾角大于正常值为髋外翻，小于正常值为髋内翻。股骨颈的中轴线与股骨两髁中点间的连线形成一个角度称前倾角或扭转角，正常为12°～15°。在治疗股骨颈骨折时，必须注意保持正常的内倾角和前倾角，特别是前倾角，否则会遗留髋关节畸形，影响髋关节的功能。

股骨头、颈部的血供主要来自三个途径：

（1）关节囊的小动脉来源于旋股内动脉、旋股外动脉、臀下动脉和闭孔动脉的吻合部到关节囊附着部，分为骺外动脉、上干骺端和下干骺端动脉，进入股骨颈，供应股骨颈和大部分股骨头的血供。

（2）股骨干滋养动脉仅达股骨颈基底部，小部分与关节囊的小动脉有吻合支。

（3）圆韧带的小动脉较细，仅供应股骨头内下部分的血液，与关节囊小动脉之间有吻合支。此三条血管均比较细小，且股骨头的血液供应主要依靠关节囊和圆韧带的血管。由于股骨头、颈的血供较差，因此，在临床治疗中存在骨折不愈合和股骨头缺血两个主要问题。

二、病因

股骨颈骨折常发生于老年人，女性略多于男性，随着人们寿命的延长，其发病率日渐增高。由于股骨颈部细小，处于疏松骨质和致密骨质交界处，负重量大，又因老年人肝肾不足、筋骨衰弱、骨质疏松，即使受轻微的直接外力或间接外力，如平地滑倒，髋关节旋转内收，臀部着地，便可引起骨折。青壮年、儿童发生股骨颈骨折较少见，若发生本骨折，必因遭受强大暴力所致，如车祸、高处跌下等。此种股骨颈骨折病人，常合并有其他骨折，甚至内脏损伤。

（一）按其部位分型

可分为头下部、颈中部和基底部骨折三种。

头下部和颈中部骨折的骨折线在关节囊内，故称囊内骨折；基底部骨折因骨折线的后部在关节囊外，故又称囊外骨折。移位多的囊内骨折，股骨头脱离了来自关节囊及股骨干的血液供应，以致骨折近端缺血，不但骨折难以愈合，而且容易发生股骨头缺血性坏死，股骨颈的骨折线越高，越易破坏颈部的血液供应，因而骨折不愈合、股骨头缺血性坏死的发生率就越高。基底部骨折因骨折线部分在关节囊外，而且一般移位不多，除由股骨干髓腔来的滋养血管的血供断绝外，由关节囊来的血供大多完整无损，骨折近端血液供应良好，因此骨折不愈合和股骨头缺血性坏死的发病率较低。

（二）按X线片的表现分型

可分为外展型和内收型两种。外展型骨折常在髋关节外展时发生，多为头部骨折，骨折端常互相嵌插，骨折线与股骨干纵轴的垂直线（水平线）所形成的倾斜角（Linton角）往往小于30°，骨折局部剪力小，较稳定，血供破坏较少，故愈合率高。内收型骨折常在髋关节内收时发生，多为颈中部骨折，亦可发生在头下部或基底部，骨折线与股骨干纵轴的垂直线所形成的倾斜角往往在45°左右，内倾角小于正常值，如角度大于70°时，两骨折端往往接触很少，且有移位现象，骨折处剪力大，极不稳定，血供破坏较大，骨折愈合率低，股骨头缺血坏死率高。临床上内收型骨折较多见，外展型骨折比较少见。

（三）Pauwels分型

依林顿角（Linton）可分为，＜30°为Ⅰ型，最稳定；30°～50°为Ⅱ型，较稳定；＞50°为Ⅲ型，最不稳定（在临床应用此方法时，由于股骨头颈的移位、旋转，往往骨折线不易测定，故可在复位后测量）。

三、临床表现

患者常有受伤史，如跌倒、滑倒、撞伤，甚至可出现盘腿造成的骨折。伤后诉髋部疼痛，不敢站立和行走，患肢多有短缩、屈髋、屈膝、内收或外旋的典型畸形。囊内骨折足外旋45°～60°，囊外骨折则外旋角度较大，常达90°，并可扪及大粗隆上移。伤后髋部除有疼痛外，腹股沟附近压痛，在患肢足跟部或大转子部有叩击痛。局部可有轻度肿胀，但囊内骨折由于有关节囊包裹，局部血液供应较差，其外为厚层肌肉，故肿胀瘀斑常不明显，患者髋功能障碍，不能站立行走，但有部分嵌入骨折仍可短时站立或跛行。对这些病人要特别注意，不要因遗漏诊断而使无移位的稳定骨折变为有移位的不稳定骨折。

四、辅助检查

（一）X线摄片

拍摄髋关节正侧位X线片可明确骨折部位、类型和移位情况，对决定治疗及预后均有帮助。

（二）CT、MRI检查

若未能显示骨折，而临床仍有怀疑者，有条件者可行MRI或CT检查，能够做出明确的诊断。

五、诊断

（一）诊断依据

（1）外伤史。

（2）临床表现：髋部疼痛，不能站立和行走。患肢多有短缩、屈髋、屈膝、内收或外旋的典型畸形，移动患肢时，髋部疼痛明显加重，纵向叩击患肢足跟可引起髋部剧烈疼痛，腹股沟中点压痛。

（3）X线摄片：可明确骨折移位方向和程度，确定骨折的分型。

（二）诊断

分型按骨折移位程度分类（Garden分类法），该分类法主要是根据正侧位X线片上骨折的移位程度分类，分为以下几型。

（1）Ⅰ型：股骨颈不全骨折。骨折没有通过整个股骨颈，尚有部分骨质连接，此类骨折多容易愈合。

（2）Ⅱ型：股骨颈完全骨折。无移位或轻度移位，股骨头无倾斜，股骨颈虽然完全断裂，但对位良好，较稳定。

（3）Ⅲ型：股骨颈部分移位骨折。形成股骨头向内旋转移位，颈干角变小。

（4）Ⅳ型：股骨颈骨折完全移位，两断端完全分离，周围组织破坏严重，血液供应中断，易造成股骨头缺血坏死，预后较差。

六、鉴别诊断

（一）股骨转子间骨折

多为间接外力损伤，好发于65岁以上老年人，临床症状明显，伤后即时出现疼痛，不能站立，活动受限；肿胀较为严重，有广泛瘀斑，压痛点多在大转子处，有明显的外旋畸形，大粗隆部高凸。

（二）髋关节脱位

多为间接暴力所致，好发于青壮年，髋部肿胀、疼痛、畸形，呈弹性固定，功能障碍，局部压痛，髋部畸形明显，有屈曲内收内旋或屈曲外展外旋畸形不能改变。

七、治疗

应按照骨折的时间、类型和患者的全身情况等决定治疗方案。新鲜无移位骨折或嵌插骨折无须复位，但患肢应制动；移位骨折应尽早给予复位和固定；陈旧性股骨颈骨折可采用髋关节重建术或改变下肢负重力线的截骨术，以促进骨折愈合或改善功能。

（一）复位

无移位或外展嵌插型骨折无须整复，可让病人卧床休息和限制活动。内收型股骨颈骨折整复方法如下。

1. 手法复位

（1）屈髋屈膝法：患者仰卧，助手固定骨盆，医者右前臂托住患肢腘窝，使患膝、髋均屈曲 90% 向上牵引，纠正缩短畸形。然后伸髋内旋外展以纠正成角畸形，并使折面紧密接触。复位后可做手掌试验，如患肢外旋畸形消失，表示已复位。

（2）牵拉推挤外展内旋法：因股骨颈骨折后，患肢呈缩短、外旋、外展和轻度屈髋屈膝畸形，故对缩短畸形常用此方法。一名助手固定骨盆，一名助手双握患肢足踝部，医者左手托住臀部，右手握于膝下，使髋、膝关节屈曲 30° 左右，大腿外旋，轻度外展位顺势牵拉，然后远端在助手牵拉下徐徐将患肢内旋外展伸直，并保持患肢内旋 20°、外展 20° 位固定。

2. 牵引法复位

为了减少对软组织的损伤，保护股骨头的血供，目前多采用骨牵引逐步复位法。若经骨牵引 1 周左右仍未复位，可采用上述手法整复剩余的轻度移位。

（二）固定

1. 无移位或外展嵌插型骨折

将患肢置于外展、膝关节轻度屈曲、足中立位（下肢外展 30° ～ 40°，足尖向下，膝关节屈曲 15°）。为防止患肢外旋，可在患足穿一带有横木板的丁字鞋，亦可用轻重量的皮肤牵引固定 6 ～ 8 周。在固定期间应嘱咐病人做到“三不”：不盘腿、不侧卧、不负重。6 ～ 8 周可架双拐不负重行走，以后每 1 ～ 2 个月复查 X 线片 1 次，骨折坚固愈合，股骨头无缺血坏死现象时，可弃拐负重行走，一般需 4 ～ 6 个月。

2. 有移位的新鲜股骨颈骨折

可采用股骨髁上骨牵引，如无特殊禁忌证，可用多根钢针或螺纹钉内固定治疗，这样能早期离床活动，从而减少因卧床而发生的并发症。

对于老年人无移位股骨颈骨折，由于有再移位的风险，一般在患者全身状态允许的情况下应尽早行多枚斯氏针、三枚骨松质螺钉或空心钉内固定，使患者能够早期活动和负重行走，避免由于长期卧床带来的并发症。

（三）手术治疗

1. 切开复位

股骨颈骨折有时可因骨折端刺破的关节囊夹于骨折端间而阻碍复位，使骨折端对合不满意，中青年陈旧性股骨颈骨折，骨折端吸收不多的患者，均应考虑切开复位内固定。

切开复位可在直视下将骨折对合，对有骨质碎裂、压缩及缺损的病例可及时充填碎骨片。切开复位可采用前侧切口或前外侧切口。

2. 内固定

合格的内固定原则是坚强固定和骨折端加压。解剖复位在治疗中至关重要，因为不论何种内固定材料都无法补偿不良复位后所产生的问题。应用于股骨颈骨折治疗的内固定物类很多，医师应该对其技术问题及适应证非常熟悉以便选择应用。

（1）单钉类：三翼钉是最早应用于股骨颈骨折治疗的内固定方法，方法简单，但其可能破坏股骨头血供、缺乏对抗剪力的作用，难以控制股骨头的旋转，股骨头坏死率高，已被放弃。

（2）多钉类：多钉或多针（空心针、Moore 钉、Neufdd 钉、斯氏钉、三角针、多根螺纹钉或多根带钩螺纹钉等）。Moore 钉及多枚克氏针内固定在强度上或抗扭力作用较单钉强，但也有对骨折端无把持作用，有松动、退钉的缺点。

（3）滑移式钉板类：滑动式内固定钉以髋螺钉应用较广，此类内固定由固定钉和一带柄的套筒两部分组成。固定钉可在套筒内活动，当骨折面有吸收时，钉则向套筒内滑动缩短，以保持骨折端的密切接触，有利于骨折的愈合。但远期股骨头坏死率高，故有逐渐被其他材料取代的趋势。

（4）加压内固定类：最常用的加压装置为加压螺纹钉，此外还有 AO 松质骨螺钉，主要特点是所用的内固定钉都带螺纹，优点是可以经皮穿刺，创伤小，对股骨头的血供破坏少，可以使骨折面产生压力应力，可以加速骨折愈合。多枚加压螺钉对骨折端能起到良好的加压作用，更有利于骨折愈合。大多适合年轻患者。

（5）人工关节置换术：多数学者认为假肢置换术是老年股骨颈骨折的首选方法。由于患者早期离床活动，减少了由长期卧床引起的多种并发症，可尽快恢复正常的生活能力，提高生活质量。

八、并发症

（一）延迟愈合和不愈合

股骨颈骨折经治疗后 6 个月内仍未完全愈合，应诊断为延迟愈合。股骨颈骨折后骨不连的发生与年龄、骨折移位程度、骨折线位置和骨质疏松的严重程度等有关，不少患者可因此发生再移位。应根据股骨头存活情况选择再做带血供骨瓣移植或关节置换术，股骨头坏死或已有移位者应做人工关节置换术。

（二）股骨头缺血性坏死

骨折已愈合、股骨头坏死尚未严重变形、临床症状较轻的患者，不必急于手术。可令其保持正常生活，防止过多负重和运动。不少患者可在股骨头缺血坏死后仍保持多年正常生活和工作。出现骨关节炎症状的患者，可服用中药或非甾体消炎药。疼痛与功能障碍明显加重后，需考虑全髋关节置换术。

九、康复

（一）术后康复

股骨颈手术后应注意将患肢放于外展微屈髋位，抬高患肢，预防肿胀。早期组织存在较为明显的炎性反应，且骨折易移位，故以等长收缩练习为主。练习中应绝对避免髋内收动作（交叉腿等）。平卧时双腿之间垫枕头，使双腿不能并拢。不得向患侧翻身。向健侧翻身时应保护患腿，使其在整个运动过程中保持髋稍外展位。侧卧后双腿之间垫高枕头，使患腿保持髋稍外展位。

1. 术后 0 ～ 1 周

（1）麻醉消退后立即开始活动足趾及踝关节，尽早开始踝泵练习：每组 5min，每小时 1 组。

（2）股四头肌及腘绳肌等长收缩练习：每天＞ 300 次，应在不增加疼痛的前提下尽可能多做。

（3）术后 3d 开始 CPM 练习，由医务人员指导完成，每次 30min，每天 2 次，练习后即刻冰敷 30min（角度在无或微痛情况下逐渐增大）。整个运动过程中保持髋稍外展位。

2. 术后 2 ～ 4 周

（1）继续前述练习并逐渐增加强度。

（2）直腿抬高练习：每组 10 ～ 20 次，每天 1 ～ 2 组。

（3）后抬腿练习：每组 30 次，4 ～ 6 组连续，组间休息 30s，每天 1 ～ 2 次。

（4）俯卧位勾腿练习：每组 10 次，每次 10 ～ 15s，每次间隔 5s，4 ～ 6 组连续练习，组间休息 30s。

（5）抗阻伸膝练习：每组 10 次，每次 10 ～ 15s，每次间隔 5s，4 ～ 6 组连续练习，组间休息 30s。

（6）主动髋屈伸练习（在无或微痛及骨折稳定的前提下）：坐位，足不离开床面。缓慢、用力，最大限度屈膝屈髋，保持 10s 后缓慢伸直。每组 10 ～ 20 次，每天 1 ～ 2 组。

3. 术后 5 周～ 3 个月

（1）负重及平衡练习：必须经过 X 线检查，在骨折愈合程度允许情况的前提下进行。随骨折愈合的牢靠程度，负重由 1/4 体重 →1/3 体重 →1/2 体重 →2/3 体重 →4/5 体重 →100% 体重逐渐过渡。可在平板秤上让患腿负重，以明确部分体重负重的感觉。逐渐可达到患侧单腿完全负重站立。每次 5min，每天 2 次。

（2）坐位抱腿：必须在骨折愈合程度允许的前提下进行。每次 5 ～ 10min，每天 1 ～ 2 次。

（3）有条件可以开始固定自行车练习，轻负荷至大负荷，并逐渐降低座位的高度。每次 20 ～ 30min，每天 2 次。

4. 术后 4 ～ 6 个月

骨折多愈合，练习旨在强化肌力及关节稳定性，逐渐、全面地恢复日常生活各项活动。

（1）静蹲练习：随力量增加逐渐增加下蹲的角度（＜ 90°），每次 2min，间隔 5s，5 ～ 10 组连续练习，每天 2 ～ 3 组。

（2）跨步练习：包括前后、侧向跨步练习，每组 20 次，组间休息 45s，4 ～ 6 组连续练习，每天 2 ～ 4 次。

（3）患侧单腿蹲起练习：要求缓慢、用力、有控制（不打晃）。每组 20 ～ 30 次，组间间隔 30s，每天 2 ～ 4 次。此练习需在后期进行。

（二）股骨颈骨折康复方案（胫骨结节骨牵引非手术治疗）

1. 固定期

骨牵引阶段（根据骨折断端愈合情况 8 ～ 10 周不等）。

目的：减轻疼痛，肿胀；早期等长肌力练习。

（1）活动足趾及踝关节，如疼痛允许，即开始踝泵练习。

通过小腿肌肉收缩与舒张的挤压作用促进血液及淋巴的回流。每组 5min，每小时 1 组。此练习对于预防肿胀及深静脉血栓，促进患肢血液循环具有重要意义，应认真练习。

（2）股四头肌及腘绳肌等长收缩练习。

即大腿前方及后方肌肉的绷紧及放松。练习时必须确保牵引的位置，不能移动肢体，不能产生膝关节屈伸动作。每天＞ 300 次。在不增加疼痛的前提下尽可能多做。

2. 早期

骨牵引拆除后。

目的：开始膝及髋关节活动度练习，开始肌力练习。

髋关节屈曲角度未达到 90° 前，绝对禁止正常姿势坐起。只能半坐起（半躺半坐）。

（1）开始直抬腿肌力练习：伸膝后直腿抬高至足跟离床 15cm 处，保持 10s 后缓慢伸直。每组 10 ～ 20 次，每天 1 ～ 2 组。

（2）开始主动关节屈伸练习：在无或微痛及骨折稳定的前提下，动作幅度在刚开始练习时无法达到图解中角度，角度必须逐渐增加。缓慢、用力，最大限度屈膝屈髋，保持 10s 后缓慢伸直。每组 10 ～ 20 次，每日 1 ～ 2 组。如骨折愈合良好，力求在 6 ～ 8 周膝关节屈曲达 120°，髋关节屈曲角度接近 90°。

（3）有条件可以使用 CPM 练习角度：如骨折愈合良好，力求在 6 ～ 8 周时膝关节屈曲达 120°，髋关节屈曲角度接近 90°。

（4）开始下地扶拐行走：如无痛，患腿可部分负重（＜ 1/4 体重），注意保护。不得摔倒。

3. 中期

通过 X 线检查确定是否可以开始负重后。

目的：强化关节活动度。强化肌力，改善关节稳定性。逐步尝试患腿负重改善步态。

（1）负重及平衡练习：必须在骨折愈合程度允许的前提下才能进行。负重由 1/4 体重 →1/3 体重 →1/2 体重 →2/3 体重 →4/5 体重 →100％体重逐渐过渡。每次 5min，每日 2 ～ 3 次。

（2）继续加强关节活动度练习：必须在骨折愈合程度允许的前提下。

坐位抱腿：开始前测量脚跟与臀部间距离，逐渐使距离缩短至与健侧腿角度相同。在髋关节感到疼痛处保持每次 5 ～ 10min，每天 1 ～ 2 次。

如条件允许，可以使用固定自行车练习，轻负荷至大负荷，并逐渐降低座位的高度。每次 20 ～ 30min，每天 2 次。

（3）开始腿部肌力练习。

1）后抬腿练习：患腿伸直向后抬起至足尖离床面 5cm 为 1 次，30 次 / 组，4 ～ 6 组连续，组间休息 30s，每天 2 ～ 3 次练习。

2）俯卧位抗阻屈膝：10 次 / 组，每次保持 10 ～ 15s，每次间隔 5s，4 ～ 6 组连续练习，组间休息 30s。并逐渐过渡至“立位抗阻屈膝”。

3）抗阻伸膝练习：以沙袋或皮筋为负荷在髋关节无痛的活动范围内进行。每组 10 次，每次保持 10 ～ 15s，每次间隔 5s，4 ～ 6 组连续练习，组间休息 30s。

4）提踵练习：每次 2min，休息 5s，每组 3 ～ 5 次，每日 2 ～ 3 组。

4. 后期

骨折完全愈合，并具备足够牢固程度，即可开始以下练习。

目的：强化肌力及关节稳定。全面恢复日常生活各项活动。

（1）静蹲练习：随力量增加逐渐增加下蹲的角度（始终＜ 90°），每次 2min，间隔 5s，5 ～ 10 组连续，每天 2 ～ 3 组。

（2）跨步练习：包括前后、侧向跨步练习，每组 20 次，组间休息 45s，4 ～ 6 组连续练习，每天 2 ～ 4 次练习。

（3）患侧单腿蹲起练习：要求缓慢、用力、有控制（不打晃）。每组 20 ～ 30 次，组间间隔 30s，每天 2 ～ 4 次。

第二节　股骨干骨折

股骨干骨折是指股骨小转子下 2 ～ 5cm 到股骨髁上 2 ～ 4cm 之间的部分。股骨干骨折约占全身骨折的 6%。男性多于女性，约 2.8 ∶ 1，患者以 10 岁以下的儿童最多，约占股骨干骨折的 50%。随着近年来交通事故的增多，股骨干骨折的发病比例呈上升趋势。骨折往往复杂，且合并伤较多，给治疗增加了很大的难度。

一、解剖学

股骨是人体中最长的管状骨，股骨干是指股骨转子下至股骨髁上的部分。股骨干有一个轻度向前外的弧度，有利于股四头肌发挥其伸膝作用，骨干表面光滑，后面有一条隆起的粗线，称为股骨嵴，是肌肉附着处。股骨干的皮质厚而致密，骨髓腔略呈圆形，上、中 1/3 的内径大体均匀一致，下 1/3 的内径较膨大。股骨干周围由三群肌肉包围，其中以股神经支的前侧伸肌群（股四头肌）为最大，由坐骨神经支配的后侧屈肌群（腘绳肌）次之，由闭孔神经支配的内收肌群最小。坐骨神经和股动脉、股静脉在股骨下 1/3 处紧贴着股骨下行至腘窝部，若此处发生骨折，最易损伤血管和神经。

二、病因

股骨干骨折多为强大的直接和间接暴力引起。直接外力引起者，如车祸碰撞、碾轧、挤压和重物打砸等，多引起横断、短斜和粉碎性骨折；间接外力引起者，如由高跌坠、扭转和杠杆外力引起的股骨骨折，多见于儿童，多为长斜形和螺旋形骨折，此骨折均属不稳定性骨折。青枝型骨折仅见于小儿。股骨干骨折多由强大暴力所造成，骨折后断端移位明显，软组织损伤常较重。骨折移位的方向，除受外力和肢体重心的影响外，主要是受肌肉牵拉所致。

（一）骨折的典型移位

骨折发生后受暴力作用，肌肉收缩和下肢重力作用，不同的部位可发生不同方向的移位趋势。

1. 上 1/3 骨折

骨折近端因受髂腰肌、臀中肌、臀小肌及其他外旋肌群的牵拉而产生屈曲、外展、外旋移位，骨折远端由于内收肌群作用则向后、向上、向内移位。

2. 中 1/3 骨折

两骨折段除有重叠畸形外，移位方向依暴力而定，但多数骨折近端呈外展屈曲倾向，远端因内收肌的作用，其下端向内上方移位。无重叠畸形的骨折，因受内收肌收缩的影响有向外成角的倾向。

3. 下 1/3 骨折

因膝后方关节囊及腓肠肌的牵拉，骨折远端往往向后移位。严重者，骨折端有损伤腘动、静脉及坐骨神经的危险。

（二）分类

（1）根据骨折线的形状可分为以下几型：

1）横形骨折：骨折线为横形，大多由直接暴力造成。

2）斜形骨折：骨折线为斜形，大多由间接暴力造成。

3）螺旋形骨折：骨折线为螺旋形，多由强大的旋转暴力造成。

4）粉碎性骨折：骨折片在 3 块以上，多由直接暴力造成。

5）青枝骨折：因骨膜厚、骨质韧性较大，断端一侧皮质未完全断裂。多见于小儿。

（2）根据骨折端与外界相通与否可分为开放骨折及闭合骨折。开放骨折多见于儿童，且多为骨折尖刺穿软组织所致。

三、临床表现

多有明显的外伤史，如车祸、高处坠落、重物直接打击等。伤后局部疼痛、肿胀明显，可出现短缩、成角畸形，患肢功能活动完全丧失，可触及骨擦感和异常活动，但儿童青枝骨折除外。严重移位的股骨下 1/3 骨折，在腘窝部有巨大的血肿，小腿感觉和运动障碍，足背动脉、胫后动脉搏动减弱或消失，末梢血循环障碍，应考虑有血管、神经的损伤。损伤严重者，由于剧痛和出血，早期可合并外伤性休克。严重挤压伤、粉碎性骨折或多发性骨折，还可并发脂肪栓塞。

四、辅助检查

（一）X 线摄片检查

可显示骨折的部位、类型及移位情况。上 1/3 骨折时，X 线检查应包括髋关节；下 1/3 骨折时，X 线检查应包括膝关节；怀疑髋关节脱位患者，应加摄髋关节正侧位片，以明确诊断。

（二）CT、MRI 检查

必要时可行 CT、MRI 检查，明确骨折详细情况，指导治疗方案的制定。

五、诊断

（一）诊断依据

（1）外伤史。

（2）临床表现：多有明显的外伤史，如车祸、高处坠落、重物直接打击等。伤后局部疼痛、肿胀明显，可出现短缩、成角畸形，患肢功能活动完全丧失，可触及骨擦感和异常活动，但儿童青枝骨折除外。

（3）X 线检查：可显示骨折的部位、类型及移位情况。

（二）诊断分型

（1）按骨折部位：分为上 1/3 骨折、中 1/3 骨折和下 1/3 骨折。

（2）按骨折开放与否：分为闭合性骨折和开放性骨折。

（3）按骨折移位与否：分为稳定型骨折和不稳定型骨折。

（4）按骨折类型：分为横断骨折、斜形骨折、螺旋形骨折、粉碎性骨折和青枝骨折。

（5）按损伤机制：分为暴力性骨折和病理性骨折。

六、鉴别诊断

股骨干骨折需要同股骨周围肌肉软组织损伤相鉴别，股骨干上段骨折应同股骨粗隆间骨折相鉴别。

（一）股骨干周围肌肉软组织损伤

主要表现为肌肉牵拉伤、扭伤、撕裂伤等，损伤肌肉局部肿胀压痛，抗阻力试验阳性，下肢活动稍受限，无纵轴叩击痛，无骨擦音或大腿部的异常活动。

（二）股骨粗隆间骨折

本型骨折部位位于股骨大小转子之间，易于鉴别。在股骨干骨折中，疲劳性股骨干骨折容易误诊，误诊的原因可能和此类骨折较少见有关；其次是疲劳性股骨干骨折发生的部位恰好是骨肿瘤好发的部位，X 线表现上有相似之处，故容易造成误诊。

七、治疗

处理股骨干骨折，应注意患者全身情况，积极防治外伤性休克，重视对骨折的急救处理，现场严禁脱鞋、脱裤或做不必要的检查，应用简单而有效的方法给予临时固定，急速送往医院。股骨干骨折的治疗采用非手术疗法，多能获得良好的效果。但因大腿的解剖特点是肌肉丰厚，拉力较强，骨折移位的倾向力大，在采用手法复位、夹板固定的同时需配合短期的持续牵引治疗。必要时，还需切开复位内固定。

（一）手法复位

整复方法：

患者取仰卧位，一名助手固定骨盆，另一名助手用双手握小腿上段，顺势拔伸，并徐徐将伤肢屈髋屈膝各 90°，沿股骨纵轴方向用力牵引，矫正重叠移位后，再按骨折的不同部位分别采用下列手法。

1. 上 1/3 骨折

该部位骨折因受外展、外旋肌群和髂腰肌的作用，近折端可出现典型的外展、外旋、前屈畸形，粗隆下骨折时可出现严重的前屈畸形，致使 X 线正位片可显示骨髓腔的圆形空洞影像，其移位的重点在近端。一般的整复手法难以奏效。可采用钢针撬压法以代替手的推挤按压，克服外展、外旋和屈肌的牵拉，迫使近折端向远折端靠拢而复位。方法为患肢置板式牵引架上，中立位下根据重叠情况先以 6 ～ 8kg 重量行股骨髁上牵引，矫正重叠移位后，再于粗隆下打进一钢针，行钢针撬压复位。抬高针尾既可产生撬压近折端以克服其前屈的作用，又可撬拨以克服近折端外旋的作用，同时针尾抬高后，则针体即向内倾斜，加之向后的牵拉力，即产生向内、向后顶压近折端的双重作用，这样近折端的前屈、外展、外旋移位即可解除，与远折端靠拢而复位。

2. 中 1/3 骨折

对常见的短斜或横断骨折，可用牵引加小夹板固定法治疗。先行股骨髁上牵引，患肢置板式牵引架上，外展30°～40°位，用8kg左右重量牵引8～12小时，重叠矫正后，采用推挤提按法复位。一名助手固定骨盆，另一名助手扶持膝部，医者一手置近折端外侧，另一只手置远折端内侧，推挤矫正侧方移位。然后两手拇指置近折端前侧，余指置远折端后侧前提的同时，两拇指按压近折端向后以矫正前后移位。对长斜或多片粉碎性骨折，用挤压法复位。助手同上，医者两手分置折端的内外、前后相对挤压使骨折片复位。

3. 下1/3骨折

因受内收肌和腓肠肌的作用，而出现近折端内收和远折端后倾成角凸起。可先行股骨髁上牵引，患肢置板式牵引架上，肢体中立或轻度外展位，膝关节屈曲45°左右位，以6～8kg重量牵引，矫正重叠后再行手法整复。整复可采用推挤提按法，一名助手固定大腿上段，另一名助手固定小腿。医者一只手置近折端内侧，另一只手置远折端外侧，推挤矫正内外错位，然后两手拇指按压近折端向后，余指提远折端向前，以矫正远折端后倾成角凸起移位。若复位不满意，可增加膝关节屈曲度，并于小腿部加用皮肤牵引的同时，在髁上牵引之钢针上另加以向前的垂直牵引，重量3～4kg，向后之成角凸起移位多可矫正。

4. 儿童股骨干骨折

（1）3岁前婴幼儿期股骨干骨折：该时期儿童股骨干骨折，生长迅速，塑形能力强，治疗不必强求解剖对位，主要是矫正成角旋转畸形以保持对线。而轻度的重叠，多在发育中自行恢复。该骨折可采用折顶对位法：患者平卧，一名助手固定骨盆，另一名助手扶持膝部，医者两拇指置近折端前侧，余指置大腿后部托远折端，先前提使向后移位的远折端向前与近折端成角相抵，然后按压近折端，同时扶膝之助手配合牵拉反折复位；也可先按压近折端向后与远折端成角相抵，然后前提牵拉反折复位。复位后医者一只手保持对位，另一只手持膝部轻轻推顶，使两折端骨槎进一步吻合。

（2）学龄前后儿童股骨干骨折：对长斜或螺旋形骨折，可采用牵拉挤压法复位。一名助手固定骨盆，另一名助手持小腿牵拉矫正重叠后，根据移位方向，医者两手相对挤压使折槎吻合。若为背向槎，采用回旋拨槎法复位。医者一只手拇指推远折端，另一只手持膝部根据移位方向而向反方向扭旋患体与拇指推压相配合使折端反向复位。对横断或短斜形骨折，可采用牵拉推挤提按法或折顶手法复位。

（二）持续牵引复位

由于大腿部肌肉丰厚，肌力强大，加之下肢杠杆力量强，对骨折施行手法复位夹板固定术后，仍有可能使已复位的骨折端发生成角甚至侧移位。因此，还应按照病人年龄、性别、肌力的强弱，分别采用持续皮肤牵引或骨牵引，才能维持复位后的良好位置。皮肤牵引适用于儿童和年老、体弱的成年人，骨骼牵引适用于下肢肌肉比较发达的青壮年或较大年龄的儿童。儿童牵引重量约1/6体重，时间3～4周；成年人牵引重量约1/7体重，时间8～10周。1周后床边摄X线片复查，如骨折对位良好，即可将牵引的重量逐渐减轻至维持重量，一般成年人为5kg左右，儿童为3kg左右。在维持牵引的过程中，应注意调整牵引的重量和方向，检查牵引装置，保持牵引效能，防止过度牵引，以达到维持骨折良好的对位对线的目的。股骨干骨折常用的持续牵引方法有以下几种。

1. 垂直悬吊皮肤牵引

适用于3岁以内的儿童。此法是把患肢和健肢同时用皮肤牵引向上悬吊，用重量悬起，以臂部离开床面一拳之距为宜，依靠体重做对抗牵引。如果臀部接触床面，说明牵引重量不够，要重新调整重量，使臀部离开床面。牵引期间要注意双下肢血液循环情况。此法患儿能很快地适应，对治疗和护理都比较方便。一般牵引3～4周，骨折均可获得良好的愈合。

2. 皮肤牵引

适用于小儿或年老体弱的人。用胶布贴于患肢内、外两侧，再用绷带裹住，将患肢放置在牵引架（托马斯架）上。4～8岁的患儿牵引重量为2～3kg，时间为3～4周；成年人为1/12～1/7体重，一般以不超过5kg为宜，时间为8～10周。用皮肤牵引时，应经常检查，以防胶布滑落而失去牵引作用。

3. 骨骼牵引

较大儿童及成年人采用骨骼牵引，并将患肢放在布朗架上，按部位不同，可采用股骨髁上牵引、股骨髁牵引或胫骨结节牵引。

（1）股骨髁上牵引：适用于中1/3骨折或远折端向后移位的下1/3骨折。中1/3骨折应置患肢于外展旋中位，下1/3骨折应置患肢于屈髋屈膝旋中位。

（2）股骨髁牵引：适用于上1/3骨折和远侧骨折端向后移位的下1/3骨折，患肢置屈髋屈膝中立位。

（3）胫骨结节牵引：适用于上1/3骨折和骨折远端向前移位的下1/3骨折，患肢置屈髋外展位。较大的儿童或少年不宜在胫骨结节部穿针，应于向下2～3cm处穿针。牵引过程中如发现复位不良，通过调整牵引重量及方向以纠正，要经常检查牵引装置，保持牵引效能并防止过度牵引。从牵引、夹板固定后的第2天起，做股四头肌功能锻炼及踝、趾关节屈伸活动。然后逐渐增加锻炼的程度。

（三）固定

1. 夹板固定

骨折复位后，在维持牵引下，根据上、中、下不同部位放置压垫，防止骨折的成角和再移位。股骨干上1/3段骨折，应将压垫放在近端的前方和外方；股骨干中1/3骨折，把压垫放在骨折线的外方和前方；股骨干下1/3骨折，把压垫放在骨折近端的前方。再按照大腿的长度放置4块夹板，后侧夹板上应放置一较长的塔形垫，以保持股骨正常的生理弧度，然后用4条布带捆扎固定。

2. 外固定器固定

适用于各种不稳定性股骨干骨折，临床中较常用单侧多功能外固定器。

3. 石膏固定

早期仍以牵引为治疗，待肿痛消退后改用石膏支具，即长腿石膏管理。这种方法适用于股骨中 1/3 部及以下的骨折，以粉碎性骨折最适宜。在固定期间，发生成角后，可以重新塑形矫正。

（四）手术治疗

1. 切开复位

股骨干骨折经过非手术治疗，一般都能获得满意的效果。但有以下情况者，可考虑手术切开复位内固定。

（1）严重开放性骨折早期就诊者。

（2）合并有神经血管损伤，需手术探查及修复者。

（3）多发性损伤，为了减少治疗中的矛盾，便于治疗者。

（4）骨折断端间嵌夹有软组织者。

股骨干骨折畸形愈合成角大于 10° ～ 15°、旋转在 30°、重叠在 2 ～ 3cm 及以上者，若骨折在 3 个月以内，愈合未坚固，患者体质较好，可在充分麻醉下，重新折骨后给予外固定；若骨折已超过 3 个月，愈合坚强，手法折骨有困难者，应切开复位给予内固定。对迟缓愈合者，应着重改进外固定装置，延长固定时间，给骨折处按摩、卡挤和纵向压力刺激以促进骨折愈合。骨折不愈合者应施行手术内固定和植骨术治疗。

2. 内固定

（1）股骨干中段以上骨折：选用交锁钉、钢板等。

（2）股骨干中段以下骨折：可选用钢板、交锁钉及其他具有锁定功能的内固定器械。

八、康复

（一）术后康复锻炼

1. 手术当日

下了手术台之后，适当抬高患肢，间歇冰敷。可以适当配合肌内效贴布消肿镇痛。冰敷以低于体温 20℃以上为宜，每次不超过 20 分钟，伤口处不可直接接触冰和水。每日可以进行 3 ～ 5 次冰敷。第一天开始进行肌肉等长收缩即绷紧 — 放松 — 绷紧 — 放松 100 下，第二天 150 下，第三天开始 200 下每天，持续进行 60 天。

2. 手术后第 2 天

膝关节的屈伸活动，角度缓慢增大，跟骨不离开床。缓慢而轻柔，不造成骨折处疼痛。少量多次，尽早恢复到屈曲 90°。踝关节写字（以踝关节为中心写字，每天 100 个字）。髌骨做人工滑动。

3. 膝关节下压训练（后方有伤口患者一般第二周开始）

膝关节下方垫的东西可由矿泉水瓶 — 拳头 — 毛巾 — 小物件逐渐变小，逐渐练习膝关节伸直。

4. 双侧脚踝力量性训练

抗阻力背伸和趾屈。脚踝用力蹬手，手抵抗住不动，手的抵抗力随脚踝发力逐渐上升。脚踝用力往上背伸，手抵抗住不动，手的抵抗力随脚踝发力逐渐上升。足弓刺激及脚趾间肌灵活性和力量训练。拇指按摩脚底，脚趾用力，手抵抗脚趾，手的抵抗力不变，脚趾缓慢用力活动。脚趾用力，手抵抗脚趾，手的抵抗力不变，脚趾缓慢用力活动。

5. 健侧腿直腿抬高

每组 10 次，每次 10 ～ 15 秒，每次间隔 5 秒，每天 5 ～ 10 组，以健侧腿用力带动患侧腿用力，逐渐坐起。

6. 手术后第 5 天

第 5 天开始，当膝关节可以弯曲 90° 以后可以到床边座位自重悬吊膝关节，悬吊时可将健侧腿小腿叠于患侧腿上方，轻轻往后压患侧腿，以患侧感到微微牵拉感为宜。在床上抱腿弯曲膝关节，抱住后手施力挤压，以产生微量酸痛感为宜，进一步恢复膝关节屈曲活动度。扳机点点按：避开伤口，对手术部位周围的扳机点进行 30 秒 / 次的点按，力度适中，以感到酸痛感为宜，每日多次，扳机点图谱。

7. 手术第 7 天

若内固定稳定，可以开始扶着双拐或助行器，在家属的陪护下下地站立，患肢绝对不负重。主动患肢悬空屈伸膝关节、踝关节，模拟行走。

（二）出院健康指导

髓内钉固定患者可较早负重，钢板内固定患者根据骨折愈合情况术后 6 ～ 12 周开始负重练习（医师确认可以开始负重），以第 6 周可以负重为例，若负重推迟，则下列时间相应推迟。

第 7 周由 10kg→1/5BMI，第 8 周由 1/5BMI→1/4BMI，第 9 周由 1/4BMI→1/3BMI，第 10 周由 1/3BMI→2/3BMI，第 11 周由 2/3BMI→3/4BMI，第 12 周由 3/4BMI→4/5BMI，第 13 周由 4/5BMI→100% BMI 逐渐过渡。

若活动度无法达到健侧水平，则在关节活动训练之后使用外固定支具，进行长时间的牵拉固定，以恢复活动度。每次固定 1 小时。

第三节　股骨转子间骨折

股骨转子间骨折又叫股骨粗隆间骨折，指由股骨颈基底至小转子水平以上部位所发生的骨折，多数与骨质疏松有关，患者多是老年人，女性多于男性，是对老年人健康威胁最大的创伤性疾病之一。

一、病因

发病原因及受伤机制与股骨颈骨折相同，属于关节囊外骨折。因转子部骨质松脆，故多为粉碎性骨折。与股骨颈骨折不同，转子间骨折部位血供丰富，很少发生骨折不愈合及股骨头缺血性坏死。根据骨折线的方向和位置，临床上可分为三型：顺转子间型、反转子间型、转子下型。

（一）顺转子间骨折

骨折线自大转子顶点开始，斜向内下方行走，达小转子部。根据暴力的情况不同，小转子或保持完整，或成为游离骨片，但股骨上端内侧的骨支柱保持完整，骨的支撑作用还比较好，髋内翻不严重，移位较少，远端因下肢重量而轻度外旋。粉碎型则小转子变为游离骨块，大转子及其内侧骨支柱亦破碎，髋内翻严重，远端明显上移，患肢呈外旋短缩畸形。

（二）反转子间骨折

骨折线自大转子下方斜向内上方行走，达小转子的上方。骨折线的走向与转子间线大致垂直。骨折近端因外展肌与外旋肌的收缩而外展、外旋，远端因内收肌与髂腰肌的牵引而向内、向上移位。

（三）转子下骨折

骨折线经过大小转子的下方。顺转子间粉碎性骨折、反转子间骨折及转子下骨折者，均属不稳定型骨折。

二、临床表现

伤后局部疼痛、肿胀明显，患者不能站立或行走，患肢明显短缩、内收、外旋畸形。股骨转子间骨折和股骨颈骨折均多发于老年人，临床表现和全身并发症也大致相仿。但股骨转子部血供丰富，肿胀明显，有广泛的瘀斑，压痛点多在大转子处，预后良好；而股骨颈骨折肿胀较轻，压痛点在腹股沟中点，囊内骨折愈合较难。

三、辅助检查

（一）X线摄片

常规行髋关节正、侧位摄片，可明确诊断及骨折的类型。

（二）CT、MRI检查

目前CT、MRI检查应用较少，但如有需要用三维重建精确诊断骨折移位情况的可选择使用。

四、诊断及鉴别诊断

（一）诊断

1. 诊断依据

（1）外伤史。

（2）临床表现为髋部转子区疼痛，髋部肿胀，有时可见皮下出血，腹股沟中点压痛，下肢轴向叩击痛，下肢呈短缩外旋畸形可达 90°。

（3） X 线摄片可明确诊断和骨折类型。

2. 诊断分型

（1）顺转子间骨折：骨折线自大转子顶点开始，斜向内下方行走，达小转子部。

（2）反转子间骨折：骨折线自大转子下方斜向内上方行走，达小转子的上方。

（3）转子下骨折：骨折线经过大小转子的下方。

（二）鉴别诊断

与股骨颈骨折相鉴别。

五、治疗

股骨转子间骨折的治疗方法很多，效果不一。骨折的治疗目的是防止髋内翻畸形，具体选择何种治疗方法，应根据患者的年龄、骨折的时间、类型及全身情况，进行综合分析后采取切实可行的治疗措施。

（一）复位

1. 手法复位

（1）无移位股骨转子间骨折：此类骨折无须复位，可让患者卧床休息。在卧床期间，为了防止骨折移位，患肢要保持外展 30° ～ 40°。或可配合皮牵引（重量 3 ～ 5kg）维持患肢外展位，6 周左右骨折愈合后可扶拐下床活动。下床活动后仍应注意患肢外展，以防内收肌的牵拉，而发生继发性髋内翻畸形。

（2）顺转子间骨折：可采用牵拉推挤外展法。一名助手固定骨盆，另一名助手持小腿顺势牵拉。医者站于患侧，一只手扶膝内侧，另一只手掌置大粗隆部向内推挤，同时牵拉之助手在保持牵拉力的情况下，逐步外展、内旋患肢，即可复位。

（3）反转子间骨折：以牵拉挤压外展法复位，即在上述顺转子间骨折整复手法的基础上加两手掌内外相对挤压，使两斜行骨端对合。

2. 牵引复位

具体治疗应根据患者的骨折类型及全身情况，是否耐受长时间的牵引和卧床。可用股骨髁上穿针或胫骨结节穿针，患肢安置在托马斯架或勃朗架上。对不稳定骨折牵引时注意牵引重量要足够，约占体重的 1/7，否则不足以克服髋内翻畸形；保持牵引的过程中，髋内翻纠正后也不可减重太多，以防止髋内翻的再发；另外牵引应维持足够的时间，一般 8 ～ 12 周，对不稳定者，可适当延长牵引时间。待骨痂良好生长，骨折处于稳定后，练习膝关节功能，嘱患者离床，在外展夹板保护下扶双拐不负重行走，直到 X 线片显示骨折愈合，再开始患肢负重。牵引期间应增强护理，防止肺炎及压疮等并发症。

（二）固定

闭合穿针内固定适用于无移位或轻度移位的骨折。一般用 3 枚或多枚固定针，最下面固定针须经过股骨距，至股骨颈骨小梁中。固定针应呈菱形分布或三角形在骨内分布。

（三）手术治疗

1. 切开复位

手术治疗的适应证为少数不稳定性骨折，因年老不宜长期卧床，或经手法复位而不理想者，可做内固定，方法有髋加压滑动螺钉内固定（DHS）、股骨近端髓内钉（PFN）等。骨折畸形愈合的青壮年患者，可行转子下截骨术纠正髋内翻畸形。

2. 固定

治疗股骨转子间骨折的内固定材料不断发展更新，其中常用的标准内固定物可分为两类：滑动加压螺钉加侧方钢板，如 Richards 钉板、DHS；髓内固定，如 Ender 针、带锁髓内针、Gamma 钉等。

（1）滑动加压螺钉加侧方钢板固定：20 世纪 70 年代，滑动加压螺钉加侧方钢板开始应用于股骨转子间骨折的治疗。其基本原理是将加压螺钉插入股骨头颈部以固定骨折近端，在其尾部套入一侧方钢板以固定骨折远端。由于滑动加压螺钉加侧方钢板系统固定后承受大部分负荷直至骨折愈合；固定后股骨颈干角自然恢复，骨折端特别是股骨距部可产生加压力，目前已成为股骨转子间骨折的常用标准固定方法。对不稳定的粉碎性股骨转子间骨折，传统的转子部截骨及股骨干内移等提高稳定性的方法，已很少应用。

（2）髓内固定：目前常用的髓内固定可分为两类。

股骨髁－股骨头髓内针：在广泛应用中，也暴露出一些缺点，其中有术后膝关节疼痛、髓内针脱出、髓内针穿出股骨头、术后外旋畸形愈合等。近年来，Ender 针的应用逐渐减少。

股骨头－髓腔内针：股骨头髓腔内针固定股骨粗隆间骨折在近年来有很大发展，主要有 Gamma 钉、Russell-Tayler、重建钉、Uniflex 钉等。其特点是通过髓内针插入一螺栓至股骨头颈（interlocking）。其优点如下：

1）有固定角度的螺栓，可使股骨颈干角完全恢复。

2）可有效防止旋转畸形。

3）骨折闭合复位，髓内固定使骨折端干扰减少，提高骨折愈合率。

4）中心位髓内固定，内固定物所受弯曲应力较钢板减小，内固定物断裂发生率降低。目前股骨头髓腔内针已逐渐成为股骨转子间骨折，特别是粉碎性、不稳定型的首选固定方法。

（3）人工关节置换：手术适应证目前争议较大，但以下是较明确的手术适应证：患侧髋关节既往已存在有症状的病变，如股骨头坏死；骨折严重粉碎，闭合复位困难，需要切开复位，且骨质严重疏松，内固定难以保证质量；内固定失败需翻修。

六、康复

（1）复位固定后即可行股四头肌收缩及踝关节伸屈活动。

（2）行外固定器固定及切开复位内固定者，若折端稳定，1 周后可扶双拐下床不负重下肢外展位活动，4 周后半负重活动，6 ～ 8 周扶双拐逐渐负重；行牵引治疗者待骨折愈合、钢针拔除后扶双拐轻负重活动。

（3）半年后始可扶单拐逐步负重。

第四节　股骨髁上骨折

发生于股骨自腓肠肌起点上 2 ～ 4cm 范围内的骨折称股骨髁上骨折。临床较为少见。由于其短小的远折端只有腓肠肌内、外侧头附着，故多向后倾斜，凸起成角移位、复位和固定都较困难，又有损伤腘窝血管、神经的危险。青壮年人多见。

一、病因

股骨髁上骨折多由高处跌下，足部或膝部着地，间接暴力所引起，也可因直接打击所造成。此外，若膝关节强直、失用性骨质疏松，更容易因外力而发生股骨髁上骨折。

（一）根据受伤机制和远折端移位方向

分为伸展型和屈曲型。

1. 伸展型

远折端向前移位者，因膝关节伸直位受伤时易引起其他部位损伤，该骨折较为少见。

2. 屈曲型

远折端向后移位者，为膝关节屈曲位受伤所致，此型骨折较为多见。

（二）根据复位后骨折稳定程度

分为稳定型和不稳定型。

1. 稳定型

远折端向前移位或骨折线由前上斜向后下，复位或伸直位牵拉矫正重叠后，远折端受腓肠肌内、外侧头的向后牵拉，比较稳定，但此型较为少见。

2. 不稳定型

远折端向后移位，或骨折线从后上斜向前下，受腓肠肌的作用，远折端向后倾斜起移位，复位不易且复位后也不稳定，此型较为多见。

（三）根据骨折形态

分为横断形、短斜形和粉碎性三种，以短斜型较为多见。另外老年人因骨质疏松，跌倒时膝部着地，干骺端之坚质骨可嵌入松质骨内而形成嵌入型骨折。

二、临床表现

股骨下端明显肿胀、疼痛，髌上囊和腘窝部可出现血肿，膝关节功能障碍，有假关节活动和骨擦音，患肢短缩。应注意检查有无腘动静脉和神经的损伤。

三、辅助检查

（一）X线摄片

膝关节正侧位X线片，可确定骨折类型和移位情况。

（二）CT检查

诊断髁上骨折粉碎程度、关节面涉及程度。

（三）MRI、血管造影检查

涉及神经、血管损伤者，可行此检查。

四、诊断

（一）诊断依据

1. 外伤史

一般多为较剧烈之暴力所致。

2. 临床特点

除骨折局部疼痛、肿胀、压痛、畸形、功能障碍外，应特别注意足背动脉有无搏动及其强度，并与健侧对比。同时注意足趾的活动与感觉，以确定腘窝部的血管及神经有无被累及。

3. 影像学检查

常规摄X线片可明确诊断并清晰显示骨折的类型及移位情况；有软组织损伤，尤其是涉及神经血管损伤者，可辅以MRI或血管造影检查。

（二）诊断分型

（1）青枝骨折或无移位骨折。

（2）伸直型远折端向前移位者。

（3）屈曲型远折端向后移位者。

五、鉴别诊断

（一）股骨下1/3骨折

其临床症状、体征与股骨髁上骨折完全相同，所不同的是受伤部位，伤后摄X线片就可明确诊断。

（二）股骨髁间骨折

多由直接暴力引起，骨折后膝部肿胀、疼痛明显，拍摄X线片就可发现为髁间骨折。

六、治疗

（一）手法复位

1. 青枝骨折或无移位的骨折

应将膝关节内的积血抽吸干净，然后用夹板固定，前侧板下端至髌骨上缘，后侧板的下端至腘窝中部，两侧板以带轴活动夹板超膝关节固定，小腿部的固定方法与小腿骨折相同，膝上以4根布带固定，膝下亦以4根布带固定。

2. 屈曲型

该型骨折是股骨髁上骨折中较多见的一种，也是较难复位的一种类型。膝关节内积血多时，可先在无菌下抽出积血，然后根据骨折形态采用相应的复位法。对横断形骨折，可用仰卧屈膝牵拉提按法或俯卧屈膝牵拉按压法复位。前法为仰卧屈膝大于45°位，一名助手固定大腿上段，另一名助手持小腿下段维持膝关节屈曲体位，第三名助手持小腿上段牵拉，医者先以两手掌相对挤压矫正侧方移位，然后两拇指置近折端前侧向后按压，余指提远折端向前以复位。后法为俯卧位，一名助手固定大腿上段，另一名助手一只手持小腿下段使膝关节屈曲60°～90°位，一前臂横置小腿上段后侧攀拉。医者先以两手掌相对挤压矫正侧方移位后，两拇指按压远折端向前，余指托持近折端前侧以复位。斜形骨折复位困难者，不宜采用手法整复，以免反复施行手法而产生血管、神经并发症。

3. 伸直型

伸直型骨折用牵拉推挤提按法复位。一名助手固定大腿上段，另一名助手持小腿牵拉，医者两手掌置膝关节上部两侧相对挤压矫正侧方移位，然后两拇指按压远折端向后，余指前提近折端，即可复位。

4. 嵌入和粉碎性骨折

一般无须整复。粉碎骨折有向内向后成角凸起者，可用推挤手法矫正向内成角，托提手法矫正向后成角凸起。

（二）牵引复位

1. 屈曲型

选用股骨髁部冰钳牵引或骨牵引，将后移的远端骨折向前牵引而复位。若远端骨折向后移严重，选用双骨牵引弓行股骨髁牵引，另一牵引弓做胫骨结节骨牵引水平向前。远折端越向后倾，水平牵引时的作用点应越低，小腿与滑轮亦应放得越低，且牵引架不要放在膝关节下，而是放于骨折远端。

2. 伸直型

可单纯采用胫骨结节骨牵引。重量一般为 7 ～ 10kg，待骨折端被牵引复位，应减轻牵引重量至 5kg 左右，并对残余移位用手法纠正。

（三）固定

复位后，用夹板或骨骼牵引固定，或两者同时采用。

1. 夹板固定

无移位骨折或青枝骨折，用超关节夹板固定。膝关节有积血，应先抽吸干净。前侧板下至髌上缘，后侧板下至腘窝中部，两侧以带轴活动板施行超膝关节小腿固定。固定 6 ～ 8 周。

2. 石膏固定

牵引 2 ～ 3 周改用下肢石膏固定，膝关节屈曲 120° ～ 150° 为宜；2 周后换功能位石膏，拆石膏后加强膝关节功能锻炼，并可辅以理疗。

3. 内固定

对于手法整复失败、陈旧性骨折畸形愈合或合并有血管神经损伤者可采用切开复位，用钢板螺丝钉或髓内针内固定治疗。

（四）手术治疗

1. 切开复位

凡有下列情况之一者，即考虑及早施术探查与复位。

（1）对位未达功能要求。

（2）骨折端有软组织嵌顿者。

（3）有血管神经刺激、压迫损伤症状者。

视手术目的的不同可采取侧方或其他入路显示骨折断端，并对需要处理及观察的问题加以解决，包括血管神经伤的处理、嵌顿肌肉的松解等，而后将骨折断端在直视下加以对位及内固定，对复位后呈稳定型者，一般无须再行内固定术。

2. 固定

单纯复位者，仍按前法行屈曲位下肢石膏固定，2 ～ 3 周更换功能位石膏，对需内固定者可酌情选用 L 形钢板螺钉、Ender 钉或其他内固定物，然后外加石膏托保护 2 ～ 3 周。

七、系统康复原则

（一）康复的目标

最大限度地恢复膝关节负重及行走功能，保护股骨髁骨折手术后位置，减轻局部疼痛及炎症反应，促进骨折早期愈合、减轻关节软骨及半月板磨损。

1. 住院期间的康复目标

维持手术后骨折断端位置稳定，减轻疼痛及炎症反应，减少并发症发生。

2. 出院后的康复目标

逐渐恢复膝关节的活动度，避免再次骨折错位，促进骨折早期愈合，最大限度地恢复下肢功能。

（二）康复过程的原则与方法

1. 康复原则

维持股骨髁骨折手术后位置稳定，促进骨折愈合。逐渐恢复膝关节负重及运动功能。

2. 康复方法

（1）深吸气、呼气。

（2）引体屈臂。

（3）仰卧起坐。

（4）抬起臀部。

（5）勾脚。

（6）空蹬绷腿。

（7）下肢旋转摆动。

（8）直腿抬高。

（9）屈髋屈膝。

八、术后早期住院康复

（一）术后7天以内康复要点

（1）消除膝关节肿胀，维持患肢中立位。下肢及膝关节两侧可用沙袋固定或枕头固定，避免患肢内外旋转。

（2）疼痛控制：一般股骨髁骨折或脱位手术后疼痛较轻，多数患者能够忍受，可以适当给予非甾体类抗感染止痛药。

（3）手术后1天即可指导患者行平卧位双上肢扩胸及深呼吸功能锻炼，以及健侧下肢抗阻力锻炼；每天3次，每次以不诱发患处疼痛等不适症状为度。

（4）手术1天后行股四头肌等长收缩功能锻炼，行踝关节背伸跖屈功能锻炼，每次收缩保持3～6s，放松同等时间，适应后适当增加保持时间。

（5）手术3天后行髋膝关节持续被动屈伸运动（使用CPM机），关节活动范围从小到大，一般从30°活动范围开始，幅度逐渐增加。避免主动屈膝屈髋活动。

（二）术后1～2周至出院

（1）卧床时继续保持患肢外展中立位姿势，继续进行平卧位双上肢扩胸及深呼吸功能锻炼。

（2）手术1周后继续行股四头肌等长收缩功能锻炼，加强踝关节背伸跖屈功能锻炼，每次收缩保持10s，放松同等时间，适应后适当增加保持时间。

（3）继续行髋膝关节持续被动屈伸运动（使用 CPM 机），关节活动范围逐渐增加。

（4）1～2 周开始鼓励患者行足、踝、髋、膝关节主、被动屈伸功能锻炼。

九、术后居家康复

居家康复应当重视全身功能的康复，下肢负重功能的恢复，下肢行走功能的恢复，提高患者生活质量，以有利于患者恢复日常活动和工作能力。

（一）有氧运动训练

（1）继续进行平卧位双上肢扩胸及深呼吸、健侧下肢抗阻力等功能锻炼。

（2）继续行股四头肌等长收缩功能锻炼，加大踝关节背伸跖屈功能锻炼。逐渐增加勾脚锻炼。

（3）2 周后嘱患者扶双拐站立锻炼，逐渐负重，恢复下肢负重功能。

（4）2～4 周继续髋膝关节持续被动屈伸运动（使用 CPM 机），活动范围从小到大，一般从 30° 活动范围开始，达到 90°，避免超过 90°。开始进行主动屈伸髋膝关节屈曲活动。

（5）2～4 周后，可行床上臀部上抬，患肢水平外展内收、髋部后伸训练，主要增加臀大肌、腘绳肌、臀中肌及阔筋膜张肌肌力，以及髋膝关节主动屈伸锻炼，幅度逐渐增加，达到 90° 活动范围。

（6）2～4 周后可以借助助行器进行行走训练计划，根据内固定情况，选择不同的助行器，若扶双拐，则练习行走、上下楼梯训练。

（7）4～6 周后继续行髋膝关节屈伸功能锻炼，继续行直腿抬高、髋部外展内收锻炼，幅度逐渐增大，避免内收、内旋患肢。

（8）6～8 周逐渐增加负重力度，双拐力量逐渐减小；练习坐位、双小腿下垂训练。加大髋关节外展平移活动范围，增加股四头肌等张、等长收缩力度，逐渐增加抗阻力训练。

（9）8～12 周后练习逐渐去除双拐，双下肢负重力量逐渐恢复增大；逐渐恢复髋关节内收外展、内旋外旋功能锻炼。

（二）关节功能维持

股骨髁骨折后要按照踝关节、髋关节、膝关节顺序进行关节功能恢复锻炼。

1. 踝关节恢复

手术后 3 天开始踝关节屈伸、内收外展功能活动，2 周后达到正常活动范围。

2. 髋关节恢复

手术后 2～4 周行髋关节主、被动屈伸活动，关节屈伸活动度逐渐达到 90° 活动范围；4～6 周后行髋关节外展内收锻炼，6～8 周髋关节屈伸、内收外展逐渐恢复正常，增加内旋外旋锻炼，12 周后逐渐达到正常活动范围及负重功能。

3. 膝关节恢复

手术后 1～2 周开始行膝关节被动屈伸活动，2～4 周开始膝关节主动屈伸活动，

4～6周后膝关节屈伸活动范围达到90°以上。6～8周后膝关节基本达到正常活动范围。

十、康复过程中的注意事项

股骨髁骨折多数损伤较重，多数伴有关节面的骨折。膝关节腔肿胀较为明显，手术时应注意关节面的恢复。在股骨髁骨折恢复过程中，应注意膝关节功能的磨造，选择不负重主、被动屈伸膝关节锻炼，恢复膝关节关节活动功能。股骨髁骨折基本愈合后，逐渐增加负重功能锻炼。股骨髁周围血供丰富，骨折后出现延迟愈合或不愈合的可能性较小，但骨折后局部血循丰富，容易造成再次出血，因此要根据损伤和手术固定情况，逐渐增加锻炼力度及范围，负重锻炼可以稍延迟进行。

第五节 股骨髁间骨折

股骨干近似圆柱状，在远端增宽形成两个有曲度的髁。外侧髁较宽和较短；内髁较外髁长，向远侧伸展较低平。在负重状态下，两个股骨髁在胫骨髁的平台上，股骨髁倾向下、向内。股骨髁前面的关节面与髌骨构成关节，遭受外力时股骨髁易被三角形的髌骨如同楔子一样劈开。单髁骨折的损伤机制是轴向的负荷并具有内外翻的应力，在胫骨隆起的凸起部可以顶撞髁间窝的内侧面，使股骨髁劈开。股骨髁间骨折较为少见，其发生率约占全身骨折脱位的0.4%。因损伤波及关节面，并可改变下肢轴线，治疗较为困难。骨折易发生折块分离。青壮年多见。

一、病因

多由高处跌下，足部或膝部着地，间接暴力所引起，也可因直接打击所造成。此外，若膝关节强直、失用性骨质疏松，更易因外力而发生髁间骨折。

股骨髁间骨折的病因病机与股骨髁上骨折相类似，多因自高处坠下，足部触地，先发生股骨髁上骨折，如暴力继续传导，骨折近端嵌插于股骨两髁之间，将股骨髁劈开分为内外两块，成为T形或Y形骨折，故多严重移位。髁间骨折为关节内骨折，关节腔常有大量积血。

（一）按骨折的移位情况

可分为移位型骨折和无移位型骨折。无移位型骨折较为少见。

（二）按骨折的复杂程度

可分为股骨单髁骨折和股骨双髁骨折即髁间骨折，以股骨髁间骨折较为多见。

（三）按骨折部位

可分为下列三种骨折。

1. 股骨外髁骨折

是由膝关节强力外翻所致。当暴力撞击于膝关节外侧，迫使其强力外翻时，则股骨外髁受胫骨外髁的冲撞而发生骨折。因膝关节外侧易遭外力撞击，故股骨外髁骨折较为多见。

2. 股骨内髁骨折

为膝关节强力内翻所致。当膝关节内侧受暴力撞击，迫使其强力内翻时，则股骨内髁受胫骨内髁的冲撞而发生骨折。因膝关节内侧易遭外力机会较少，故股骨内髁骨折较为少见。股骨内、外髁骨折后，由于外力和腓肠肌内、外侧头的牵拉，而向后上移位。

3. 股骨髁间骨折

是由垂直冲撞力所致。根据其骨折线形态，有股骨髁间 T 形和股骨髁间 Y 形骨折。当由高空坠落足部着地时，则体重沿股骨干向下传导，地面反作用力沿股骨干向上传导，相互作用于股骨髁上皮质骨、松质骨交界部，造成该部位的骨折。

二、临床表现

伤后膝部疼痛、肿胀严重、皮下瘀斑，膝关节呈半屈曲位，功能丧失，患肢缩短，膝部可有横径或前后径增大。局部压痛明显，并可扪及骨擦感。

三、辅助检查

（一）X 线摄片

摄 X 线片可看到骨折类型和移位，并可了解关节腔内是否有骨块嵌入。

（二）CT、MRI 检查

根据病情必要时选择 CT、MRI 检查。

四、诊断及鉴别诊断

（一）诊断

1. 诊断依据

（1）外伤史。

（2）膝部肿胀、疼痛、功能障碍。

（3）膝部压痛，有骨擦感、畸形，纵轴叩击痛阳性。

（4）拍摄 X 线膝关节正侧位片。

2. 诊断分型

（1）无移位含青枝骨股骨内髁骨折。

（2）股骨内髁骨折为膝关节强力内翻所致。

（3）股骨外髁骨折是由膝关节强力外翻所致。

（4）股骨髁间骨折由垂直冲撞力所致。

（二）鉴别诊断

1. 股骨下端骨折

肿、痛、畸形的部位不同，拍摄 X 线片可以明确骨折部位。

2. 股骨髁上骨折

属于同一类型骨的不同部位，只有拍 X 线片可以鉴别诊断。

五、治疗

对于股骨髁间骨折，在整复时应尽量达到解剖复位，保持关节面平整、光滑、牢靠。要较好地贯彻动静结合的原则，早期进行练功治疗，使膝关节功能较好恢复。对仅有远折端移位而两髁无明显分离及旋转移位的，且关节面基本平整的一二度骨折，可用手法复位加超膝关节夹板固定。膝部肿胀严重，远近折端重叠移位，两髁旋转、分离的三四度骨折，可用手法整复。有血管、神经损伤时处理同股骨髁上骨折。

（一）手法复位

1. 股骨单髁骨折

可采取牵拉推挤法整复。健侧卧位，一名助手固定大腿中段，另一名助手一只手持髁上将膝关节屈曲 90°，以另一前臂横置小腿后部攀拉。医者两拇指置外髁后部，余指置膝关节内侧。先以两拇指向前下推挤外髁，矫正向后上移位，然后两手四指向外提拉膝关节矫正外翻的同时，两拇指再向内推挤外髁矫正向外移位。内髁骨折者，采取患侧卧位，用上述手法复位，只是除向前下推挤内髁外，其余用力方向与上述相反。

2. 股骨髁间骨折

髁间骨折根据其移位程度采取相应的复位方法。无移位的髁间骨折无须整复。对仅向两侧分离移位的髁间骨折，可用牵拉挤压法复位。一名助手固定大腿，另一名助手持小腿下段牵拉，术者两手相扣以掌根挤压两髁复位。对移位较大、并有重叠的髁间骨折，整复困难，一般不宜采用手法复位。

（二）牵引复位

对内外两髁分离者，可采用股骨髁冰钳牵引；无明显移位者，用胫骨结节牵引。在牵引下用两手掌压迫股骨内外两髁，使骨折块复位，然后施行超关节夹板固定。在牵引期间应练习股四头肌收缩活动，6 ～ 8 周解除牵引。

（三）固定

1. 超膝关节夹板固定

股骨髁骨折移位不明显、关节面基本平整者，可采用超膝关节夹板固定。对膝部血肿应尽早处理，可采用注射器抽出并加压包扎。

2. 超膝关节夹板固定加胫骨结节牵引

对骨块完整移位者，用手法整复后可达解剖复位，关节面基本平整，可采用此法。

（四）辨证施治

1. 早期

初期多肿胀严重，膝关节多积血明显，当以通下祛瘀法祛瘀消肿，方用消下破血汤加泽泻或加味活血疏肝汤以利为度，继服仙复汤加独活、牛膝等以活血消肿；1 周后肿势减轻，可服逍遥散加独活、牛膝、丹参或橘术四物汤加独活、牛膝；或口服复方续断接骨丸，每次 1 丸，每日 2 次。

2. 中期

骨折整复固定后 2 周肿胀基本消退，可服用三七接骨丸。

3. 后期

一个月后肿痛完全消失，可服参龙接骨丸；骨折愈合后关节伸屈不利而疼痛者，可服养血止痛丸。

（五）其他治疗

1. 熏洗

苏木煎。组成：苏木、大力草、艾叶、伸筋草、鸡血藤各 30g，羌活、卷柏、川牛膝各 10g。功效：温经活血，舒筋利节。以上熏洗剂煎至沸腾半小时后，先趁热以厚毛巾覆盖伤肢熏之，待降低至合适的温度时再浸泡患部，每日 2 ～ 3 次。

2. 外敷

活血止痛膏。组成：生地黄、大黄、连翘各 120g，羌活 90g，当归、白芷、赤芍、独活各 60g，甘草 30g，芝麻油 5000mL。功效：活血镇痛，祛风除湿，接骨续筋。主治：创伤骨折、筋伤，劳损性疼痛。用法：外敷患处，每周换药 1 次，皮肤过敏者停止使用。

3. 外搽

骨折愈合后，膝关节活动不利或疼痛者，可用展筋丹按摩或涂搽展筋酊。

4. 物理治疗

可以使用中药离子导入、电脑中频等，以舒筋活络，祛瘀消肿，促进关节功能恢复。

（六）手术治疗

1. 切开复位

对手法复位不理想者，合并神经、血管、韧带损伤者，开放骨折的年轻患者可行切开复位内固定。手术采用膝内侧切口由股直肌与股内侧肌间隙显露骨折，准确复位，先用一长螺丝钉或骨栓固定两髁，再用钢板固定髁上部分。术后用长腿石膏托固定膝关节于功能位。如内固定坚强，两周后可除去石膏，将患肢置于 Thomas 架上，开始主动及被动膝关节活动。术后 3 个月可逐步恢复正常活动。

合并有其他损伤应酌情加以处理：

（1）血管损伤，多因骨折端刺激腘动脉引起血管痉挛所致，破裂者较少见，应及时进行超声检查，必要时进行血管造影。破裂者应紧急行血管探查术，可与开放复位及内固定同时进行。

（2）神经损伤，神经探查与上述操作同时进行。

（3）合并膝关节韧带伤，原则上宜早期处理，尤其是侧副韧带及交叉韧带完全断裂者。对半月板破裂者，不宜过多切除，仅将破裂的边缘或前角、后角部分切除即可。

2. 固定

（1）拉力螺钉固定：用于单髁骨折。

（2）单纯骨栓固定：适用于单髁骨折。

（3）骨栓＋钢板螺钉固定：多用于 T 形、Y 形、V 形及粉碎性骨折。

（4） L 形（Moore 式）钢板：使用范围同前，但固定牢固程度不如前者，可加用拉力螺钉。

（5）其他内固定：根据骨折的类型、移位情况、手术条件的不同酌情选用长螺钉、钢丝及其他内固定物，以求恢复关节面的完整，有利于下肢功能的康复。

六、康复

股骨髁部骨折属关节内骨折，关节内瘀血和肿胀都较严重，易遗留关节强硬和创伤性关节炎。因此，加强不同时期的功能活动，不但能促进瘀血消散而预防关节粘连，又可通过股骨滑车关节面在胫骨平台上的滚动，使残余的移位得以模造，可预防和减少创伤性关节炎的发生，并可增强股四头肌力，增加膝关节的稳定度，减少关节并发症。初期不论采用何种方法复位固定后，应立即做股四头肌的收缩活动。肿胀减轻后，应加用指推活髌法，防止髌骨粘连，并可坐起练臂撑提臀法，使膝关节有小量伸屈活动。3 ～ 4 周可于原屈膝位做膝的伸展锻炼，骨折愈合下床活动后，可逐步采用膝关节的各种自我锻炼和活筋手法。

第六节　股骨远端骨折

股骨远端骨折约占全部股骨骨折的 6%。股骨远端骨折典型地发生在高能量损伤的年轻患者或低能量损伤的骨质疏松老年患者。1/3 的年轻患者为多发伤，仅有 1/5 的年轻患者为单处损伤，通常存在相当大的软组织损伤。高能量创伤导致的股骨远端关节内骨折，约一半为开放性骨折。近年来，随着膝关节置换患者人数的增加，假体周围骨折的发病率不断增加。

一、解剖

从远端向近端观察股骨远端呈梯形，且髁的后方比前方宽大，从而在内侧形成了约 25° 的倾斜角，外侧形成了约 25° 的倾斜角。钢板应平放在外侧面上。从股骨外侧髁的前部到股骨内侧髁的前部（髌骨倾角）之间画一条线，这条线的倾斜角度约为10%。在置入任何内植物时，这些解剖细节都很重要。了解X线片上正常膝关节力线角度有助于术中评估力线有无恢复：股骨解剖轴与膝关节平面所成的夹角为80°～84°，也称股骨远端外侧力线角（LDFA）。测最健侧的LDFA可以用作患侧力线评估的参照。

不同种族人群的股骨弓存在差异，这可能导致解剖型股骨远端锁定钢板与某些人群骨骼不匹配，尤其是在亚洲人当中。如同11孔的股骨远端加压锁定钢板（LCP-DF）的近端部分与股骨不匹配一样，这可能导致膝外翻对线不良。

股四头肌、筋膜和内收肌群会引起骨折端明显短缩和内翻移位，尤其是当干骺端严重粉碎时（3A3、33C2和33C3骨折）。起自股骨内外侧髁后方的腓肠肌会引起股骨远端屈曲畸形。典型的畸形是短缩畸形，近侧骨折端向前方移位刺穿股四头肌（有时刺破皮肤），而远侧骨折片屈曲、内翻及向后旋转。

关节囊、交叉韧带和侧副韧带均起自股骨髁，这些结构将有助于维持膝关节的功能和稳定性。交叉韧带位于髁间窝中，一旦螺钉置入位置错误可能会侵犯髁间窝，进而损伤交叉韧带。这一点需要避免，尤其是在使用万向锁定钢板的时候。

由于股骨远端邻近血管神经，在股骨远端骨折中有约3%存在血管损伤，1%存在神经损伤，8%～12%的股骨远端骨折伴有半月板和骨软骨骨折，15%伴有髌骨骨折。高能量损伤时，能够导致股骨远端和髌骨关节面软骨的破坏。

二、分型

股骨远端骨折采用和所有关节周围骨折一样的分型方法。①股骨远端，关节外骨折；②股骨远端，部分关节内骨折；③股骨远端，完全关节内骨折。

三、评估与诊断

老年骨质疏松患者常由低能量损伤引起，骨折类型为简单的螺旋形骨折或斜行骨折。而青壮年患者常由高能量损伤所致，可能伴有严重的软组织损伤，骨折严重粉碎；开放性骨折可能伴有骨缺损，神经血管的仔细检查很有必要。股动脉经收肌管进入腘窝时容易损伤，可行多普勒超声或更精确的管造影术来诊断。术前行膝关节韧带的体格检查不仅会给患者带来痛苦，而且对治疗帮助不大，建议在骨折稳定固定之后进行。如果怀疑下肢有多发性损伤，则必须对股骨和胫骨（包括相邻关节）进行正侧位X线检查，并以膝关节为中心。如果骨折存在明显的缩短，或者使用了髋关节外固定支架，牵引下的X线对治疗评估骨折类型有帮助。对于关节内骨折，推荐使用CT平扫、二维及三维重建。这是为了评估关节内骨折及其有无压缩，尤其是X线片会漏诊的后髁冠状位骨折（Hoffa骨折）。一旦伴有Hoffa骨折，术前计划将随之改变。MRI能够提供更多关于软组织损伤的信息，但是对于急性损伤而言，MRI不是必需的。

四、手术指征

标准治疗方法包括手术复位固定及早期康复。

非手术治疗只适用于嵌插、无移位的关节外（A型）股骨远端骨折或预期无法活动和不能耐受手术的患者。这些患者采用膝关节支具固定，一般清创和冲洗很重要，后续的最终固定以及早期的功能够取得满意效果，手术适应证包括：

（1）移位的股骨远端骨折。

（2）移位的股骨远端关节内骨折。

（3）股骨远端力线不良。

过去我们常采用扩大切口，切开复位内固定治疗干骺端粉碎的股骨远端骨折，由于其骨不连和内固定失败的发生率高，故现在不提倡这种方法。生物接骨板固定的概念采用创伤小的途径，仔细地处理软组织，现在已成为治疗的金标准。

依然必须对股骨髁和关节面的解剖进行精确的重建，并恢复肢体的正确力线和旋转。这往往需要通过适当的手术途径直接露膝关节。

五、术前计划

对于多发伤、开放性骨折伴有严重软组织损伤、血管损伤的患者，或在不允许做早期确定性手术的情况下（例如，医师经验不足），推荐采用损伤控制性手术。在这些病例中，髋关节外固定支架是一种快速且有效的固定方法。沿着肢骨前内侧置入两枚Schanz螺钉带一根棒，徒手牵引恢复长度和旋转，然后将两枚Schanz螺钉从股骨前方远离二期确定性手术的区域置入，安装连接杆组装外固定支架。应当注意的是，在长度恢复之前经股四头肌置入Schanz螺钉，将会妨碍长度的恢复。髋关节的外固定支架，有助于恢复股骨长度和对线，纠正旋转畸形，这为确定性治疗提供了便利。

大部分的开放伤口位于股骨前方，股四头肌均有不同程度的损伤。早期适当使用抗生素将有助于恢复膝关节功能。

（一）内植物选择

关节外骨折选用逆行髓内钉或钢板固定均可。骨质良好的青壮年患者，非锁定的钢板也能获得良好的临床结果；骨质疏松或假体周围骨折的老年患者，其股骨远端骨量少，锁定钢板可以提供更强的固定稳定性。

股骨远端关节内骨折治疗的基本原则是直视下解剖复位关节面，通过用拉力螺钉对关节面骨块进行加压固定。当存在骨缺损时，建议采用位置螺钉进行固定。接下来根据骨折类型的不同，采用不同的内固定将关节面和骨干部进行固定。对于骨质疏松或骨折线垂直的B型骨折，拉力螺钉需结合支撑钢板来实现稳定固定。

（三）手术室布置

术前适度徒手牵引以避免骨折端的过度畸形。整个下肢从臀部至足部均进行消毒，手臂架上放置消毒的一次性U形巾单或者下肢巾单，消毒布料包住足部和小腿，用胶带固定，这样小腿可以自由移动。膝下垫高将膝关节稍屈曲，C臂机用巾单保护。手术室人员和医生站在患侧。C 臂机置于手术台的另外一侧，其显示屏对着手术团队和放射技师。

六、手术

（一）入路

1. 患者体位

当膝关节完全伸直时，腓肠肌和内收大肌的牵拉有导致膝反屈和缩短的趋势。

仰卧体位，膝下垫高使得膝关节屈曲 30° ～ 45°，从而放松腓肠肌。徒手或使用牵引器来纠正短缩。当骨折严重粉碎时，用对侧座模板进行仔细的术前计划有帮助。

在骨质疏松和复杂骨折中，宁愿接受适度嵌插短缩，也不要骨折不稳定。

2. 手术入路

手术入路的选择取决于关节内骨折还是关节外骨折。对于关节外骨折，可采用标准外侧入路或改良的标准外侧入路结合微创接骨板接骨技术（MIPO）。对于关节内骨折，可采用外侧或内侧髌旁入路或股内侧肌后方入路。开放伤口会影响手术入路的选择；在伤口清创过程中需要周密地规划，以便不要干扰最终的治疗和手术入路开放性骨折常伴有软组织覆盖不足。如果不可能无张力关闭切口，可立刻行局部肌肉瓣和皮肤移植或让伤口开放（覆盖合适的敷料），规划在下一个 48 ～ 72 小时内进一步清创和软组织重建。

（1）标准外侧入路

这种入路利于骨干和干骺端的解剖复位，但是软组织剥离损伤大。该入路适用于简单骨折，可以实现解剖复位和绝对稳定的固定。粉碎的股骨远端骨折需要保护局部的软组织，故不推荐该入路。

（2）改良的标准外侧入路或微创接骨板接骨术（MIPO）

皮肤切口起自 Gerdy 关节，向近端延伸 58cm 按纤维走向切开髂胫束暴露外侧关节囊。牵开关节囊可见股骨远端外侧面。在股外侧肌下方建立隧道，便于插入合适长度的锁定钢板。然后在钢板的最近端做一小切口，调整钢板位于股骨正中，通过多个小切口置入螺钉。

（3）髌旁入路

该入路能够暴露内外侧髁及髌骨关节，适用于复杂的股骨远端关节内骨折。根据软组织损伤及开放伤口的位置选择外侧或内侧髌旁入路。通过翻转髌骨，两种入路均能对关节面充分显露，并在外髁或内髁放置钢板。切开伸肌支持带时保留髌骨外侧约 1cm，便于术后缝合修复。内侧髌旁入路可以对髌韧带止点做有限剥离后更容易向外翻转髌骨，屈膝 90° 以上后显露股骨远端关节面，如髌韧带止点相对较窄，则会出现撕脱韧带的风险。在这种情况下，可以进行胫骨结节冠状位截骨显露股骨远端关节面，并保持伸肌装置的连续性。截骨处可以通过 1 ～ 2 个拉力螺钉进行固定。通过干骺端的临时缩短和改变膝关节屈曲角度有助于暴露股骨远端关节面。钢板插入后，近端切口根据钢板在近端的位置，劈开股外侧肌肉进行暴露。

（4）股内侧肌后方入路

股内侧肌后方入路可以用于内侧股骨髁关节内骨折、内侧 Hoffa 骨折。当双髁关节严重粉碎采用外侧髌旁入路时，也可以辅助使用这个入路，皮肤切口起自收肌结节并向近端延伸至股内侧肌后方辨认股内侧肌和缝匠肌之间间隙，向前牵开股内侧肌暴露股骨内髁切开内侧关节囊显露关节面。血管束位于内收大肌和肌间隔的后方，如有必要则可通过此入路进行显露。

（5）逆行髓内钉入路

在髌韧带内侧做 3cm 的切口，将髌韧带向外侧牵开，以便导针插入髁间窝前端。当然也可以采用劈开髌韧带的入路。无论采用哪种入路，在扩髓时都应保护好软组织。

（二）复位和固定

1. 关节外骨折

简单关节外骨折（A_2 型）可以通过标准的外侧入路进行切开复位。闭合复位钢板螺钉内固定的 MIPO 技术或逆行髓内钉可能提供更佳的临床疗效，但需要术者具备丰富的临床经验。股骨远端髓腔宽大，髓内钉直径无法与其匹配，为了避免复位不良，术者必须具备使用 Poller 螺钉的丰富经验。对于粉碎的关节外骨折，推荐采用闭合复位内固定（A_3 型）。

2. 关节内骨折复位

一般通过外侧或内侧髌旁关节切开术行直视下关节面复位。

经皮将 Schanz 螺钉置入内侧髁骨块，将有助于骨折复位，利于钳夹固定简单关节内骨折，这样可以减少对关节面的暴露。克氏针临时固定复位的关节面骨块，然后使用 3.5mm 皮质拉力螺钉或 3.5mm 空心拉力螺钉进行固定。但对于粉碎的关节内骨折，可能需要位置螺钉而不是拉力螺钉，因为拉力螺钉加压固定后会导致股骨远端关节面变窄。拉力螺钉或位置螺钉需置于合适的位置，以免影响钢板放置和锁定螺钉置入。关节内骨折复位固定后，则可用锁定解剖钢板对关节内骨块与骨干骨折进行桥接固定。对于某些复杂的骨折，术者可以考虑采取不同的固定顺序：首先将简单的髁骨折块与股骨干进行复位固定，以此作为复位参考，再将粉碎的髁骨折块进行复位。

（1）关节内骨块至股骨干的复位。

髁刃钢板 / 动力髁螺钉是 95° 角度固定装置，提供角稳定性以维持力线，防止继发塌陷内翻。但是，使用这些装置需要有经验的外科医生和高超的手术技术。

（2）股骨远端微创固定系统（LS-DF），锁定支撑髁钢板或股骨远端锁定加压钢板（LCP-DF）

LISS 钢板需结合锁定螺钉一起使用，可通过瞄准装置经皮置入锁定螺钉。单皮质或双皮质螺钉均可使用，但不能全部使用单皮质螺钉固定，因为这种固定方式的内固定失败率比较高。

锁定支撑髁钢板或远端股骨 LCP 钢板均有结合孔，新近推出了 4.5mm 万向锁定髁钢板。这些新的解剖型股骨远端钢板的使用原则与过去的内固定器械是一致的，如关节面与骨干的间接复位与桥接固定，关节面骨块使用加压螺钉辅助固定等。股骨的长度、旋转和对线必须得到恢复，可使用临时髋关节外固定器或股骨干牵开器能帮助做到这一点。

在股骨髁上的下方可以帮助控制股骨髁屈曲畸形的出现。从前后方向置入关节骨块的 Schanz 螺钉有利于控制矢状面移位，从前后方向置入在骨干的第二个 Schanz 螺钉有助于控制旋转移位。复位满意后，其关节骨块可用克氏针临时固定在骨干上，或者将 Schanz 螺钉与髋关节外固定器整合在一起临时固定。对于简单的螺旋形或斜行骨折，在放置钢板之前，可以借助微创环扎钢丝技术对骨折端进行复位。

当力线恢复后，解剖型锁定钢板可通过扩旁切口在股外侧肌下插入。钢板位置须在直视下及透视下进行仔细的评估。需要注意股骨远端外侧呈倾斜角度，确保钢板块位于股骨远端外侧面合适的位置 Schanz 螺钉或 Steinmann 针插入钢板远端中心孔上。在正位透视片上，Schanz 螺钉或 Steinmann 针需要平行于股骨远端关节线以避免力线内翻或外翻。在侧位透视片上，后方皮质线应可见并且平行于钢板的后缘。徒手牵引恢复骨折的长度及旋转，然后在钢板最近端的螺钉孔中置入临时克氏针。

建议使用双皮质锁定螺钉以减少螺钉拔出的风险，并增加螺钉的工作长度。建议内旋 25° 透视以避免远端螺钉从内侧穿出，一旦螺钉过长从内侧穿出，将会导致疼痛性刺激并需要取出内植物。对于年轻骨质良好患者的近端固定，单独使用普通螺钉可以提供很好的固定。

在干骺端骨折，特别是内侧严重粉碎的情况下，单用外侧钢板可能无法提供足够的轴向和旋转稳定性。可在前内侧加上第二块 3.5mm 小钢板来提高结构的稳定性。在使用前内侧钢板时，髌旁入路显露充分，而额外的软组织剥离很少。

（3）逆行髓内钉。

逆行髓内钉适用于关节外骨折（33A）和某些简单关节内骨折（33C1，33C2）。在治疗关节内骨折时，需固定关节骨块后再置钉。关节骨块可用拉力螺钉固定，但必须始终考虑髓内钉的位置，以免拉力螺钉影响髓内钉的置入。闭合髓内钉固定通常采用髌下入路，可将髌韧带向外侧牵开，避免纵行切开髌韧带。

手术入路取决于骨折类型。无论何时，髌下软组织必须始终得到保护，避免铰刀和其他器械的损害。膝关节屈曲 30° 时，插入导针进入髓腔，进钉点位于髁间窝前方，即后交叉韧带止点的前方，并在正侧位透视片上确认导针的位置，将带瞄准装置的新型专家型逆行 / 顺行股骨髓内钉插入髓腔中。

为了防止交锁螺钉置入位置错误，使用瞄准装置将交锁螺钉或螺旋刀片从外侧向内侧进行锁定。如有必要，通过小心地进行轴向加压使骨折端压缩是可能的，使用射线可穿透的钻头完成近端螺钉锁定。由于其轴向及抗弯曲稳定性，锁定后的髓内钉为早期负重提供足够的稳定性，甚至是粉碎的股骨髁上骨折也是如此。

（4）外固定。

临时髋关节外固定支架的适应证为多发伤、开放性骨折或脱位、伴有严重软组织损伤或血管损伤的闭合性骨折的患者。如果可能，用 3.5mm 普通或空心拉力螺钉进行内固定以重建关节内骨折块，然后在远离受伤区域置入 Schanz 螺钉，装上髋关节外固定支架。Schanz 螺钉在股骨前方置入，以避开确定性手术的切口，在胫骨则从前内侧置入，上下两部分用杆 — 杆连接在一起，就这样提供足够的稳定性，直到能够进行确定性治疗为止。

（5）假体周围骨折。

随着全膝关节置换病例逐年增加，骨质疏松性假体周围骨折的数量也必将增加。为了处理这些骨折，建议使用基于锁定钢板原理的固定系统。能否使用逆行髓内钉取决于股骨假体的设计。股骨髁间窝必须足够宽，以容许抵达正确的入钉点。

七、康复

（一）康复评定

1. 肌力检查

了解患侧肌群及健侧肌群的肌力情况，肌力检查多以徒手肌力检查法（MMT）为主（注：检查时引起股骨远端骨折断端发生运动的动作禁止）。做直腿抬高动作及屈膝屈髋，查膝关节周围肌群肌力、韧带损伤。主要有髌上韧带、股四头肌、股三头肌、缝匠肌等（可与健侧做对比）；做膝关节屈曲、过伸、内外旋转等动作，可查股四头肌、股内侧肌、骨外侧肌等肌群肌力。

2. 关节活动度测量

膝关节关节活动角度，正常为：屈曲（120° ～ 150°）、过伸（5° ～ 10°）、内旋（10°）、外旋（20°）（注：伤后至 4 ～ 6 周内不应做全关节活动范围的运动及禁止造成股骨远端骨折断端发生运动的动作），重点了解膝关节的活动范围及受限程度。

3. 骨折处疼痛和肿胀程度

骨折处为运动后疼痛还是静止状态时疼痛。

4. 是否伴有神经和血管损伤

若伴有神经损伤时会造成膝关节及股骨远端以下部位感觉减退或消失（包括浅感觉、深感觉、复合觉等），运动（主动运动和被动运动）、局部情况功能及运动障碍的程度，应用手法及物理的手段进行功能的测量，必要时需与健侧进行比较测量及检查，若伴有血管损伤时局部可能出现青紫、瘀斑或肿胀。

5. 局部肌肉是否有萎缩

受伤早期肌肉萎缩不明显，后期可能会出现废用性肌萎缩、关节周围软组织挛缩等。

6. 骨质疏松情况

老年人常伴有骨质疏松，X 线片或骨密度检测可确诊。

7. 是否伴有心理障碍。

（二）康复计划

（1）预防或消除肿胀。

（2）改善局部血液循环，促进血肿吸收和炎性渗出物吸收。

（3）保持膝关节关节活动度，扩大膝关节的活动范围。

（4）加强肌力训练，保持肌肉力量，防止废用性肌萎缩、关节周围软组织挛缩等（主要有臀大肌、股四头肌、股三头肌、腓肠肌）。恢复膝关节日常生活及工作功能。

（5）若伴有神经损伤，给予神经康复治疗（如肌皮电神经刺激，中频治疗等）。

（6）促进骨折愈合，辅助补钙，防止骨质疏松。

（三）康复治疗

1. 第一阶段（伤后或术后 1 周内）

术后常用引流管，采用下肢棉垫加压包扎，保持功能位 3 天，术后 3 天去除加压包扎，膝关节垫高 10 ～ 20cm 练习伸直，此时可用物理因子治疗：①超短波治疗：双极对置，无热或微热，10 ～ 15min，1 次 / 日，10 日为一个疗程；②红外偏振光治疗：垂直照射患部，以有温热感为宜，15 ～ 20 分 / 次，1 ～ 2 次 / 日，10 日为一个疗程。术后 6 ～ 8 日做直腿抬高练习，9 ～ 11 日进行抱大腿膝关节屈伸关节活动（主要进行膝关节的屈伸及髋关节的内外旋功能练习，被动活动每个动作 15 ～ 20 次，主动运动每个动作 5 ～ 7 次，每日 3 ～ 6 次）；③怀疑有神经损伤的患者进行神经电生理检查。

2. 第二阶段（伤后或术后 2 ～ 5 周）

无严重骨质疏松者 1 周后开始进行床上肌力训练（主要有股四头肌、股三头肌、缝匠肌、胫骨前肌等骸上韧带）。注意事项：被动活动每个动作 15 ～ 20 次，主动运动每个动作 5 ～ 7 次，3 ～ 6 次 / 日，逐渐进行抗阻训练。2 周后进行床边坐及借助助行器进行站立练习。髓固定于内收、内旋位屈肘 45° 位。康复：伤侧不应负重，活动膝、踝关节，髋关节可在不引起疼痛的前提下做直腿抬高练习，继续膝、踝部肌肉等长锻炼，开始做勾脚动作，进行胫前肌练习。

3. 第三阶段（伤后或术后 4 ～ 6 周）

伤侧仍避免负重，主动活动：加大膝关节屈伸锻炼幅度；开始各方向主动活动，逐渐进行疼痛耐受范围内的膝关节活动度练习，约 6 周时移除外固定，继续活动膝关节、踝关节及足部各关节。继续股四头肌、股二头肌及下肢肌肉等长锻炼，条件允许的情况下可以接受物理因子治疗促进骨折的愈合。

4. 第四阶段（伤后或术后 7 ～ 12 周）

此时如无延期愈合、不愈合等并发症，无特别注意事项。负重：逐渐增加负重。关节活动：各关节最大限度主动活动，适当增加被动活动，以最大限度恢复膝关节活动范围、肌肉力量。

第四章　肩关节运动损伤

第一节　肩部撞击综合征

一、肩峰撞击综合征

人类胚胎学研究发现，在第 5 ～ 6 周的胚胎中肩峰开始出现。出生后一般肩峰有 2 个骨化中心，这些骨化中心在 18 ～ 25 岁时融合、骨化。如果肩峰骨骺在成年后仍未能骨化融合，则为肩峰骨骺未闭。肩峰位于肩关节上方，由肩胛冈向外延伸形成。肩峰下间隙是指位于肩峰下表面与肱骨头之间的一个自然解剖间隙。其中肩峰、喙肩韧带及喙突构成了喙肩弓，这一结构形成了肩峰下间隙的穹顶。位于喙肩弓和肱骨大结节之间的是肩袖肌腱、肱二头肌长头腱及肩峰下滑囊。其中肩峰下滑囊位于肩袖肌腱表面，从肩峰内侧向外延伸，至三角肌深处。这一滑囊结构可以减小肩袖肌腱与肩峰及喙肩韧带下表面之间的摩擦。

（一）病因

肩峰撞击的概念最早由 Meyer 在 20 世纪 30 年代提出。他认为，来自肩峰下表面的摩擦是造成肩袖及肱二头肌长头腱退行性变及撕裂的原因。Neer 于 1972 年提出，肩峰的不同形态可能与肩峰下的摩擦和撞击有关。他认为，肩峰的前部 1/3 而不是肩峰的外部或后部是这种摩擦发生的最重要部位。另外，喙肩韧带及肩锁关节也会导致肩峰撞击。肩峰撞击导致的炎症主要发生在肩峰下滑囊、肩袖肌腱及肱二头肌长头腱。Neer 提出了肩峰撞击综合征的分期：第 1 期为肩峰下水肿和出血，多发生于小于 25 岁的患者，病理表现为肩峰下滑膜增生，常有无菌性炎症反应；第 2 期为纤维化和肌腱炎，多发于 25 ～ 40 岁的人群，病理表现为肩峰下滑囊的纤维化和肌腱病；第 3 期为骨赘形成和肌腱撕裂，40 岁以上患者较多，病理表现以肌腱撕裂为主。Neer 认为，95％的肩袖损伤由撞击综合征逐渐进展而来，从而确立了肩袖损伤的外撞击理论（机械性因素）。Flatow 等研究了肩关节上举时肩峰下间隙的变化，发现在肩胛骨平面做外展上举时，肱骨和肩峰的间隙逐渐变窄，在上举 60° ～ 120° 时两者之间最接近。只有肩峰的前部会在上举过程中与肱骨发生碰撞。另外，肩峰的形态对肩峰下间隙的影响也很明显，Bigliani 等研究了 140 例尸体标本，对肩峰的形态进行了描述，在冈上肌出口位上，可以把肩峰的形态分为 3 型：Ⅰ型为平坦型，占所有标本的 17％；Ⅱ型为弧型，占所有标本的 43％；Ⅲ型为钩型，占所有标本的 40％。存在Ⅲ型肩峰的患者中 70％都合并肩袖损伤。

（二）诊断

1. 病史与临床表现

由于肩关节在外展及前屈时肩峰下间隙最为狭窄，因此罹患肩峰撞击综合征的患者多在进行过顶活动时（如梳头、在高处放置物品等动作、自由泳等，此时肩关节常处于前屈上举 70° ～ 100°）出现疼痛症状。疼痛多位于自肩锁关节至三角肌外侧附着点的区域之间，这可能是由于肩峰下滑囊分布于该区域。许多患者会感到夜间痛。

2. 体格检查

与所有骨科疾病的检查一样，肩峰撞击综合征的临床检查应包括视诊、触诊、动诊、量诊的基本步骤。通常肩关节的被动活动并不受限。有时患者肩关节上举或肩关节内旋使手触摸后背时有活动受限。但这种活动受限往往是由于做这些动作时患者感到疼痛，而非由于关节粘连导致的活动受限。在肩关节前屈上举超过 70° 时会出现疼痛弧。许多患者会主诉，将上举的肩关节缓缓放下，当经过 70° ～ 100° 的疼痛弧范围时，也有明显疼痛。触痛点常位于冈上肌在大结节的止点，以及肱二头肌腱沟邻近肩峰前缘附近。

肩峰撞击综合征的特殊检查主要包括 Neer 撞击征、Neer 撞击试验、Hawkins-Kennedy 撞击征。

3. 影像学检查

对于肩峰撞击综合征患者，应常规拍摄撞击系列 X 线片，包括标准的肩关节正位 X 线片、冈上肌出口位 X 线片以及腋位 X 线片。借助 X 线片，可以明确患者的肩峰形态、肩峰外缘及大结节表面是否存在硬化、增生和骨赘，以及患者是否同时合并肩峰骨骺未闭、肩锁关节退行性变等。这些影像学表现与手术具体操作密切相关。在严重肩峰撞击综合征患者中，可以在冈上肌出口位上看到肩峰前缘沿喙肩韧带走行的牵拉骨赘，往往需要通过手术予以解决。

由于疼痛的干扰，合并肩袖损伤的肩峰撞击综合征患者的临床体格检查有时难以明确诊断，需要 MRI 或 B 超帮助判断肩袖的情况。

4. 鉴别诊断

如患者主要症状为活动中的肩关节疼痛，体格检查中上述体征呈现阳性结果，特别是 Neer 撞击试验阳性则肩峰撞击综合征的诊断就会比较明确。

首先需要鉴别是否合并肩袖损伤。两者从症状到体格检查表现均非常相似，必须通过 MRI 或 B 超检查，明确肩袖肌腱的完整性。另外一个临床上比较常见且容易混淆的是冻结肩。典型的肩峰撞击综合征患者的肩关节活动无明显受限，但在活动过程中会出现疼痛症状。而冻结肩的典型症状是，肩关节在各个活动方向上的主动、被动活动均受限。在活动角度接近受限的极限角度时，患者感到疼痛。从 MRI 片上看，肩峰撞击综合征的炎症信号位于肩袖肌腱表面及肩袖肌腱内，而冻结肩的炎症信号常位于腋窝部关节囊及肩袖间隙内，可有喙肱韧带和盂肱下韧带增厚的表现。

（三）治疗

1. 治疗原则

肩峰撞击综合征患者应首选非手术治疗，包括改变运动方式、理疗及康复治疗、非甾体抗炎药的应用以及肩峰下封闭等。当规范的非手术治疗无效时，可考虑手术治疗。

2. 非手术治疗

规范的非手术治疗应包括减少日常生活中会刺激肩关节产生疼痛的动作、非甾体抗炎药的应用、理疗及康复治疗。康复治疗中，应注意锻炼前、后部肩袖肌力以代偿冈上肌功能；锻炼肩胛带肌肉以改善肩胛骨位置；如患者存在肩关节后方或后下关节囊挛缩而导致肩关节内旋受限的情况时也应注意纠正。

肩峰下封闭注射也是一种有效的非手术治疗方式。比较常用的封闭治疗方案是：采用复方倍他米松注射液（得宝松）1mL、1%利多卡因 4mL 以及 1%的罗哌卡因 5mL，由肩峰前角下 2cm 处注射入肩峰下间隙，浸润肩袖肌腱及肩峰下滑囊周围。但一般认为，应该避免反复进行封闭注射，以防止肩袖肌腱脆化。

3. 手术治疗

（1）适应证：在非手术治疗 6 个月仍未能见效或效果不理想的情况下，疼痛与力弱等症状影响患者日常生活及工作时，才考虑手术治疗。少数情况下，既往曾有大结节骨折畸形愈合（X 线正位片上显示大结节上移）造成肩峰下间隙的狭窄，如果患者后期出现疼痛与力弱，可以首先考虑进行手术治疗。

（2）禁忌证：①未接受过规范非手术治疗，尤其是合并肩关节活动受限而未接受过康复练习的患者。②合并不可修复性肩袖损伤和肩袖损伤修复后难以确保愈合的患者，不应实施肩峰成形术，因其会破坏阻止肱骨头向上方移位的最后一道解剖屏障——喙肩韧带，从而严重影响患者的日常生活。

（3）手术方法与技术：Neer 首先提出肩峰撞击综合征的病理机制及诊断方法，同时建议对非手术治疗无效的肩峰撞击综合征患者做肩峰成形术治疗。Neer 所提出的肩峰成形术的方法，包括切除肩峰前部及外缘突出的骨赘，同时切除喙肩韧带，最后将三角肌止点牢固地修复至肩峰前、外缘。关节镜下肩峰成形术时可置患者于侧卧牵引体位或沙滩椅位。一般需要使用后方入路及肩峰下外侧入路。术中首先需要行彻底的滑囊清扫，清除增生的肩峰下滑囊。通常会发现喙肩韧带增厚，甚至有明显的磨损。年轻患者有可能肩峰没有明显的骨赘，喙肩韧带也只有增生而没有明显的磨损。这种情况下，不一定需要切断喙肩韧带的止点，而仅仅做肩峰及喙肩韧带下表面软组织清理和将肩峰磨平即可。对年龄较大的患者，该手术应包括肩峰下滑囊的清扫，切断喙肩韧带以显露肩峰前角，并将肩峰前部下表面打磨成形。

行肩峰成形术时，可将关节镜镜头置于后方入路，打磨头置于肩峰下外侧入路。这就要求肩峰下外侧入路的位置可以满足经其进入的器械与肩峰下表面平行。如肩峰前角有明显的骨赘，则应将其磨平；如没有明显的骨赘，一般可以磨去约 4mm 的前角骨质。比较容易判断所需磨去肩峰骨量的方法，是采用切割模具（cutting block）法进行肩峰成形。这时，需将关节镜置于肩峰下外侧入路，磨钻从后方入路进入肩峰下间隙；以肩峰后缘及肩峰后部下表面为切割模具的参考平面，向前打磨，将整个肩峰下表面变为平坦的 Bigliani Ⅰ型肩峰。

（4）术后处理：术后患侧肩关节以颈腕吊带制动。术后第 1 天开始进行肩关节被动活动，在疼痛可耐受的前提下进行肩关节前屈上举及内、外旋活动；1 ～ 2 周后拆除吊带，开始辅助性主动活动；3 个月后开始肌力训练，并逐步恢复正常体育运动。

（5）手术疗效：由于 Neer 认为肩峰下撞击是导致肩袖肌腱病的重要原因，因此肩峰成形术一度被作为治疗肩峰撞击综合征的标准方法。该方法要求将肩峰下间隙中的增生滑膜尽可能完全去除，并将肩峰前下角的骨性增生切除，将Ⅱ、Ⅲ型肩峰转变为Ⅰ型肩峰，以彻底消除肩袖损伤的机械性因素。肩峰成形术的临床报道成功率可达到 70%～ 90%，对治疗效果的客观评分和主观评分在术后 25 年时仍可达到 82% 和 90%。但肩峰切除的范围与临床结果之间一直缺乏明确的关联。

近年来肩峰成形术这一传统方法不断受到挑战。Matsen 等认为，肩峰下骨赘是肩袖出现病变的继发性表现，即是肩袖病变的结果而非原因，因此肩峰成形术无法从根本上消除肩袖损伤，而行单纯肩峰下减压就已足够。Budoff 和 Nirschl 等认为，肩峰撞击综合征只是肩袖肌腱病的临床表现，因此肩峰成形术本身无必要。Budoff 对合并肩袖肌腱病的肩峰撞击综合征患者仅做肌腱清创术而未进行肩峰成形术，平均随访 114 个月后，发现总的治疗成功率为 79%。Kolk 等报道，与单纯关节镜下清创相比，镜下清创加肩峰成形术无论在疼痛缓解还是功能恢复上均没有显示出明显差异。Ketola 也曾报道对肩峰撞击综合征患者进行肩峰成形术，术后平均 12 年的随访并未发现这一治疗方法与非手术治疗相比，在客观功能评分和经济花费上有明显的优势。

由于缺乏令人信服的大宗病例随机对照前瞻性研究，目前仍无法对肩峰成形术和肩峰减压术治疗肩峰撞击综合征做出科学的评判与比较。理论上，如果肩峰撞击综合征仅仅是由于外撞击的因素产生，行肩峰成形术可以获得较为满意的治疗效果；如果肩峰撞击综合征的发生是由于软组织病变的内在因素产生，则治疗效果往往不太满意。

二、喙突撞击综合征

肱骨头及大、小结节表面覆盖着肩袖肌腱，在肩关节运动时，它们在肩峰下间隙内滑动。在喙突和小结节之间存在一个狭窄的间隙，在 CT 片横断面上可清楚看到这一间隙。Gerber 等报道，在肩关节处于体侧休息、前臂内旋位时，喙突尖和小结节最凸出的部位之间的平均距离为 8.7±2.4mm；在肩关节处于前屈内旋位时，这一距离减小至 6.8±2.9mm；在肩关节前屈内旋位时，喙突和小结节间的软组织会发生褶皱，使该间隙狭窄，特别是在钩状的喙突尖和肩胛下肌腱最厚的部位（盂肱上韧带和盂肱中韧带所在部位）。

肩胛下滑囊在肩袖间隙的部位与盂肱关节相交通。该滑囊包裹肩胛下肌腱的上缘。由于该滑囊的存在，使肩胛下肌腱看起来像关节内结构。

肩袖间隙是指冈上肌腱前缘与肩胛下肌腱上缘之间的间隙，其表面有喙肱韧带附着。该间隙内血运及神经支配丰富的脂肪及滑囊组织被认为可能产生许多病变。

（一）病因

喙突和肱骨头间隙容积减小可能是由于骨性间隙缩小或内容物体积增大。

喙肱间隙减小的常见原因有：

（1）创伤源性，如喙突、小结节或肩胛颈的骨折。

（2）医源性，如治疗肩关节前向不稳在肩盂前缘植入骨块。

喙肱之间内容物体积增大往往更加常见，但也更加难以诊断。临床上可以见到肩胛下肌腱撕裂后，肱二头肌长头腱向内脱位后，会明显减小该间隙；肩胛下肌内有钙化灶或囊肿。

（二）诊断

1. 病史与临床表现

患者往往感觉到肩关节前方钝痛，向臂部肱二头肌区域放射。做肩关节的前屈、内收或内旋动作时疼痛加重。

2. 体格检查

在喙突附近及喙肱间隙处软组织可有明显压痛。有时，患者会有改良 Hawkins-Kennedy 撞击征阳性的表现。做该检查时，将患者肩关节置于外展内旋位，检查者扶着患侧肘关节，将其逐渐内收。此时，如患者随着肩关节的内收出现肩关节前方疼痛则为阳性。患者常同时合并肩胛下肌肌力下降和肱二头肌长头腱病变相关体征（Speed 征和 Yergason 征）阳性。诊断性封闭是辅助诊断的有效手段。封闭时需在喙突下间隙注入局麻药。如能在 CT 或超声引导下进行封闭注射，则能提高注射的准确性。注射时，患者取坐位，上肢置于体侧极度外旋位，以防止封闭肩胛下肌腱及肱二头肌长头腱。可由体表触及喙突尖外缘，注射器针头即刺向喙突外侧，如果推药时感到明显阻力，则稍稍退针后再注入。封闭后立即再次行体格检查，观察之前阳性的体征是否可转阴，以此判断诊断是否准确。

3. 影像学检查

Gerber 等通过 CT 检查研究发现，健康人的上肢处于体侧休息位时的喙肱间隙为 8.7mm，而肩关节前屈时该间隙减小至 6.8mm。Friedman 等采用动态 MRI 检查喙肱间隙，发现无喙突撞击症状的人，其喙肱间隙一般在 11mm 左右；而有症状的人，其喙肱间隙会缩小至约 5.5mm。进一步的形态学研究需要在 CT 轴位或 MRI 横断位上测量更多的有关喙突的参数，包括喙突指数、喙肱间隙等。喙突指数是测量喙突尖端距肩盂关节面切线的距离。喙肱间隙是测量喙突尖和肱骨头软骨下骨之间的最小距离。其他关于喙突撞击有意义的影像学提示包括小结节或喙突内囊肿形成或骨髓水肿。

（三）治疗

1. 非手术治疗

在决定手术之前，应进行至少 3 个月的非手术治疗。目前探讨喙突撞击的非手术治疗效果的研究极少。康复治疗应注意对肩胛带肌力及肩袖肌力的练习。还需要注意评估患者姿态的异常，如胸小肌是否存在紧张，胸椎活动度是否受限。应注意避免反复的体前内收动作，以防症状加重。有研究认为，封闭治疗对缓解症状很有帮助。

2. 手术治疗

在非手术治疗无效的情况下，可考虑进行喙突成形术治疗。该术式可切开或在关节镜下完成。目前，更多的报道集中于关节镜下喙突成形术。在关节镜下可以比较容易地将肩袖间隙及喙突下的滑囊组织清理干净，将喙突下表面打磨变薄以增宽喙肱间隙。特别要注意的是，所有的操作均应在喙突内缘以外进行，以避免对血管和神经的损伤。

第二节　肩袖损伤

肩袖是由冈上肌、冈下肌、肩胛下肌和小圆肌四块肌肉的肌腱组成的一个袖套样结构，包绕肱骨头，止于肱骨的大、小结节。

肩袖的肌肉在肩关节的正常生理活动中起重要的稳定和动力作用。稳定作用是由于肩袖对三角肌的协同作用，维持肩关节运动中心，在各项活动中盂肱关节得以保持稳定；动力作用则分别在前屈上举，外旋、内旋以及内收、外展过程中随着肩关节处于不同的位置起着不同的力作用。在肩袖肌腱止点周围有一圈增厚隆起的组织，这便是肩袖索。这一结构是由喙肱韧带在肩袖肌腱止点处的缺血区周围延续形成的，像吊桥一样使作用于肌腱的应力分散，从而保护肩袖止点。因此，当出现肩袖损伤时，只要范围不是很大，其所传导的应力仍能通过肩袖索传导到损伤周边完整的肌腱，从而作用于肱骨头，完成大多数活动。

一、诊断

（一）病史与临床表现

1. 病史

导致肩袖损伤的主要因素是外伤性因素和退行性因素。外伤性因素包括急性创伤和慢性磨损。慢性磨损可能来源于肩峰下撞击、肩关节不稳等因素造成肩袖的损伤。退行性因素主要是指随着年龄增长引发的肌腱退行性变，是从腱病到肌腱完全断裂的一个过渡阶段。

2. 临床表现

肩袖损伤的主要临床表现为肩关节疼痛和活动受限。患者主诉疼痛的区域通常在肩关节前外侧或外侧。起病缓急、持续时间以及疼痛程度因人而异，差异较大。疼痛症状一般在活动时加重，尤其是做过顶动作时，休息时常减轻。肩袖损伤患者特征性表现为疼痛弧，抬肩到 60° ～ 90° 时疼痛明显，过了则不痛了。活动受限以上举和内旋摸背受限最常见。有些患者，尤其是一些巨大肩袖撕裂患者，可以出现“假性麻痹”，特征性表现为主动活动受限而被动活动受限不明显，但在肩袖损伤后继发性肩关节粘连患者中，主动和被动活动也可表现为相同程度的受限。有些患者肩关节活动时有响声及力弱的表现。

（二）体格检查

1. 一般检查

体格检查应包括视诊、触诊、动诊、量诊四个基本步骤。在急性肩袖损伤患者中，外观并不会有明显异常，但是在病程较长患者中可以看到冈上肌或冈下肌的萎缩。触诊时将手放在患者肩关节上方，被动活动肩关节，在一些肩袖损伤患者中能触摸到捻发感。触诊需检查肩锁关节和大结节以及结节间沟的压痛，对应是否存在肩锁关节病变、撞击或肩袖损伤以及肱二头肌长头腱病变。

2. 活动度检查

肩关节活动度包括前屈上举、体侧外旋、体侧内旋，这三个方向的活动度能基本代表肩关节各向的活动度。活动度检查应该包括主动活动度和被动活动度检查，并将患侧和健侧进行对比。

在巨大肩袖损伤患者中，当残留的肩袖组织无法再拮抗三角肌的收缩时，肱骨头失去固定的力偶，当患者试图将臂前屈上举时，肱骨头会随之滑动，三角肌失去力矩作用，从而出现上举不能的“假性麻痹”现象。当患者出现此现象时，提示损伤的肩袖难以重建。

3. 肌力检查及特殊试验

有关肩袖的肌力检查及特殊试验详见下文。

（三）影像学检查

1. X 线检查

X 线检查用来评估肩峰形态、肱骨头和肩盂、肩峰的关系。在正位片上，大结节的硬化、增生及局限性骨密度降低，甚至囊肿形成，都是肩袖损伤的重要间接征象。

有学者认为肩峰的增生、硬化以及骨赘的形成是肩袖损伤后的继发性改变。因此，如果在慢性病患者冈上肌出口位 X 线片上观察到明显的肩峰下骨赘，或者弧形及钩形肩峰，是肩袖损伤的有力提示。

通过 X 线检查可以观察肩峰下间隙，正常人为 7 ～ 13mm，如果间隙明显减小或者肱骨头相对肩盂出现明显上移，都提示巨大肩袖损伤。

巨大不可修复肩袖损伤患者会出现继发的退行性关节炎改变，在X线平片上不仅能看到巨大肩袖损伤的征象，如肱骨头明显上移，还可以看到关节的退行性变。

2. B超检查

B超检查是一项无创、经济、准确性较高的方法，具有能够动态观察的优势，并且可以同时检查双侧肩关节。B超可较为敏感地显示肩袖全层断裂。

3. MRI检查

MRI检查是目前在诊断肩袖疾病中最常用的检查方法，对全层肩袖损伤的敏感性和特异性分别高达96%和98%，因此成为目前判断肩袖损伤最为有效的辅助检查方法。

斜冠状位可以很好地判断冈上肌损伤的情况，T_1像可以显示肌腱完整性的丧失，但T_2像更为清晰，尤其是T_2压脂像，去除了脂肪组织的干扰，可以清晰显示冈上肌撕裂后在局部造成的水样高亮信号影。在斜冠状位上还可以观察肌腱向内侧回缩的程度。

横断位MRI可以辅助判断肩胛下肌、冈下肌及小圆肌的损伤情况。在MRI上观察到肱二头肌长头腱半脱位或脱位的情况，应该高度怀疑肩胛下肌腱的部分或全层撕裂。这些病变一般在T_2像上更容易分辨。

Goutallier曾发表基于CT检查的肩袖肌肉脂肪浸润情况的分级标准，但近年来这一分级标准更多是在肩关节MRI检查中。0级：无脂肪浸润；1级：CT或MRI片上可看到肌肉内少量脂肪条带；2级：脂肪量少于肌肉量；3级：脂肪量与肌肉量一样多；4级：脂肪量多于肌肉量。3级和4级提示肌肉脂肪化程度较重，肌腱质量差，手术中有缝合不上的可能。

（四）肩袖损伤分型

肩袖损伤有多种分型方法，主要根据肩袖损伤的深度、撕裂的大小、肌腱的质量等因素进行分型。如根据肩袖损伤的深度，可分为肩袖部分撕裂和肩袖全层撕裂。

Ellman曾将肩袖部分撕裂按位置和深度进行划分。目前为止，这是应用最为广泛的一种分类方法：A型为关节面部分撕裂，B型为滑囊面部分撕裂，C型为肌腱内部分撕裂；Ⅰ级为厚度＜3mm的撕裂，Ⅱ级为3～6mm的撕裂，Ⅲ级为＞6mm的撕裂。

肩袖全层撕裂又可根据两种不同方法进行分型。

1. 北美地区较多采用按损伤最大前后径的Post分型

（1）小撕裂，直径＜1cm。

（2）中等撕裂，直径1～3cm。

（3）大撕裂，直径3～5cm。

（4）巨大撕裂，直径＞5cm。

2. Gerber分型

（1）中小型撕裂，仅涉及1条肩袖肌腱。

（2）巨大撕裂，涉及 2 条或以上肩袖肌腱。

（3）不可修复性撕裂，涉及 2 条或以上肩袖撕裂，肌腱回缩明显，并且 MRI 显示肌腱内脂肪浸润，术中松解后在外展 60° 时仍不能将肩袖组织拉至肌腱止点处。

（五）鉴别诊断

要注意将肩袖损伤与肩关节的其他疾病相鉴别，如钙化性肩袖肌腱炎、冻结肩等。前者往往疼痛更为剧烈，X 线片即可鉴别；后者往往表现肩关节的主动和被动活动度减少且一致，而不像肩袖损伤，主动活动度明显小于被动活动度。肩袖损伤所致的肩关节后方疼痛、斜方肌疼痛或者沿肘关节放射至手指的疼痛需注意与颈椎病及心脏病所致的疼痛相鉴别。

二、治疗

（一）治疗方式

1. 非手术治疗适应证

（1）适于所有肩袖损伤、未接受过规范的非手术治疗，尤其是合并肩关节活动受限而未进行康复练习的患者。

（2）坚持非手术治疗 3 ～ 6 个月的患者。

（3）依从性较差的患者。

（4）合并内科疾病无法耐受手术的患者。

（5）日常生活不受限制的高龄患者。

（6）巨大肩袖损伤、肌腱质量差、无法确保手术效果且对肩关节功能要求低的高龄患者。

2. 手术治疗适应证与禁忌证

（1）适应证。

①急性损伤患者有明确外伤史、肩关节脱位病史，应择期手术。

②慢性损伤患者有明显症状，且经过非手术治疗 3 ～ 6 个月效果不佳。

③ MRI 显示损伤的肌腱出现回缩，以及在斜矢状位上发现肌腹内出现脂肪浸润时，应尽早手术治疗。

（2）禁忌证。

①急、慢性感染。

②疼痛不明显，生活无明显受限的患者。

③无法配合术后康复治疗的患者。

④合并内科系统疾病、手术风险大或并发症多的患者，如难以控制的糖尿病、帕金森病等。

⑤烟瘾大的患者。

（二）非手术治疗

非手术治疗包括牵拉等柔韧性练习、应用非甾体抗炎药、避免刺激性动作、严格监督下的康复训练。物理治疗中冲击波、超短波对部分患者有一定的疗效，其他物理方法就目前的报道未见有明显疗效。对于肩袖损伤厚度＜ 50%的患者，可以尝试单次注射糖皮质激素：复方倍他米松注射液 1mL ＋ 1%盐酸罗哌卡因 2mL ＋ 2%利多卡因 2mL ＋ 0.9%注射用生理盐水 5mL，肩峰下注射。但到目前为止，仍缺乏高等级的循证医学证据支持这一方法。

富血小板血浆（PRP）注射是目前生物治疗的发展之一，对肩袖部分撕裂，尤其是肌腱内部分撕裂有一定疗效。

（三）手术治疗

肩袖损伤手术治疗的原则包括解剖修复，即需要尽可能将肩袖组织缝回到原解剖止点，因此术者需要对肩袖的解剖形态与位置有深入的了解；在缝合过程中应避免肌腱承受过大的张力，影响愈合过程；同时需要处理合并损伤，如肩峰下骨赘、肱二头肌长头腱病变等。

1. 肩袖部分损伤的手术治疗

（1）滑囊面部分撕裂：绝大多数滑囊面的肩袖损伤都与撞击综合征密切相关，因此行肩峰下减压常是必要的。如果经判断肩袖损伤为 Ellman Ⅰ级，对肌腱进行单纯清创便已足够；如果损伤程度为Ⅱ、Ⅲ级，则应对其进行修补。如果损伤的肩袖存在明显的分层，即上层肩袖撕裂，而下层保留完整，肌腱在大结节的止点完好，可以用高强缝合线仅对上层撕裂部分进行边边缝合。另一种方法是，将此类损伤转变为肩袖全层撕裂后进行修复，这样可以保证缝合后的肩袖处于一致的张力状态，而不会在肌腱之间存在肌纤维的扭曲。

（2）肌腱内部分撕裂：提示存在肌腱内撕裂的一个征象是“气泡征”。将长穿刺针头刺入怀疑部位的肌腱内，注入无菌生理盐水，此时肌腱如存在撕裂，会随着液体的注入出现像气泡一样的隆起，证明该部位缺乏连续的肌腱纤维。对于肌腱内的撕裂，建议将其转变为上表面或全层撕裂，彻底清创后再进行修复。

（3）关节面部分撕裂：同滑囊面撕裂一样，深度＜ 50%的关节面损伤，可以简单清创；深度≥ 50%的关节面损伤，需要进行“经肌腱”式的修复或转变为全层损伤后进行修复。

“经肌腱”的方式进行修复的具体步骤为：

①在盂肱关节内对损伤部分进行清创后经过肩峰下向大结节拧入缝合锚钉，之后使用套管针从肩峰下间隙穿过分别定位损伤的内侧缘，引入导引线。

②从前方通道将导引线和锚钉尾线抓出，将导引线与尾线系紧后经皮肤带出导引线与尾线。

③重复以上步骤使锚钉的另一根尾线穿过关节侧损伤的外侧缘。

④在肩峰下找到锚钉尾线，分别打结后关闭损伤间隙。

2. 肩袖全层损伤的手术治疗

（1）单排缝合：是在大结节顶点，即肩袖的最外缘缝合肌腱。小型和中型肩袖损伤，接受单排缝合或双排缝合的患者，在最终功能恢复上无显著性差异。

技术要点：从后外侧入路进行观察，从后、前方及前外侧入路操作。对损伤的肩袖进行彻底松解与清创后，肩关节内收位，以组织抓钳将肩袖在无张力状态下拉回到大结节原解剖止点，检查肩袖的活动度。在这一过程中如果发现肩袖组织张力较大，则需要进一步进行松解。紧贴肩峰外缘将缝合锚钉植入大结节，以与关节面呈 45° 为宜。如果需要 1 个以上的锚钉才能将肩袖的外缘完整拉回到大结节顶点上，建议可以从后向前逐个植入锚钉，并留一定间距。利用过线装置将锚钉尾线穿过肌腱组织，打结缝合以修复肩袖。

（2）双排缝合：与单排缝合的“点接触”方式不同，双排缝合是利用两组锚钉将肩袖以“面接触”的方式贴覆在大结节骨床上。研究证实，这一方法可有效地降低再撕裂率，因此对于大型肩袖损伤推荐使用。

技术要点：在对肩袖松解及清创后，掀起肌腱，在大结节上紧邻关节面的偏外侧 1mm 处植入内排锚钉。将尾线以“褥式缝合”方式全部穿过肌腱组织，然后在大结节顶点上打入外排锚钉，分别打结缝合。外排锚钉的尾线可以通过“简单缝合”方式打结。

（3）缝线桥技术：由于双排缝合过于烦琐，近年来越来越多的医生更愿意采用“缝线桥”技术完成改良的双排缝合。

技术要点：内排锚钉的置入与传统双排缝合一样，尾线以褥式缝合方式穿过肌腱后直接打结。内排两锚钉相距一定距离，尾线穿过肌腱组织时应尽量确保分布均匀，避免因缝线间距不均导致打结后部分肌腱形成“狗耳朵样”或“鸟嘴样”隆起。之后分别选择内排 2 个锚钉的一根尾线，从外侧入路引出。体外穿过外排专用螺钉的钉眼后一边抽紧尾线，一边将之置入大结节顶点远端 1 ～ 1.5cm 骨皮质深处并锁紧，将肩袖通过挤压的方式覆盖在大结节表面。

3. 肩胛下肌损伤的手术治疗

除去体格检查及影像学检查，关节镜下如果见到肩胛下肌上缘、盂肱上韧带和喙肱韧带一起向内侧脱垂，构成所谓的“逗号征”，即可诊断肩胛下肌撕裂。

如果发现肩胛下肌存在损伤，可通过 CT 横断位及术中旋转活动判断是否存在喙突撞击，必要时需进行喙突成形术，扩大肩胛下肌走行中的间隙。与冈上肌损伤相同，肩胛下肌的损伤也有程度的区别，有部分撕裂和全层撕裂；对全层撕裂通常需要行积极的手术治疗。

技术要点：缝合方法分关节内缝合法及肩峰下缝合法。

（1）关节内缝合法：常用于部分撕裂的缝合，镜头在后侧入路，最好用 70° 关节镜。将肩袖间隙打开，暴露联合腱外侧，在喙突尖下 20mm 左右，联合腱外缘建立辅助入路等。

（2）肩峰下缝合法：常用于全层撕裂，镜头放置在外侧入路，建立 2 个前方通路；除标准的前方入路外，也可以选择建立联合腱外缘辅助入路。打开肩袖间隙，打磨小结节骨床，使之新鲜化后，在垂直于肌腱的方向上将锚钉植入小结节。以同样方法前方入路经正常肌腱组织抓持缝线并引出体外，完成打结以缝合修复肌腱组织。

（四）巨大及不可修复肩袖损伤的治疗

1. 部分修复

部分巨大肩袖损伤无法解剖重建时可采用部分修复的方法恢复一定的功能，并可有效缓解疼痛。对肩袖进行部分修复时，应仔细判断其张力，避免向外侧过度牵拉肌腱，造成过度的负荷。以单排缝合的方式将肌腱止点适当内移，并在骨床上做微骨折等新鲜化处理，适当缩小损伤面积，恢复肌腱的力偶作用。Burkhart 等介绍了这种术式的生物力学原理：巨大肩袖损伤的部分修复重新创建了肩袖前部和后部的力偶，就像一个“吊桥系统”，让力量经过肩关节传导，并且把肱骨头稳定在肩胛盂内，从而增加三角肌提供的前屈上举的力量。

2. 完全修复

有一些巨大肩袖损伤由于损伤的时间短、肌腱质量良好，尚可完全修复。这需要彻底将粘连的肌腱组织进行松解，进一步正确判断撕裂类型，将肌腱组织在无张力的前提下缝合回原解剖止点。具体的缝合技术如前述。另一个需要提到的技巧是边缘对合技术。这项技术适合“U”形撕裂的肩袖，通过边边缝合将撕裂肌腱的前、后叶关闭，这样就将一个较大的损伤转变为一个较小的新月形损伤，然后即可通过简单缝合进一步完全闭合损伤的肌腱。

3. 肌腱移位

对于因疼痛造成功能明显下降的肩袖损伤，以及进行初期重建成功率很低的患者，可以考虑肌腱移位术。以背阔肌代替不可修复的后上型巨大肩袖损伤，以胸大肌代替不可修复的前上型巨大肩袖损伤。但其效果并不确定，一般越年轻的患者往往效果越好。

技术要点：背阔肌移位大多需要切开手术或者关节镜结合切开手术完成。切开手术主要用于背阔肌的安全游离。患者取侧卧位，术者沿其外缘向腋窝后缘做后方腋路切口，寻找背阔肌肌腹部分，沿其走行自远向近端小心分离，在其深面可观察到走行其间的血管和神经，充分松解并避免过度牵拉，予以妥善保护。沿背阔肌外侧缘逐步向上，可以找到其在肱骨干前内侧的肌腱附着点。沿肱骨干仔细剥离背阔肌腱，并以缝合线缝合作为牵引使用。从前外侧探查肩袖的切口，充分游离三角肌下滑囊，将背阔肌腱的牵引线带出，将背阔肌腱固定在肱骨大结节上。这一步骤也可通过关节镜完成。缝合的方式有多种，既可以做骨髓道，也可以用缝合锚钉做单排、双排重建，具体方法视术者的习惯而定。

4. 补片与上关节囊重建

近年来不断有报道采用多种组织移植的方法治疗巨大肩袖损伤，短期疗效较为可喜。所选择的材料包括自体组织、同种异体组织、异种组织以及人工合成组织等，但仍缺乏高等级的循证研究证实其长期效果。手术的关键是通过常规方法尽可能恢复肩袖的力偶作用，在其基础上，利用商用补片、阔筋膜、异体肌腱组织等覆盖其上以起到加固作用。目前，也有术者采用肱二头肌长头腱对损伤肩袖修复进行加强，在国际上被称作“Chinese Way”上关节囊重建。

5. 反肩关节

反肩关节作为巨大及不可修复肩袖损伤的一种治疗方式，尤其是针对高龄患者，疗效可靠，但不在本章讨论范围之内。

三、非手术康复治疗方案

多数学者认为，对病程较短（3 个月内）、撕裂较小、Neer 分期 I 期的患者，老年人，对肩部功能要求不高者，可改变运动方式，采用非手术治疗。

（一）急性期

临床以肩关节疼痛为主要表现，首先采用 POLICE 原则。

1. POLICE 原则

（1）保护：利用护具、支持带、肌内效贴布等进行保护，预防或减少损伤的发生。

（2）适当运动：尽量安排不引起肩关节疼痛的动作，避免肩关节损伤制动带来的机能下降。

（3）冷敷：用冰块或冰水冷敷可使局部血管收缩，减轻出血肿胀和疼痛。可每小时使用 20 分钟，每天 3 ～ 4 次，使用 3 天。也可使用冷空气治疗仪吹患部。

（4）加压固定：使用各种弹力绷带、悬吊带等短时间固定，以减轻肿胀、疼痛，使患者感觉更舒适。

（5）抬高上肢：促进淋巴回流，减轻肢体水肿。

2. 贴扎支持

如果疼痛不重，可在支持带或肌内效贴布保护下活动肩关节，以减少本体感觉损伤，减轻肌萎缩，维持关节活动度。肌肉的主动活动也有利于肿胀的消退。如果疼痛减轻，可进入缓解期治疗。

3. 西药治疗

疼痛严重者，可口服非甾体类抗炎药，如双氯芬酸钠缓释胶囊；或在肩峰下间隙行局部封闭治疗，曲安奈德 5mg 加 1%利多卡因 2 ～ 4mL 局部封闭，最多不超过 3 次。

4. 运动疗法

以不加重疼痛为原则，锻炼后及时冷敷。

（1）耸肩训练：患者取站立位或坐位，双上肢自然放松，双侧肩关节耸肩至最大位置，回到起始位。

（2）前后钟摆训练：患者取双足弓步站立位，健侧下肢在前，双上肢屈肘 90°，健侧手托住患侧肘部，弯腰使双上肢悬空，通过肢体重力及惯性，健侧手带动患肢似“钟摆”

样自然前后摆动。

（3）左右钟摆训练：患者取双足弓步站立位，患侧下肢在前，双上肢屈肘90%健侧手托住患侧肘部，弯腰使双上肢悬空，通过肢体重力及惯性，健侧手带动患肢似“钟摆”样自然左右摆动。

（二）缓解期

此期患者疼痛明显减轻，肩关节活动范围稍受限，以手法治疗和运动疗法为主，配合其他中医治疗和物理治疗。

1. 护具

根据局部情况选用护具和弹力绷带、肌内效贴布。

2. 运动疗法

运动疗法包括肩关节屈、伸、内收、外展、内旋、外旋肌群肌肉牵伸，肩胛骨平面的前屈、外展活动度训练，肌力训练以及内外旋肌和肩带肌的力量训练。

（1）外旋、内旋体操棍训练：患者取站立位，双肩关节中立位，肘关节屈曲90°，患侧前臂旋后紧贴胸廓，双手各持体操棍一端，通过健侧用力，带动患侧肩关节外旋、内旋，至被牵拉的肌肉有拉紧的感觉，维持该姿势10～15秒，然后放松。

（2）后伸牵伸训练：患者取站立位，双上肢自然下垂，手心向后，双上肢后伸、外展，似“飞翔”姿势，使被牵拉的肌肉有拉紧的感觉，维持该姿势10～15秒，然后放松。

（3）体操棍前屈训练：患者取站立位，肘关节伸直，前臂旋前，双手各持体操棍一端，健侧肩关节前屈带动体操棒，使患侧肩关节同时前屈，在极限位置维持10～15秒。

（4）外展训练：患者取站立位，双侧肘关节伸直，肩关节外旋使大拇指朝上，在肩胛骨平面外展双侧肩关节至最大位置，每次持续5～10秒。

（5）抗阻外旋训练：患者取站立位，患侧肩关节中立位，肘关节屈曲90°，紧贴胸廓，健侧肘关节屈曲，手握患肢前臂背侧，患侧肩关节用力外旋，健侧手对向用力，维持位置不变，每次持续5～10秒。

（6）抗阻内旋训练：患者取站立位，患侧肩关节中立位，肘关节屈曲90°，紧贴胸廓，健侧肘关节屈曲，手握患肢前臂中下部，患侧肩关节用力内旋，健侧手对向用力，维持位置不变，每次持续5～10秒。

（7）推墙训练。

（8）菱形肌肌力训练：患者取站立位，双侧肩关节前屈、外展90°，双肘关节屈曲90°，用力使双侧肩胛骨向脊柱靠近，每次持续10秒。

（9）斜方肌肌力训练：患者取站立位，双肘关节伸直，肩关节分别在外展约120°、90°、45°向后用力，每次持续约10秒，分别锻炼下、中、上斜方肌。

（三）康复期

本期治疗主要以运动疗法为主，当训练后出现症状时，配合中医治疗和物理治疗。

1. 护具

根据局部情况选用护具和弹力绷带、肌内效贴布。

2. 运动疗法

（1）前屈哑铃训练。

（2）外展哑铃训练：患者取站立位，肘关节伸直，手握 1 个 1 ～ 2kg 的哑铃，肩关节外旋使大拇指朝上，在肩胛骨平面外展肩关节至不同角度，每次持续 5 ～ 10 秒。

（3）外旋哑铃训练。

（4）内旋哑铃训练：患者取侧卧位，患肢前臂中立位，屈肘 90%手握 1 个 1 ～ 2kg 的哑铃，肩关节内旋，每次持续 5 ～ 10 秒。

（5）夹球训练。

（6）推球训练。

（7）压球训练。

（8）振动棒训练：患者取站立位，手握振动棒，在肩关节前屈、外旋、外展的不同位置、不同角度，通过肩关节小范围的抖动使振动棒振动，肩带肌肉协同用力，控制振动棒的振动。

（9）控球训练：患者取站立位，墙面放巴氏球，肩关节外展或前屈，在墙面上小范围滚动巴氏球。

（10）俯卧悬吊训练。

（11）侧卧悬吊训练。

（12）俯卧撑平衡半球训练。

（13）侧支撑平衡半球训练。

四、手术康复治疗方案

肩袖损伤手术康复治疗方案各期的中医治疗和物理治疗，可参考非手术康复治疗方案的各期治疗。术后第一阶段可参考急性期，术后第二、三阶段可参考缓解期，术后第四阶段可参考康复期。

（一）术后第一阶段：最大限度保护（0 ～ 3 周）

（1）悬吊制动：指导患者正确地穿脱悬吊带。

（2）冷敷：每间隔 1 小时进行 10 ～ 20 分钟。

（3）关节活动度训练：在允许的限度内进行被动关节活动度训练。仰卧位用对侧肢体协助进行主动关节前屈训练，仰卧位使用体操棒进行肩胛骨平面内的内外旋训练、钟摆训练。

（4）腕手、前臂、肘关节的主动活动度训练。

（5）肩胛骨后缩训练。

（6）中立位亚极量三角肌短力臂等长收缩训练。

（7）肩胛骨上下、内外、上回旋、下回旋松动训练。

（二）术后第二阶段：中度保护（3 ~ 7 周）

（1）主动 — 辅助活动范围训练：患者取仰卧位，进行肩胛骨平面体操棒前屈训练、体操棒内外旋训练。

（2）关节松动术（Ⅰ级、Ⅱ级）。

（3）水平面以下的肩胛骨稳定性训练：患者双上肢低于水平面支撑在治疗球上。

（4）等长收缩训练：改良中立位的亚极量内外旋训练、中立位的长力臂三角肌等长收缩训练。

（三）术后第三阶段：早期功能和肌力增强（7 ~ 13 周）

（1）体操棒内外旋、屈曲训练。

（2）关节松动术（Ⅲ级、Ⅳ级）。

（3）水平内收牵伸后侧关节囊。

（4）肩带等张肌力训练：肩胛骨前伸、后缩训练。

（5）肩袖等张肌力训练：侧卧位外旋训练、改良中立位弹力带内外旋训练。

（6）功能性力量训练：仰卧位主动前屈训练过渡到站立位前屈训练。

（7）闭链训练：低于水平面单侧上肢支撑在治疗球上，肩关节水平面的双上肢支撑。

（四）术后第四阶段：后期肌力强化（14 ~ 19 周）

（1）肩带及肩袖等张肌力训练。

（2）侧卧位牵伸后侧关节囊。

（3）强化肩胛稳定性训练。

第三节　肩锁关节损伤

肩锁关节由锁骨远端与肩峰内缘组成，其稳定性主要由肩锁韧带和喙锁韧带维持。肩锁韧带自前、后、上、下包裹关节囊，是维护肩锁关节前后向稳定性的初级结构。其中，后方及上方韧带最为强壮，对维护肩锁关节稳定性的作用也较大。喙锁韧带由锥状韧带和斜方韧带组成，锥状韧带附着于喙突基底的后内侧，斜方韧带位于其前外侧。在较小应力下，肩锁关节韧带维持肩锁关节垂直方向的稳定性；在较大应力下，锥状韧带成为维护肩锁关节垂直方向稳定性的主要结构。斜方韧带主要是维护肩锁关节的轴向稳定性。

一、诊断

（一）症状

肩锁关节损伤的临床表现为外伤后肩部疼痛，运动时加剧，肩部活动受限。

Ⅰ型损伤：肩活动时仅有轻微疼痛。

Ⅱ型损伤：锁骨远端轻度向上，肩关节活动时疼痛。

Ⅲ型损伤：患者常表现为患肢内收，被迫抬高患肢以缓解肩锁关节的疼痛；肩部下降，锁骨远端向上将皮肤顶起。上肢的活动，尤其是外展活动，可以使疼痛明显加剧。

Ⅳ型及以上的损伤：疼痛剧烈，活动度严重受限。

（二）体格检查

Ⅰ型损伤：体格检查仅出现肩锁关节存在轻度至中度的触压痛和肿胀，患者在上肢活动时会感到疼痛，其余无明显异常。

Ⅱ型损伤：体格检查可发现锁骨远端不稳，有“漂浮感”，肩锁关节在水平方向上存在不稳定，喙锁间隙有压痛。

Ⅲ型损伤：视诊与健侧相比可发现患肩下沉，锁骨远端向上顶起于皮下；在肩锁关节、喙锁关节及锁骨外1/4均有触压痛。

琴键征是指按压锁骨远端，可以使翘起的锁骨下沉，但松手后即可弹起，犹如弹琴时手指触及琴键。

Ⅳ型损伤：包括Ⅲ型损伤的所有症状和体征，但疼痛更为明显，触诊可发现锁骨远端向后方移位并将皮肤顶起。

Ⅴ型损伤：体格检查与Ⅲ型损伤类似，只是锁骨远端上抬更为明显，局部触压痛及活动受限也更为严重。

Ⅵ型损伤：肩失去圆滑外形，肩峰突出，可触及喙突基底的台阶感。由于此型损伤为严重暴力所致，常合并其他损伤如臂丛损伤、肺挫伤、肩胛骨骨折等，需注意排查。

（三）损伤分型

肩锁关节损伤的分型方法很多，推荐采用 Rockwood 分型方法。

Ⅰ型损伤：肩锁韧带扭伤，肩锁关节、喙锁韧带、三角肌、斜方肌未受损伤。

Ⅱ型损伤：肩锁关节遭到破坏，肩锁间隙增宽，喙锁韧带扭伤，三角肌、斜方肌未受损伤。

Ⅲ型损伤：肩锁韧带与喙锁韧带均断裂，喙锁间隙较健侧增加 25%～100%。

Ⅳ型损伤：在Ⅲ型损伤基础上锁骨向后方移位刺入斜方肌。

Ⅴ型损伤：肩锁韧带与喙锁韧带断裂，喙锁间隙较健侧显著增加 100%～300%。

Ⅵ型损伤：肩锁关节脱位，锁骨下移至喙突下或肩峰下。该分型方法提示损伤从轻到重，损伤涉及的范围与程度逐渐增加。

（四）影像学检查

1. X 线检查

怀疑肩锁关节损伤时，应拍摄创伤系列 X 线片。拍摄正位 X 线片时要包括健侧，以利于双侧对比。拍摄改良腋位 X 线片，可以发现锁骨向后移位。既往建议加照负重位应力像，但目前在临床并不必需。为了准确观察喙锁间隙，可拍摄 Zanca 位片，即投照正位 X 线片时，将球管向尾侧倾斜 10° ～ 15°。

Ⅰ型损伤：除了软组织肿胀外，关节 X 线检查正常。

Ⅱ型损伤：锁骨外端轻度上移；肩锁关节间隙与健侧相比轻度增宽。

Ⅲ型损伤：锁骨远端抬高，喙锁间隙增大，喙锁间隙较健侧增加 25%～ 100%。

Ⅳ型损伤：X 线片上有时可以发现锁骨相对上移及喙锁间隙增宽。但Ⅳ型损伤最大的特点是在腋位 X 线片上可显示锁骨远端向后脱位。

Ⅴ型损伤：最大的特点是喙锁间隙显著增宽，可以达正常的 2 ～ 3 倍。

Ⅵ型损伤：此型损伤常合并多发性损伤。肩峰下型，表现为喙锁间隙缩小，锁骨远端位于肩峰下方；喙突下型，表现为喙锁位置反向，锁骨在喙突下方。

2. CT 检查

CT 并不作为肩锁关节损伤的常规检查，但当疑有肩锁关节损伤合并喙突骨折时，在普通 X 线片上很难发现，此时可行 CT 检查。

3. MRI 检查

当怀疑患者存在Ⅰ型或Ⅱ型损伤而不能确诊时，可通过 MRI 进行诊断，但对治疗并无决定性影响。Ⅲ型及以上损伤，不需要 MRI 检查。

二、治疗

（一）非手术治疗

1. 适应证

对于Ⅰ、Ⅱ型肩锁关节损伤，由于维持纵向稳定性的主要韧带结构喙锁韧带保持完整，采取非手术治疗可获得良好的效果。对于Ⅲ型肩锁关节损伤是否应进行手术目前仍存有争议。大多数学者倾向于采取非手术治疗可获得较满意的结果，虽然有美观上的问题，但对于肩关节的功能来说并无任何明显的影响。这种情况特别适用于有身体对抗的职业运动员，由于经常受伤，进行手术治疗并不合适。国际上建议对急性Ⅲ型肩锁关节损伤的患者先行非手术治疗 6 周，之后检查稳定性的恢复情况，嘱患者体侧内收肩关节，同时触摸肩锁关节。如果在内收过程中患者既无明显不适，肩锁关节也未发生明显的移位，则认为此时肩锁关节较为稳定，可继续非手术治疗，否则可以考虑手术。

2. 方法

以颈腕吊带悬吊 1 ～ 2 周，辅以止痛、消肿等对症治疗大多预后良好。2 周后应在理疗师的指导下逐步开始功能锻炼，鼓励患者以患肢进行日常生活，但不要持重物。12 周后可进行剧烈的体育活动。

（二）手术治疗

1. 适应证

（1）Ⅳ、Ⅴ、Ⅵ型肩锁关节损伤。这三种类型喙锁韧带完整性丧失，纵向稳定性无法有效维持，只有通过手术（修复 / 重建）才能恢复喙锁韧带的功能。

（2）经过至少 3 个月的非手术治疗后仍有明显的肩关节疼痛或功能受限的Ⅲ型肩锁关节损伤。对于年轻、有重体力活动的患者，可以在肩前屈 90° 上肢极度旋前位做体侧内收动作，此时医生触及肩锁关节，如在动作进行过程中患者出现明显不适，或者肩锁关节异常活动显示不稳定，则建议患者进行手术治疗。

2. 手术技术

（1）开放式手术：肩锁关节损伤的手术概括起来有四种基本方式：①肩锁关节切开复位内固定，韧带修复或重建。②喙突锁骨间内固定，韧带修复或重建。③锁骨远端切除术。④肌肉动力移位。

在这四种基本手术的基础上，又有很多的改良方法。A. 肩锁关节切开复位内固定，韧带修复或重建：该方法是复位肩锁关节，用克氏针或螺钉固定肩峰与锁骨，再行肩锁韧带的修复。因为肩锁关节的关节面较小，螺钉固定对关节面损伤大，易产生创伤性关节炎，因此用钢针固定较为合适。B. 喙突锁骨间固定，韧带修复或重建：该方法用 Bosworth 螺钉固定锁骨与喙突，并修复三角肌和斜方肌。许多医生建议术中同时修复喙锁韧带。C. 锁骨远端切除术：只有在有症状的、慢性的肩锁关节损伤以及锁骨远端关节面受到严重损伤时，方可切除锁骨远端。D. 改良 Weaver-Dunn 术：目前该术式已成为应用最为广泛的治疗移位显著的肩锁关节损伤的手术方法之一，并有可靠的病例报道证实其疗效。这种方法包括锁骨远端切除并将喙肩韧带转移至锁骨远端的髓腔中。其好处在于首先避免了经肩锁关节固定而防止出现有症状的肩锁关节炎，其次通过转移喙肩韧带手术成功地重建了喙锁韧带。

考虑到国人喙肩韧带较为菲薄，一种改良的方法为缝合锚钉固定术＋联合腱外侧半反折术。皮肤切口自肩锁关节后方沿 Langer 线行向喙突，深方沿锁骨长轴切开致密的三角肌、斜方肌筋膜。骨膜下剥离显露约 4cm 的锁骨远端及已被外伤破坏的肩锁关节，去除损伤的纤维软骨盘，切除 5mm 的锁骨远端。之后纵劈部分前部三角肌纤维，显露联合腱，分离外侧半，然后将所取肌腱的游离端用高强度缝线编织后，在三角肌下向上方反转至肩锁关节水平。在喙突基底植入 2 枚带双线的直径 5.0mm 或 5.5mm 缝合锚钉，在喙突上方的锁骨前 1/3 处依据喙锁韧带止点位置钻孔，将锚钉的线和编织肌腱的牵引线穿过骨孔。复位肩锁关节后将锚钉缝线在锁骨上方抽紧并打结固定，再将所取联合腱缝合固定于锁骨远端髓腔内。仔细修补三角肌斜方肌筋膜，常规关闭切口并留置负压引流管，术后 24 ～ 48 小时拔除。

（2）关节镜手术：借助微创工具，目前可以通过全镜下进行喙锁韧带的重建。通常采用肩峰前外端入路、前方入路、锁骨上入路及喙突内侧入路。镜下定位喙锁韧带残端，于前外侧入路置入导向器，导向器顶部钩住喙突下表面，在锁骨上方相应位置做小切口，沿导向器自上而下钻孔经过锁骨和喙突。将高强度缝线引入骨孔，一端固定在喙突下方的纽扣钢板上，另一端穿过锁骨上方的纽扣钢板，复位肩锁关节后打结固定。目前市场上有多种产品，在2枚纽扣钢板间预装高强度线环，且线环可以通过牵拉调节长度，使得操作更简便。

由于上述方法有时会出现喙突钻孔处骨折或线环断裂等导致钢板滑脱于肩峰下间隙内难以取出，为避免上述情况的发生，一个改良的方法是在锁骨的相应位置钻2个骨孔，将高强度缝线绕过喙突下方后，两端从下往上自2个锁骨骨孔拉出，于锁骨上方以2枚纽扣钢板固定。这样，位于锁骨上方的纽扣钢板即使二期失效，也可以方便取出。

三、康复

（一）术后康复

在疼痛允许的情况下，首先恢复活动范围。力量练习是肩锁关节康复的主要措施。应该在韧带愈合之后，以无痛为原则，循序渐进地加强肩部力量锻炼。应该首先恢复肩袖和肩胛周围肌肉的力量，然后恢复其他较大的肩带肌肉。通常，肩锁关节损伤与脱位需要4～6周时间进行组织修复愈合。因此，应该在术后4～6周后开始恢复肩关节正常活动度，并加强局部力量。无论是非手术治疗还是手术治疗，都需要3～4个月的康复训练，帮助运动员达到损伤前的竞技状态。

（二）恢复专项训练

经非手术治疗后，可在疼痛允许的情况下恢复运动。根据专项的不同要求，在受伤部位使用绷带固定，甚至填充保护垫等。运动员可以在几天或几周内恢复专项训练。手术修复后，通常需要4个月的正规康复训练，只有达到足够牢固的愈合，完全恢复本体感觉，才可以安全地开始专项训练。

第五章 股骨头坏死

第一节 概 述

股骨头坏死（ONFH）系股骨头血供中断或受损，引起骨细胞及骨髓成分死亡及随后的修复，继而导致股骨头结构改变、股骨头塌陷、关节功能障碍的疾病。自1738年Munro首次描述此病以来，世界各国学者对ONFH开展了大量的研究工作，该病好发于30～50岁的中青年，多为双侧发病，亚洲人群为高发人群。据估计，美国每年有1万～2万的新增病例，我国每年新增病例5万～10万例，发病率居世界首位。患者一旦发生ONFH，会出现不定区域的骨小梁和骨髓坏死，进而股骨头囊性变塌陷，继发关节软骨退行性变和骨赘形成，遗留痛性骨性关节炎而致髋关节功能丧失，治疗困难且致残率高，给患者及其家庭和社会带来了巨大的经济与精神负担。

ONFH的发病原因有很多种，也比较复杂，有单一因素，也有复合因素，主要包括创伤性因素（如股骨颈骨折、髋臼骨折、髋关节脱位、股骨头骨骺滑脱等）和非创伤性因素（如激素性、酒精性、血液系统、减压、妊娠、放射性、血管和结缔组织疾病以及特发性疾病等）。后者是青少年常见病因，并且发病数量已呈逐年上升趋势，在我国最常见病因为应用糖皮质激素和酒精的摄入，占临床非创伤性ONFH的90%以上。迄今为止，ONFH具体的发病机制和自然病史尚不完全清楚，存有多种假说，最重要的病生理机制是供应股骨头血管的梗阻和缺血。对于创伤性ONFH，供应股骨头的血运中断是目前被广泛接受的机制之一；骨髓内脂肪细胞增生肥大引起骨内高压、气体或脂肪栓塞造成血液瘀滞和微循环障碍引起骨细胞坏死，则是导致非创伤性ONFH的可能机制。深入了解股骨头坏死的病生理过程及发病机制，有助于早期诊断，能在病因上对危险人群进行预防及治疗，减少其危害性，最大限度降低其致残率。

ONFH是基于“既往病史＋体格检查＋影像学检查”的综合诊断结论，患者往往有骨坏死高危因素，在发病早期可以没有任何临床症状。最早出现症状的部位通常是髋部，特别是腹股沟部位，另外臀部、大腿外侧、膝部等部位也可出现疼痛、钝痛或酸胀不适等症状，疼痛可为持续性或间歇性，活动后加重，休息后减轻，疼痛的发作和病程的发展往往是不均衡、不对称的。早期髋关节活动正常或内旋活动轻度受限，患者可有间歇性跛行，髂腰肌的挛缩可引起屈曲畸形，内收肌的挛缩可出现外展活动受限。晚期则由于关节囊及周围组织的挛缩、关节面的破坏和塌陷、骨性关节炎及髋关节半脱位等，可有肢体畸形、缩短和肌肉萎缩，髋关节活动受限加重，甚至出现髋关节僵直，继而出现持续性跛行，并伴有疼痛。特殊检查如“4”字实验（Fabere征或Patric征）、托马斯征

（Thomas 征），在早期和晚期的患者均可出现阳性。晚期由于股骨头塌陷及髋关节脱位，可出现 Trendelenburg 征实验阳性、Allis 征（Galeazzi 征）阳性、转子顶点上移至 Nelaton 线之上以及 Bryant 三角底边变小等。影像学检查仍是 ONFH 的主要临床诊断手段，X 线检查在早期不敏感，中晚期可观察到股骨头内囊性变或硬化带、软骨下骨透 X 线带（新月征）、股骨头塌陷；CT 扫描可显示坏死病灶和硬化带；放射性核素骨扫描显示股骨头坏死区域放射性缺损，周围有浓聚反应（炸面包圈征）；磁共振成像（MRI）T_2 加权显示双线征；血管造影（DSA）可清楚显示坏死局部血流改变情况；此外骨活检还可发现骨小梁骨细胞坏死等；其中 MRI 对 ONFH 诊断的敏感性和特异度高达 96%～99%，是目前诊断 ONFH 最敏感且最可靠的方法。

很多髋部疾病和 ONFH 有类似的临床症状、体征和影像学表现，需要仔细进行鉴别，如髋部骨髓水肿、先天性髋关节发育不良、软骨母细胞瘤、中青年早期骨性关节炎、强直性脊柱炎、风湿性关节炎、髋关节滑膜炎、髋臼撞击综合征、腰椎间盘病变引起的腰腿痛、一过性骨髓水肿综合征、髋关节结核等。因此，对可疑患者要详细询问既往病史，在查体的基础上进行髋关节相关的影像学检查，包括 X 线、CT 和 MRI 检查。对于有类似影像学表现的髋部疾病我们在诊断时要结合病史和临床表现，结合不同轴向和不同层面的扫描以及血液学指标综合考虑，必要时我们可以利用骨活检进行比较鉴别。

ONFH 一经诊断，需尽早开始治疗，目前治疗方法有很多，但尚无一种方法可以满足所有类型 ONFH 的治疗需求，治疗方法主要分为非手术治疗与手术治疗。非手术治疗包括扶拐、卧床、药物、高频磁场和体外冲击波治疗等，但仅适用于早期、范围比较小的病变，且疗效有限。手术治疗又分为保头治疗和人工髋关节置换术。前者包括髓芯减压术、带血管的腓骨移植术、带血管蒂髂骨移植、带肌蒂骨移植、病灶清除加打压植骨、多孔钽钉置入、旋转截骨术、骨髓间充质干细胞及各种生长因子治疗等。对于晚期股骨头塌陷的患者人工髋关节置换术仍是最常用和最有效的方式。在选择手术方案时，究竟该选择“保头”还是“换头”治疗，主要取决于 ONFH 病变进展程度，还要结合患者的年龄、身体状况、单髋或是双髋受损、经济承受能力、职业、生活方式等因素综合考虑。总之，对于高危人群，一定要积极地采取恰当的预防措施，防患于未然，降低其 ONFH 发生率；对于高度怀疑 ONFH 的患者，争取做到早期发现、早期诊断、早期治疗，可以明显提高患者的生活质量，使其摆脱病痛的折磨；而对于晚期的患者，人工髋关节置换手术也能取得良好的治疗效果。

第二节　股骨头坏死的分期

股骨头坏死临床分期目标为在疾病的进程中尽可能对确实的骨坏死做出诊断，更为重要的是指导临床治疗方法的选择以及对骨坏死发展、预后做出准确判断。在早期研究阶段中，由于影像学技术的限制，分期方法大多是依赖髋关节 X 线表现；随着 CT、MRI、同位素扫描以及 PET-CT 等影像技术出现，股骨头坏死分期也向更精准定量目标（如坏死部位、坏死面积大小）发展；不同时代的各种分期方法均存在其优缺点，下面将一一详述。

一、Marcus 分期

1973 年 Marcus 等根据髋关节 X 线表现将股骨头坏死分为六期（表 5-1）。其主要特点是简便，但是由于当时影像学技术限制，对坏死部位及面积无法精准分期，从而影响了其对股骨头坏死治疗方法选择的指导以及对股骨头坏死发展和预后的判断，因此目前基本不使用该分期方法。

表 5-1　Marcus 分期（1973 年）

分期	特点
Ⅰ期	静息髋，X 线片上有轻度密度增高成点状密度增高区或减低区，甚至没有阳性表现
Ⅱ期	X 线片上的密度明显增高（全部或部分），股骨头未出现塌陷，可看见分界明显的骨硬化区
Ⅲ期	出现软骨下骨折（新月征）
Ⅳ期	股骨头边缘压陷
Ⅴ期	股骨头塌陷，扁平，关节间隙狭窄，可见片状密度增高影
Ⅵ期	髋关节进行性的退变，退变性骨性关节炎，可出现髋关节半脱位

二、Ficat 分期

1977 年 Ficat 等根据临床症状、X 线、MRI 以及同位素骨扫描将股骨头坏死分为四期（表 5-2）。虽然其分期方法较 Marcus 分期更为细化，但是仍未将坏死部位及坏死面积纳入分期范围，影响了对股骨头坏死临床治疗方法选择的指导意义和股骨头坏死进展和预后的判断。

表 5-2　Ficat 分期

分期	临床症状	X 线表现	同位素	MRI
0（前临床期）	－	－	摄入↓	＋
Ⅰ（前放射线期）	＋	偶有骨质疏松	摄入↑	＋
ⅡA（坏死形成期）	＋	广泛骨质疏松，硬化或囊性变，关节间隙及股骨头外形正常	摄入↑	＋
ⅡB（移行期）	＋＋	头变扁，新月征（＋）	摄入↑	＋＋
Ⅲ（塌陷期）	＋＋	头外形中断，头变扁，关节间隙正常	正常	＋＋
Ⅳ（关节炎期）	＋＋＋	头塌陷，关节间隙变窄或消失，骨质增生	－	＋＋

三、六院改良分期

如何让专科医师更好地使用分期，并能准确描述、指导临床呢？笔者团队分析了Ficat分期的特点并根据我们的发现提出了改进意见。Ficat分期在形态学表现上可以明确地辨别和划分：Ⅰ期，X线阴性，MRI阳性；Ⅱ期，X线出现囊性变或硬化，无塌陷；Ⅲ期，X线股骨头塌陷，关节间隙正常；Ⅳ期，关节间隙变窄，骨性关节炎。随着CT的引入，结合笔者团队20多年治疗股骨头坏死4000余例的临床经验，我们发现Ficat Ⅱ期的ONFH患者，在股骨头未塌陷的基础之上，CT表现上存在以下两种情况。一种是软骨下骨未见骨折，软骨面与软骨下骨未分离；另一种是软骨下骨骨折，软骨面剥脱。对于前者，目前临床上有多种治疗方法，如髓芯减压、经转子截骨术、带血管蒂或肌蒂的骨瓣或腓骨移植、多孔金属置入，异体骨植入、干细胞植入或富血小板血浆植入等，已有大量临床报道，其治疗目的在于通过各类方法清除死骨、填充缺损、恢复股骨头血供，进而恢复髋关节功能。但对于后者，虽然同样属于Ficat Ⅱ期但软骨剥离的ONFH，但治疗目的在于前述的这些保头治疗方法是否有效，或者说通过清理股骨头坏死区是否能够重建软骨面从而恢复髋关节功能。

股骨头软骨面与软骨下骨是紧密相连的组织结构，关节软骨以锯齿状结构嵌入软骨下骨。当股骨头软骨面承担负荷时，通过这种解剖结构将产生的剪切力转化为压应力与张应力，传导至软骨下骨。正常情况下，软骨仅吸收1%～3%的作用力，其余应力通过软骨—软骨下骨结构传导至软骨下骨、骨皮质以及关节囊。如果软骨面从软骨下骨剥脱，除了影响软骨面的应力传导从而导致软骨易于遭受机械性损伤以外，还会影响软骨的营养供应与代谢排出等多个方面，导致关节软骨不可逆损伤。

关节软骨的活性和是否能够继续履行关节软骨的功能，这是目前临床上选择保头治疗或者人工髋关节置换的重要指标。如果股骨头的关节软骨与软骨下骨剥离，关节软骨将不可逆地发生继发坏死，而丧失活性的关节软骨是无法行使正常关节功能的。所以，对于Ficat Ⅱ期但关节软骨剥离的患者，在保头手术治疗时，临床医生应该考虑的治疗方法不仅仅是软骨下坏死骨的清除和充填，还应该更多地考虑关节软骨的修复或软骨移植重建等术式。

基于此，我们将Ficat分期的Ⅱ期分为两期，引入CT影像的判断，改为软骨下骨未骨折或未分离的Ⅱ期和软骨下有骨折或软骨面与软骨下骨分离的Ⅲ期。这样，原有的Ficat分期Ⅰ～Ⅳ四期，改为Ⅰ～Ⅴ五期，即将原有Ⅱ期扩充为Ⅱ期和Ⅲ期之后，其后的分期顺延即为“六院改良分期（表5-3、图5-1）”。六院改良分期将更加有利于指导临床和判断预后。

表 5-3 六院改良分期

分期	X 线表现	CT 表现	MRI 表现
Ⅰ（原 Ficat Ⅰ期）	无明显改变，偶有骨质疏松	无明显改变	+
Ⅱ（原 Ficat Ⅱ期）	股骨头硬化或囊性变，股骨头外形正常，关节间隙正常	软骨下骨未见骨折	++
Ⅲ	同Ⅱ期	软骨下骨骨折，软骨与软骨下骨剥离	++
Ⅳ（原 Ficat Ⅲ期）	头变扁，头外形中断，关节间隙正常		++
Ⅴ（原 Ficat Ⅳ期）	头塌陷，关节间隙变窄或消失，骨质增生		++

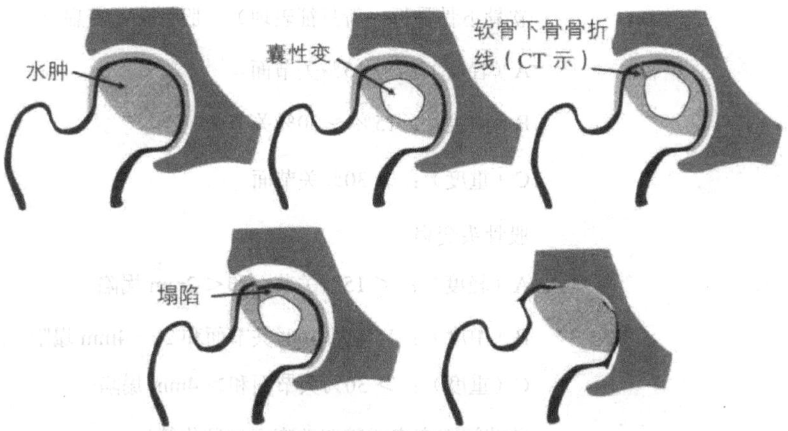

图 5-1 六院改良分期

A. Ⅰ期（原 Ficat Ⅰ期）；B. Ⅱ期（原 Ficat Ⅱ期）；C. Ⅲ期；D. Ⅳ期（原 Ficat Ⅲ期）；E. Ⅴ期（原 Ficat Ⅳ期）

四、Steinberg 分期

1995 年 Steinberg 发现当时所有临床分期系统不能很好地指导治疗和判断股骨头坏死预后，提出了基于 X 线、MRI 以及同位素骨扫描结果同时也将坏死面积作为一项重要指标的分期方法，即 Steinberg 分期（表 5-4）。该分期法对股骨头坏死的病程做了更为详细的分期，能够对其临床治疗方法的选择提供指导，同时对其预后判断给予提示。但是该分期法标准过细，而且对Ⅲ期的判定与Ⅴ期和Ⅵ期的区分缺乏可重复性。

表 5-4 Steinberg 分期

分期	病理及影像学表现
0	正常或不能判断
Ⅰ期	正常 X 线片，异常核素骨扫描 /MRI
	A（轻度）：＜ 15%股骨头受累
	B（中度）：15%～ 30%股骨头受累
	C（重度）：＞ 30%股骨头受累
Ⅱ期	X 线片显示囊性变和硬化
	A（轻度）：＜ 15%股骨头受累
	B（中度）：15%～ 30%股骨头受累
	C（重度）：＞ 30%股骨头受累
Ⅲ期	软骨下骨骨折（新月征表现），股骨头无变扁
	A（轻度）：＜ 15%关节面
	B（中度）：15%～ 30%关节面
	C（重度）：＞ 30%关节面
Ⅳ期	股骨头变扁
	A（轻度）：＜ 15%关节面和＜ 2mm 塌陷
	B（中度）：15%～ 30%关节面和 2 ～ 4mm 塌陷
	C（重度）：＞ 30%关节面和＞ 4mm 塌陷
Ⅴ期	关节间隙变窄或髋臼改变（如硬化等）
Ⅵ期	晚期退行性改变，如骨性关节炎发生

五、ARCO 分期

国际骨循环学会（ARCO）分期也是基于 X 线、MRI 以及同位素骨扫描结果的一种分期方法（表 5-5），与 Steinberg 分期的不同在于它比 Steinberg 分期更为细化，同时考虑了坏死面积和坏死部位对坏死进展与预后的影响，因此更有利于对临床治疗指导以及股骨头坏死进展和预后的判断；但其缺点也在于分期法标准过细，过于繁复，不利于临床广泛使用。

六、其他分期方法

2013 年中日友好医院李子荣教授提出了以股骨头三柱结构为基础的股骨头坏死分型（表 5-6）：中日友好医院分型，又称李分型。按照冠状位 MRI（Ⅰ、Ⅱ期）、CT（Ⅱ、Ⅲ期）找到正中层面，以圆韧带外侧画线，分为三柱（外侧柱、中央柱、内侧柱），依据坏死灶占据三柱状态做出分型。坏死灶仅占据内侧柱者为内侧型（M 型）；坏死灶占据中央及内侧柱（部分或全部）者为中央型（C 型）；坏死灶占据外侧柱、中央柱及内侧柱（部分或全部）者为外侧型（L 型）。外侧型又分为 3 个亚型：外侧柱外侧皮质或部分外侧柱存留，其余部分坏死为次外侧型（L_1 型）；坏死灶只占据外侧柱外侧大部或全部，中央柱和内侧柱存留为极外侧型（L_2 型）；坏死带穿过整个股骨头为全股骨头坏死型（L_3 型）。

表 5-5　ARCO 分期

项目	0 期	Ⅰ期	Ⅱ期	Ⅲ期	Ⅳ期
影像学表现	所有检查均正常或不能诊断	X 线片、CT 正常，但后两项至少一项阳性	X 线片显示硬化及囊性变，局部骨质疏松，无新月征	X 线片显示股骨头软骨面塌陷，新月征（+）	关节间隙狭窄，髋臼改变以及骨性关节炎
检查技术	X 线片、CT、核素骨扫描、MRI	X 线片、CT、核素骨扫描、MRI，定量基于 MRI	X 线片、CT、核素骨扫描、MRI，定量基于 MRI	X 线片、CT，定量基于 X 线片	X 线片
亚类	无	均有三亚类：内侧型、中央型、外侧型			无
定量	无	坏死面积	新月征长度	股骨头表面塌陷（%）和顶部压扁（mm）	无
		A：＜ 15%	A：＜ 15%	A：＜ 15%，＜ 2mm	
		B：15%～ 30%	B：15%～ 30%	B：15%～ 30%，2～4mm	
		C：＞ 30%	C：＞ 30%	C：＞ 30%，＞ 4mm	

上述分期方法各有优缺点，然而在临床工作中，科学的分期可指导临床医生制订合理的治疗方案，准确判断股骨头坏死进展及预后，使疗效具有可比性。因此在临床实际工作中，我们一般推荐使用的分期方法为 Ficat 分期、ARCO 分期及 Steinberg 分期。

表 5-6　中日友好医院分型（李分型）

分型	受累的区域		
	外侧柱	中央柱	内侧柱
M（内侧型）	√	√	×
C（中央型）	√	×	√×
L_1（次外侧型）	皮质或部分外侧柱存留	×	√×
L_2（极外侧型）	×	√×	√
L_3（全股骨头型）	×	×	√×

第三节　股骨头坏死的症状和体征

早期干预、早期治疗是保留髋关节的最好途径，理想的状态是在股骨头塌陷前得到治疗，这必然依赖于早期的诊断。临床上非创伤性的ONFH患者，很多人直到晚期才出现明显的临床症状，有的患者甚至病情进展到了塌陷期，仍然没有任何临床症状。无症状的ONFH通常是偶然发现的，有时是检查对侧ONFH进展时发现，有时是因为其他疾病做影像学检查时被发现。病变的进展速度与坏死灶的位置、大小、危险因素等相关。病灶范围大、位于负重区、危险因素持续存在的患者，病变进展较快。Mont等观察无症状骨坏死的自然病程，发现约59%的患者在平均随访39个月时出现症状或进展到塌陷期。早期发现非创伤性的ONFH并不容易，而对于创伤性的ONFH，患者又常常把髋部的疼痛归因于之前的创伤。因此，对于可能发生股骨头坏死的高危人群，长期随访显得尤为重要。

一、症状

ONFH的早期主要症状有疼痛、下肢畏寒、酸胀无力，后期除早期症状加重外，可出现活动受限和跛行。

（一）疼痛

ONFH的疼痛早期表现为逐渐加重的髋部疼痛，尤其是在剧烈运动过后。因髋关节的主要感觉神经为闭孔神经，疼痛多以内收肌起点处为主，常向臀部、大腿下内侧放射。需要注意的是，有些ONFH患者仅以膝关节疼痛为主诉。初期为负重时疼痛出现或加重，后逐渐进展为持续的静息痛。疼痛的原因包括骨髓内压力升高及水肿、软骨下骨折、退行性关节病变等。在疾病发展的不同阶段，致痛因素可能不同：早期可能仅是因为骨髓缺血后髓内压异常升高引起；随着病程的进展，骨梗死、滑膜水肿、关节退变等因素均可刺激滑膜组织，部分患者会出现关节积液，表现为钝痛，此疼痛定位模糊，与活动无明显相关性；当病变进展到软骨下骨折塌陷，骨质压缩、关节积液加重使得骨内压进一步升高时，这是关节出现运动后疼痛的主要原因；晚期ONFH合并退行性关节病变，关节积液、滑膜炎、骨软骨碎片、骨磨损等会引起严重的持续性疼痛，随着关节的运动疼痛加剧，进而出现步态异常。

（二）活动受限

髋关节活动受限开始表现为某一方向的活动受限，早期以内收、外旋受限为主。髋关节内侧关节囊是整个髋关节最低处，当关节积液时，由于重力的影响，积液多汇集于此处，关节积液中含有的致痛物质也更易在此处积聚。髋关节内侧的支配神经为闭孔神经，表现为下肢的内收、外旋无力。当病情进展，限制髋关节外展活动的髂股韧带、耻股韧带出现痛性痉挛时，可造成髋关节外展功能受限。晚期髋关节各方向活动均受限，最终可发展为髋关节融合、关节僵直。

（三）跛行

ONFH 引起的跛行与疼痛是密切相关的，早期为间歇性跛行，休息之后症状有所好转。ONFH 晚期因持续性疼痛、股骨头塌陷等原因常出现持续性跛行。

二、体征

ONFH 的早期症状与腰椎间盘突出症相似，易被门诊医生混淆，因此查体非常重要。

（一）局部深压疼

常见于腹股沟中点和内收肌止点压痛，其次为臀后外旋靡区压痛。在急性无菌性炎症期压痛加重。Howship-Romberg 征：闭孔神经受到压迫时，腹股沟区及大腿前内侧出现刺痛、麻木、酸胀感，并向膝内侧放射。当伸腿外展、外旋时，由于内收肌对闭孔外肌的牵拉作用，疼痛会加重。

（二）局部叩击痛

常见于股骨大转子，其次为足跟部叩痛。在急性无菌性炎症期表现最为明显。

（三）髋关节功能障碍

ONFH 早期髋关节主动内收、外旋功能受限，被动外展、内旋功能受限；ONFH 后期由于髋关节畸形导致各个方向功能活动均受限。

（四）髋关节功能试验

（1）“4”字试验（＋）：患肢屈髋、屈膝，与对侧大腿成“4”字形，下压时髋关节出现疼痛或者曲侧膝关节不能触及床面为阳性。

（2）Thomas 征（＋）：患者取仰卧位，大腿伸直，腰部前凸；或屈曲健侧髋关节和膝关节，抵消腰椎前凸，则患侧大腿因髋关节屈曲挛缩被迫抬起。

（3）若病情进展到塌陷期出现患肢短缩或有半脱位时，Allis 征为阳性，表现为仰卧屈膝时两膝不等高。

第四节 股骨头坏死的保头治疗

保留自体股骨头的治疗策略是治疗塌陷前期股骨头坏死的主要方式。对于青少年股骨头坏死而言，即使是股骨头已经出现了塌陷征象，仍可进行有效的挽救性保头手术。“保头”是相对于人工髋关节置换的“换头”而言的。人工髋关节置换，不论是全髋关节置换或表面置换，对于青壮年股骨头坏死而言，都应该作为最后选择的治疗术式，需要谨慎选择。

保头治疗策略经过了长期的演变和进化历程。从临床手术治疗方式来看，股骨头髓芯减压术（CD）是经典的术式，之后的保头治疗方案都将其列为研究对照。其理论基础是股骨头坏死早期，股骨头内骨髓间质水肿、循环障碍的恶性循环造成股骨头压力上升，因而需要“减压”。在此基础上，近年来形成了更为先进的经多个小孔减压术，可以降低股骨头塌陷的风险。髓芯减压形成的骨性隧道为广义的植骨术提供了方便的路径，植骨的术式多种多样，植入的材料包括骨形成前体细胞、脱矿化的骨基质（DBM）、自体或同种异体骨、骨替代物和多孔金属材料等。此外，各种类型的髋部截骨术也是保头治疗的重要措施，它可将坏死的负重区域调整至非负重区域，进而规避股骨头塌陷的风险。非手术治疗的方式包括减少负重、控制体重等生活方式的改变，以及药物治疗、体外高能震波治疗、高压氧治疗等。这些保守治疗策略的共同理论基础是，减少危险因素的暴露，改善全身和髋部血运状态，促进骨形成能力，进而达到纠正骨形成失衡的目的，避免股骨头力学的失衡。

从现有的股骨头坏死发病机制研究结论来看，股骨头坏死是局部骨和血管动态维系体系失衡的病理表现，以股骨头生物力学的最终失败为结局。若要中止或逆转股骨头坏死的自然进程，需要在生物学和力学上同时兼顾（表 5-7）。

表 5-7　ONFH 不同保头治疗方法的生物学和力学效应

保头方法	生物学效应	力学效应	影响髋关节置换
吻合血管游离腓骨移植	++	++	忽略不计
带血管或肌蒂的骨搬运	++	+	忽略不计
不带血管的骨移植	无	+	忽略不计
CD	+	−	无
多孔金属棒植入术	无	++	+
截骨术	无	++	++
物理治疗方法	+	无	无
FVFGplus	+++	++	忽略不计

注：CD 为髓芯减压术；FVFG plus 指在吻合血管游离腓骨移植之外，合并采用植骨术、干细胞移植术等其他技术方法；ONFH 为股骨头坏死。

我们将保头治疗的策略分为非手术和手术两大类。每种治疗策略都有相对的适应证，下面对每种治疗方法比较有代表性的治疗结果进行简要的评价。

一、非手术的保头策略

（一）改变生活方式

生活方式的改变主要包括控制体重、使用手杖或双拐以减少患髋负重、戒酒、减少激素使用、控制脂代谢异常、治疗与骨代谢异常有关的原发病等。虽然改变生活方式很少作为单独的保头治疗策略，但将其和其他保头方式联合应用，已为大多数患者和医师所接受。

（二）药物治疗

保头策略的药物治疗方案涉及的药物非常广泛，目前尚没有一种药物被广泛认可。从临床研究报道来看，调节破骨细胞功能的二膦酸盐类药物（如阿仑膦酸钠）、调节脂类代谢异常药物（如阿托伐他汀）、调节出凝血功能药物（如肝素）、参与氧化应激类药物（如维生素 E）、参与骨代谢药物 [如 1，25-（OH）$_2$D$_3$、维生素 K] 等均对股骨头坏死有防治作用，部分研究尚在进行动物实验之中。药物治疗对于 Ficat Ⅰ / Ⅱ期或 Steinberg Ⅰ / Ⅱ / Ⅲ期股骨头坏死具有一定的治疗作用，也可作为其他保头治疗方案的补充。中药对于股骨头坏死的治疗作用也日益受到重视。

（三）生物、物理治疗

目前应用较广泛的生物、物理治疗方式主要包括体外高能震波和高压氧。此类非侵入性的治疗方式容易被患者接受，可以作为较早期股骨头坏死的保头治疗方式。研究证实，体外高能震波可以促进股骨头内血管形成相关因子、改善微循环，也能促进骨前体细胞的增殖和成骨分化能力。

二、手术保头策略

（一）髓芯减压术（CD）

髓芯减压术较早地被应用于股骨头坏死的保头治疗，目前仍然是治疗 Ficat Ⅰ期和 Steinberg Ⅰ / Ⅱ期股骨头坏死的金标准。对于进展期的股骨头坏死，若减压孔径较大，可能会损害股骨头力学支撑结构，造成医源性塌陷，故而近年来又发展成为多枚小孔径的股骨头减压术。对于进展期股骨头坏死，CD 目前已很少单独采用，可进一步联合植骨术等治疗措施。

（二）前体细胞植入技术

通过体外定位技术建立骨隧道至坏死病灶，行坏死病灶清除后植入自体来源的前体细胞（常用骨髓抽取物、骨髓来源的单个核细胞和体外培养的骨髓间充质干细胞等），可补充股骨头内有活力细胞的数量，其进一步分化成为骨细胞可达到骨坏死修复的结果。利用前体细胞植入技术治疗特定的疾病需要获得国家监管部门的许可。目前在欧洲多国已有长期的随访报道，我国也有少量的报道。前体细胞治疗需要关注以下三个问题：一是如何提升细胞治疗效率；二是规范体外扩增或诱导分化细胞技术；三是关注前体细胞植入技术可能诱导产生的严重并发症。

（三）非结构性植骨术

非结构性植骨术是广义概念，植入的材料可包含自体骨松质、同种异体骨、脱钙骨基质（DBM）、骨替代物（如磷酸钙）以及含细胞因子（如 BMP-2）的植入材料。植骨不仅可以填充坏死病灶清理后的空腔，还能临时性担任软骨下的支撑结构，通过骨诱导或者骨形成等方式，促进新骨生成。非结构性植骨技术可广泛地应用于 Ficat Ⅰ/Ⅱ期和 Steinberg Ⅰ/Ⅱ/Ⅲ期股骨头坏死，对于有轻微塌陷、尚未累及髋臼的病例，植骨可以支撑复位后的塌陷病灶。非结构性植骨技术既可单独应用，也可与其他治疗方法联合应用。

（四）不带血管的骨移植术

已有的研究多为不带血管的腓骨移植术。不带血管的腓骨获取简易，通过建立骨隧道，在坏死病灶清除之后，腓骨可以对坏死部位提供有力的支撑，恢复其力学稳定性。但由于腓骨无血运，与受区的相互愈合有一定风险。已有的研究证实，不带血管的腓骨移植治疗股骨头坏死的结果不如带血管的腓骨移植。在没有显微外科技术条件的地区，其可以用于 Steinberg Ⅰ/Ⅱ/Ⅲ期股骨头坏死的治疗。

（五）带血管蒂或肌蒂的骨瓣转移术

髋部血运丰富，通过将原本不是股骨头血供来源的血管蒂或肌蒂骨瓣转运至坏死病灶，可以改善股骨头内循环，促进骨生成。但其没有力学支撑作用，且由于转运的骨量较少而需联合植骨术同时进行。大转子骨瓣和髂骨瓣是最常采用的骨瓣，缝匠肌、股直肌、股方肌等均可作为肌蒂，而最常采用的血管是旋股外侧动脉和旋髂深动脉。其技术优势是无须行血管吻合。

（六）吻合血管游离骨移植术

吻合血管游离骨移植术多指吻合血管的游离腓骨术（FVFG），国际上采用的术式主要以杜克大学 Urbaniak JR 教授和上海交通大学附属第六人民医院张长青教授倡导的技术为主。吻合血管的游离腓骨技术不仅可以为股骨头坏死部位提供有力的力学支撑，预防股骨头塌陷，还可改善股骨头内循环，提供有活力的骨形成细胞，达到骨诱导和骨形成的作用。迄今为止，唯有带血管的游离腓骨技术可以从根本上针对股骨头坏死发展的病理机制预防疾病进展。对于 Ficat Ⅰ/Ⅱ期或 Steinberg Ⅰ/Ⅱ/Ⅲ期股骨头尚未塌陷时，FVFG 治疗的病例经 10 年以上随访，自体髋关节保留率可超过 80%。对于青少年股骨头坏死，即使已发生塌陷，也可尝试采用 FVFG 技术进行保头治疗。腓骨供区的并发症发生率较低，但也需引起重视。FVFG 对显微外科技术要求较高，目前国内外只有为数不多的几家治疗机构开展了此项技术。

（七）髋部截骨术

多指 1978 年日本学者 Sugioka Y 创建的经转子旋转截骨术（TRO），适用于日本股骨头坏死研究标准Ⅲ期之内，对于ⅠC 期和Ⅱ期，Lauenstein 位摄片的健康股骨头面积不少于 36%。通过在髋部截骨，将健康的股骨头旋转至髋关节负重区，坏死区移出负重区，故该技术并未改变股骨头坏死的病理过程。目前，大部分髋部截骨术的研究报道均来自日本，世界其他地区的研究很难复制 Sugioka 报道的结果。同时，采用旋转截骨后可能对后续进行的人工髋关节置换带来一定的困难。

（八）多孔金属棒植入术

多孔金属是一类特殊的材料，它特有的孔隙率能够诱导新骨生成。临床常用的多孔金属是钽（Ta），将其制成钽棒，近十年来被应用于青壮年股骨头坏死的保头治疗。它可以提供股骨头坏死区域力学支撑并诱导新骨生成，对于塌陷前的股骨头坏死有一定的治疗作用，早期随访满意。但也有研究显示，钽棒并不会中止股骨头坏死的病理进程，用于治疗股骨头坏死并不优于髓芯减压术，需要引起重视。

三、小结与展望

股骨头坏死的病理机制目前尚未完全明确，其最终表现为骨内微循环的障碍以及骨稳态的破坏，生物学平衡的丧失最终导致股骨头力学上的失败，临床表现为股骨头坏死骨小梁的断裂和股骨头塌陷。股骨头坏死保头治疗方式多是针对疾病进程中的某一个方面，而带血管蒂的游离腓骨移植，不仅重建了股骨头的血运，而且带来了有活力的骨细胞，在力学上也实现了有效的支撑效应，是目前公认的保头治疗成功率最高的术式。

我们需要关注的是，是否通过有效的治疗方式就能实现保头的目的？显然，股骨头坏死的发生和进展过程中仍有诸多的不确定因素。遗传性危险因素的持续存在，在成功的保头治疗之后，是否还会继续诱发同侧髋关节出现第二次股骨头坏死？我们还不得而知。我们可以确定的是，股骨头坏死发生和进展过程中，各危险因素之间有累积叠加效应，股骨头坏死是多重打击造成的后果。保护股骨头的微循环稳定、维持骨稳态是预防股骨头坏死的重要策略。股骨头坏死的人群易感性、解剖学易感性以及自我修复调控，仍是未来研究的重点。

第五节　股骨近端截骨治疗股骨头坏死

股骨头缺血性坏死区与其血流分布并不完全相符，即血供好的区域也可能出现坏死，生物力学因素对 ONFH 的影响已越来越引起人们的重视。放射学诊断明确的 ONFH 患者并非都会发生塌陷，有些患者的囊变区会逐渐消失，而有些患者的囊变则可导致股骨头塌陷。前者囊变一般位于软骨下骨较远的区域或者范围较小，后者则多位于软骨下区或范围较大，这从另一个侧面揭示了生物力学因素对于 ONFH 的影响。

早在 20 世纪 50 年代，Pauwels 等就提出了内翻或外翻截骨术（VGEO）以改善股骨头的负重面。截骨术旨在将股骨头负重区骨坏死病损部位转至非负重区，以改变股骨的负重力线，代之以正常有结构支撑的关节软骨承载负重，防止股骨头塌陷及促进病灶内新骨的生成。Wagner 等在 20 世纪 60 年代首先报道了经转子间旋转截骨。1973 年日本 Sugioka 报道了他设计的一种新型手术——转子间旋转截骨术(TRO)，也取得了良好疗效。

对股骨头坏死的病理及影像学研究发现，绝大多数股骨头坏死的部位均在旋股内动脉分支的上干骺动脉的供血区（股骨头前外上侧负重区），而下干骺动脉的供血区（后侧非负重区）往往未累及，常保留完整的外形、正常的软骨面及带有血液供给的软骨下骨。股骨近端截骨术治疗 ONFH 是指经过转子间做内翻、外翻或旋转截骨，其设想是将骨坏死区域移开负重区，而将健康骨支撑的正常关节面移到负重区，防止股骨头塌陷，从而维持髋关节功能。此外，截骨术本身还有降低髓内压的作用。

股骨近端截骨按旋转平面的不同主要分经转子旋转截骨和转子间内翻或外翻截骨。目前欧美国家多采用内翻或外翻截骨，旋转截骨术式多在亚洲国家应用。

一、手术指征

术前应根据正侧位 X 线片、CT 和 MRI 仔细评估截骨方式，确定旋转或内外翻移动程度。截骨术最佳的适用对象是 X 线片上没有明显的骨性关节炎改变、没有关节间隙的丢失以及髋臼未累及者。

一般认为，截骨术的适应证为：

（1）年龄以 50 岁以下为宜。

（2）ARCO 分期中Ⅲ期和Ⅳ期早期的 ONFH 患者（因Ⅱ期患者用减压植骨、游离腓骨等创伤更小的手术即可获得较好疗效）。

（3）坏死灶小或中等面积（联合坏死角＜ 200°，正侧位 X 线片显露股骨头正常关节面保留在 1/3 以上）。

（4）髋关节屈曲活动＞ 90°，内收或外展活动＞ 25°（术后会有不同程度的关节粘连而使关节活动度减少，尤其对于旋转截骨术拟行关节囊广泛切开者）。

对于有骨代谢疾病和需继续应用皮质类固醇激素的患者，患髋有中到重度骨质疏松的患者为手术禁忌。

二、手术方法

（一）旋转截骨（Sugioka）

1. 术前准备

手术前，患者摄取双髋关节标准正位和蛙式位 X 线片，依据蛙式位片预估旋转截骨术前未坏死范围及其所占髋臼承重面的比例。如拟向前旋转截骨，可将标准蛙式位片中股骨头影像以纸模印出，并沿股骨颈方向反转 180°，此时的头臼对位关系可以视作截骨向前旋转 90° 后的正位头臼关系影像。

并以此预估在旋转截骨术后正常股骨头范围占据髋臼承重面的比例。如旋转后健康股骨头相对髋臼承重面的比例不到 1/3，则在旋转同时应考虑内翻，以增加头臼之间的匹配。

2. 手术体位

患者取侧卧位。

3. 切口

改良髋部 Oilier 入路，自髂前上棘下 3cm 起，沿阔筋膜张肌前缘，经过大转子下方，转向后上沿臀大肌纤维走行方向至坐骨棘弧形切开。

4. 手术步骤

首先分离阔筋膜张肌的前缘并自股直肌外侧进入，显露髋关节囊的前方。然后分离阔筋膜张肌后缘，牵开阔筋膜张肌后自大转子远端外侧，朝向股骨颈基底上方，平行于股骨颈轴线做第一刀截骨。将大转子连同附着其上的臀中肌、臀小肌、梨状肌一起翻向近端（图 5-2）。内旋下肢后，自后方切断短外旋肌群，显露髋关节囊的后方，此时注意保护旋股内侧动脉的深支（图 5-3）。

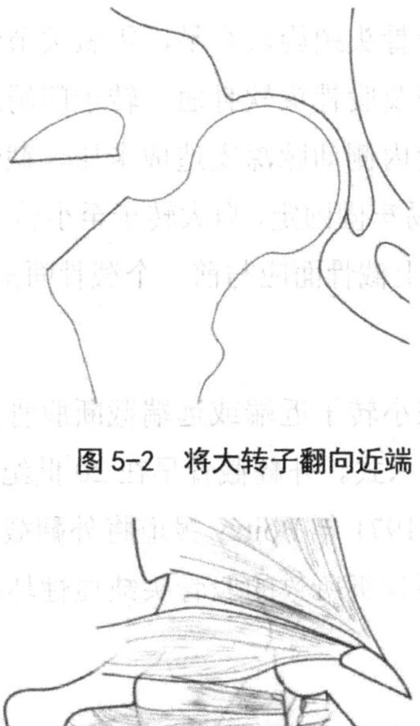

图 5-2　将大转子翻向近端

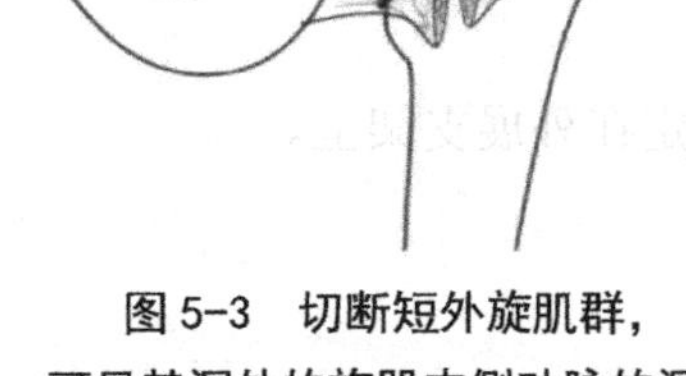

图 5-3　切断短外旋肌群，
可见其深处的旋股内侧动脉的深支

沿髋臼缘环行切开关节囊，显露股骨头颈。在第一刀截骨面距转子间嵴远端约 1.0cm 处与股骨颈轴线垂直插入 2 枚克氏针，摄片证实方向无误。沿克氏针指向小转子做第二刀截骨，截骨深度同第一刀截骨面的宽度。

如需术后使股骨头颈呈内翻位，可使截骨线向前（前旋）或向后（后旋）倾斜 10°。第三截骨面选择在紧靠小转子上，指向第二截骨面做截骨，此截骨面与第二截骨面不要形成锐角，而应大于等于 90°，否则截骨后股骨头颈旋转困难，对位也不好。

完成截骨后，股骨头颈块已经松动，此时在骨块的前方（向后旋）或后方（向前旋）插入 1 枚短粗斯氏针，以此作为把持向前或向后将股骨头颈旋转。旋转方向及程度依据术前设计而定，应将坏死区尽量移出负重区。

旋转完成后，以 2 ～ 3 枚克氏针自转子下至股骨头颈做临时固定，拍摄 X 线片，位置满意后加压螺钉固定。大转子截骨块可用钢丝或螺钉加压固定。

5. 术中注意事项

切勿损伤股骨头血供的主要血管（旋股内侧动脉）的深支主干。此动脉位于股方肌深处的脂肪组织中，术中两个步骤容易损伤此动脉：一为切断短外旋肌群的转子附着点时，此步骤不宜用电刀，而应将 5 块肌肉逐一用细的骨膜剥离子游离挑起手术刀切断，不要刻意分离此血管，而应保留其周围脂肪组织；二为经小转子上做第三截骨面时，应避开此血管打入骨刀。为使股骨头颈旋转容易，需做关节囊的环形切断，切关节囊时应尽量靠近髋臼盂唇侧，避免伤及股骨头软骨面。转子间嵴远端的短外旋肌需彻底切断，否则在截骨前旋时将会对旋股内侧动脉深支造成卡压。截骨术由 3 个截骨面构成，大转子截骨时骨块勿太小，否则不易牢固固定，自大转子至小转子截骨时应与股骨颈轴线垂直，不宜将小转子截断，自小转子上截骨面应与前一个截骨面呈钝角。

（二）外翻截骨

股骨近端外翻截骨是指在小转子近端或远端截断股骨，股骨头在冠状面上外旋，使关节外翻、颈干角增大的一种术式。外翻截骨早在 20 世纪初就被用来治疗内收型股骨颈骨折不愈合或延迟愈合患者。1971 年 Boitzy 报道将外翻截骨用于治疗股骨头缺血坏死，其最佳适应证为内收型股骨颈骨折所致的股骨头缺血性坏死。外翻截骨的术式很多，常用的为楔形截骨术。

1. 术前准备

患者摄取双髋关节 X 线片并行 CT 检查，依据放射诊断结果判定外翻截骨角度。

2. 手术体位

患者取仰卧位，双下肢固定在外展支架上。

3. 切口

股骨近端外侧纵行切口。

4. 手术步骤

纵行切开阔筋膜张肌，在距起点 1cm 内切开股外侧肌并向两侧牵开，在骨膜下显露股骨近端。设计截骨平面内侧位于小转子近端，截取一楔形底位于外侧的骨块，楔形底边的位置可位于大转子下的皮质部，也可选择在大转子间的骨松质。如选择经大转子楔形截骨，则需先平行于股骨颈长轴将大转子部分截下（参照旋转截骨第一刀）。

（1）大转子下外翻截骨：用电锯切除基底位于外侧的楔形骨块，如术中同时需调节股骨颈前倾角，截骨面可在水平面上适度地前倾或后倾。两截骨面对合后，股骨近端用刃钢板或解剖钢板固定。

（2）经大转子外翻截骨：此术式截骨部为骨松质，接触面积大，易于愈合。截骨后，先将转子间截骨面对位，以 2 ～ 3 枚拉力螺钉固定即可。大转子复位时与股骨颈之间会有一间隙，此间隙恰可用所截的楔形骨块植骨、填实，以短螺钉固定。被动活动患肢，各方向灵活而稳定。彻底冲洗、止血后，放置负压吸引，缝合切口。

5. 术中注意事项

因股骨距皮质坚硬、易劈裂，故截骨时可先行将小转子上方显示清楚。直视下先将此部位截断，然后再自外向内截骨。如患者有髋关节屈曲、挛缩，需先松解髂腰肌肌腱。外翻截骨角度为 25° ～ 30°。至于后伸、旋转角度和肢体长短，视术前具体畸形程度确定。

（三）内翻截骨

内翻截骨早期被用于矫正髋关节外翻畸形或治疗发育性髋关节脱位等。20 世纪 70 年代，人们开始将之用于治疗骨性关节炎，尤其是伴有髋关节半脱位的骨性关节炎。

小转子下方的内翻截骨，由于股骨干轴线外移、下肢短缩、大转子上移等原因，易发生相应的临床并发症，且对后期的人工关节置换有一定影响。目前内翻截骨的平面多选择在小转子上方，缩短了截骨面至股骨头旋转中心的力臂，可使股骨轴线外移及下肢短缩的程度减小，降低术后并发症的发生率。

1. 术前准备、手术体位、切口

同外翻截骨。

2. 手术步骤

显露股骨近端外侧，可先于小转子远端垂直于股骨干打入 1 枚克氏针做水平定位，再向股骨颈打入 1 枚斯氏针，与水平克氏针所成角度即为拟内翻的角度（15° ～ 25°）。首先于小转子近端平面水平截第一刀。用斯氏针内翻股骨头至与克氏针平行，于股骨近断面中外 1/3 处平行于克氏针截第二刀。所截的半楔形骨块可翻转置于外侧骨缺损处。根据需要行角钢板或微创锁钉板内固定。

3. 术中注意事项

截骨角度为 15° ～ 25°；后伸、旋转角度和肢体长短视术前具体畸形程度确定。

4. 并发症

内翻截股最常见的并发症是股骨短缩。Bombelli 等报道如完全去除截骨内翻后近侧的楔形骨端，内翻 20° 的截骨可使股骨平均短缩 24mm，当内翻达到 30° 时，股骨平均短缩约 38mm。如采用部分去除楔形骨端的术式，内翻 25° 以内的截骨，股骨平均短缩在 20mm 以内。另一个并发症是髋外展力量的下降，因此内翻截骨的角度最好控制在 25° 以内，如实际病情需增大内翻角度，则建议于转子间弧形截骨或选择旋转截骨。

（四）弧形截骨法

弧形截骨是日本学者西尾笃人于 1969 年设计的。与内翻截骨相比，具有下肢短缩少、大转子不上移、股骨干轴线无外移等优点，该术式较一般的内翻截骨略复杂。

1. 术前准备

患者摄取双髋关节 X 线片和 CT 检查，依据放射诊断结果判定内翻或外翻截骨，拟定合适的外展或内翻角度。

2. 手术体位

患者取侧卧位。

3. 切口

股骨近端外侧纵行切口。

4. 手术步骤

显露大转子及近端股骨的前后端。自大转子顶点内侧起，经转子间嵴外侧到小转子上做圆弧，弧度以圆弧顶点距转子间嵴大于 1cm 为宜，以电刀标记。沿标记好的弧形截骨线，用细钻头自后向前水平位连续钻孔，孔间距与截骨所用窄骨刀相符。在孔间水平方向用窄骨刀自后向前截骨。截骨完成后，在截骨线上选一点，在此点截骨线远近端两侧各钻入 1 枚克氏针，并将其剪短作为标记。外展髋关节，以拉钩维持近端截骨段于外展位，然后内收下肢使远端截骨段沿弧形截骨线滑移。观察标记的克氏针间距达到术前设计的距离时，自大转子外侧向股骨头颈部打入 2 ～ 3 枚斯氏针做临时固定。X 线片透视满意后选取合适的螺钉予以固定。

5. 术中注意事项

小转子部截骨时，要用锐骨刀先将小转子部骨皮质截断，以避免此部位因应力作用而发生骨质劈裂。

（五）外侧入路 T 形旋转截骨法

Sugioka 的旋转截骨术式将髋关节前后侧分离显露，手术操作复杂，时间长，需切断后面的短外旋肌群，完全分离关节囊远端，术后对功能影响较大。有不少学者重复了 Sugioka 的手术方案，成功率报道差异较大。失败病例的原因可能包括以下几种：手术技巧没有完全掌握，造成动脉损伤；内固定不稳固导致的截骨面延迟愈合；股骨颈持续内翻等。为此，笔者团队设计了一种操作更为简便的前侧入路 T 形旋转截骨术式治疗股骨头坏死。此术式为关节囊前方入路，仅分离髋关节囊前方，后方关节囊保持完整，不切断短外旋肌，对髋关节的损伤要小于 Sugioka。本术式旋转幅度相对小于 Sugioka，适用于股骨头坏死病变区小、术前评估以向后方旋转为宜的患者。

1. 术前准备

患者摄取双髋关节 X 线片并行 CT 检查，拟定合适的旋转角度。

2. 手术体位

患者取仰卧位，手术侧肢体屈髋 45°。

3. 切口

股骨近端外侧纵行切口。

4. 手术步骤

患者仰卧于手术台上，切口以大转子为中心，平行于股骨长轴，向远近端各延长 3 ～ 5cm，长 10 ～ 13cm。

纵行切开阔筋膜张肌，显露股外侧肌、大转子外侧部及臀中肌。

紧贴大转子前缘，沿肌纤维走向，部分切开臀中肌及股外侧肌的附着处，显露髋关节前方。切开前侧关节囊，用一小 Hohmann 拉钩插入股骨颈前下方，拉向内侧，内收、外旋髋关节，显露股骨颈前方。用一把 Hohmann 拉钩插在股骨颈与大转子移行处，另一把拉钩插在大转子下缘与股外侧肌之间，将臀中肌及股外侧肌拉向外侧，显露截骨部位。

第一刀截骨线：由大转子梨状窝外缘起，与大转子外侧缘平行，由前向后做第一刀截骨，截骨线距大转子外缘顶点以小于 1.5cm 为宜。

截断的大转子近端有臀中肌、臀小肌等附着，远端有股外侧肌起点附着，与上述肌肉一起被 Hohmann 拉钩拉向后外侧。

第二刀截骨线：垂直于第一刀截骨线，指向小转子近极，并垂直于水平面由前向后做第二刀截骨。

第二刀截骨面与第一截骨面相交呈“T”形，后方截骨断面位于转子间嵴的远端约 1cm 处，与转子间嵴有一 15 ～ 20° 的夹角。

于股骨颈上自前内向后外侧打入 1 ～ 2 枚操纵斯氏针（如拟向内旋转，则由前外向后内打入），用以调节截骨近端旋转。

有时小转子较大，第二刀截骨指向小转子中点，需行第三刀截骨。可直接用骨刀操作，于第二刀截骨线的内侧端截向小转子近极，与第二刀的交角≥ 90°。

至此，股骨颈于基底部离断，类似于转子间骨折，后方骨折线位于关节囊的远端，关节囊相对完整。股方肌大部分位于截骨线远端，头颈部骨块后方仅有下孖肌、闭孔内肌附着，旋股内侧动脉升支位于截骨面的近端。

控制之前打入股骨颈部的斯氏针，以股骨颈长轴为轴线外旋，助手牵拉并内旋远端肢体可相对增加股骨颈外旋角度，旋转幅度可达 90° ～ 120°（与关节囊松紧有关，术前查体可协助预判）。向前旋转幅度因受旋股内动脉牵拉影响，宜小于 70°。自前外向后内以克氏针临时固定截骨断端，X线透视观察截骨旋转效果。

复位大转子骨块后以股骨近端锁钉钢板固定所有骨块。

5. 术中注意事项

（1）前侧关节囊的切开有助于增大旋转角度。

（2）第一刀截骨时应垂直向后，过于偏外可致大转子骨块过小，后期复位时易骨折，偏内则有可能伤及旋股内侧动脉的升支。

（3）大转子骨块远近端均有肌肉牵拉，可保证此骨块的血供。复位时可用电锯打磨由前内旋转至外侧面的股骨颈部皮质，以利于大转子的愈合。

（4）第二刀截骨时与第一刀截骨线垂直，而不是与股骨颈垂直，指向小转子近极或顶点。

（5）截骨后，后方关节囊完整，向后旋转时受短外旋肌群的牵拉影响较小，故无须另做外旋肌切断处理。

（6）旋转同时多伴有轻度的髋外翻效果。

三、术后功能锻炼

术后做皮牵引2～3周，待关节囊愈合后即可做关节主动或被动活动；3～4周持拐不负重下地；3～4个月摄片复查；用拐保护行走6个月～1年；视截骨愈合情况，逐渐恢复工作与生活。

四、临床随访

Sugioka本人报道TRO优良率较高，136髋随访超过10年，按Ficat分期，Ⅱ期满意率为82%，Ⅲ期为72%，Ⅳ期为52%。他认为截骨后坏死区占负重区的比例大小与疗效有关，大于36%者，满意率仅为21%～35%；而小于20%者，满意率高达66.7%～96.8%。Lauglais等报道TRO随访超过5年，32髋为优良（70%，其中Ficat分期Ⅱ期2髋，Ficat分期Ⅲ期23髋，Ficat分期Ⅳ期7髋）；14髋结果为差（30%）。韩国Koo等报道也反映TRO的疗效较好。但美国及欧洲的相关研究结果却不佳。Sugano等对41髋TRO随访11年，优良率仅56%。疗效差别大的原因可能是由于技术细节未掌握或适应证选择的问题。Langlais及Atsumi等对Sugioka截骨术进行技术改良，取得较好疗效，也扩大了手术适用范围。技术改良包括截骨向后旋转、加大旋转度、截骨术后股骨头和股骨颈应呈稍内翻位及应用带侧板的加压螺钉固定等。提倡术后早期活动。

手术技术相对简单的内翻与外翻截骨在欧洲应用较为普遍，Schneider等比较了各种截骨法治疗股骨头坏死的结果，发现TRO并发症发生率最高（55%），内外翻截骨结果优于旋转截骨。多数学者认为坏死病灶的大小是决定截骨术成败的关键，因此术前对髋关节的影像学评价，用髋关节正侧位片计算出坏死区位置和大小，判断出坏死灶是否可以移出负重区尤其重要，如果坏死区很大，旋转截骨对应力改善不大。

Nakai等观察发现，在截骨术后的新负重区可以观察到软骨面下裂隙及骨赘形成等骨性关节炎征象，骨小梁厚度及数量减少，可见到少量的成骨细胞、破骨细胞及骨细胞。他认为旋前截骨术失败的病例其原因是：新负重区的骨质疏松导致塌陷的发生。骨质疏松可能是截骨术前即存在，也可能是截骨术后应力集中所致。

转子间截骨手术以后再进行人工关节置换手术效果是否可能受到影响目前还没有一致意见。有些学者认为影响明显，如增加手术难度和出血量、影响术后长期结果、增加感染率等。也有学者认为不影响人工关节置换术的结果，只是增加出血量。TRO 的优点是截骨后未改变股骨髓腔的排列，可为日后行人工全髋关节置换术时股骨柄假体插入提供便利，而转子间内外翻截骨术后截骨的近端移位使髓腔排列改变，从而在行人工关节置换术时股骨柄假体插入困难。根据骨科界共识，截骨术手术对股骨近端骨结构改变较大。因此，手术对以后的人工关节置换手术难度和临床结果有明显影响。

目前，股骨近端截骨术没有被广泛接受为治疗股骨头坏死的术式，我国近几年对其文献报道较少。其原因分析可能包括预后的不确定性、手术步骤烦琐及失败后会给人工髋关节置换术带来困难等。

五、典型病例

（一）病史

患者，男性，18 岁。因外伤后右髋部疼痛 2 个月就诊，X 线及 CT 显示右侧股骨头骨折（Brumback Ⅱ A 型），骨折累及股骨头负重区，可见明显骨折缺损。

（二） 3D 打印患髋模型

术前 CT 三维重建骨盆及患侧股骨近端，并以 3D 打印技术构建患髋模型。

（三）手术方案

根据影像及患髋的 3D 重建结果，拟行旋转截骨术治疗，手术方案为经大转子 T 形旋转截骨术。第一刀距大转子外缘约 1.5cm 处，平行于股骨颈长轴截开大转子并同附着其上的臀中肌、臀小肌、梨状肌一起翻向近端；第二刀于小转子近极水平垂直于股骨颈长轴截断股骨颈基底部，与第一刀相交呈“T”形。不剥离关节囊，不切断后方的外旋肌。以股骨颈为轴旋转，向后旋转幅度可达 120°。

（四）手术步骤

1. 手术切口

选用髋关节外侧切口，切开部分臀中肌，暴露关节囊。

2. 手术过程

（1）第一刀平行于股骨颈行大转子截骨术，于截骨面的基底部标识，并于近端打入 1 枚克氏针，用以调整截骨近端旋转。

（2）再于股骨颈基底部近小转子水平垂直于股骨颈长轴截骨，用先前打入的克氏针撬拨截骨近端向前方旋转约 120°。

（3）术中X线透视股骨头负重区，缺损明显改善。

（4）术后2个月随访，患者扶拐功能锻炼，无疼痛不适。

（5）旋股内侧动脉、旋股外侧动脉高选择性造影显示内外侧颈升动脉均畅通，股骨头血供未受影响。

第六节 康 复

一、扶物下蹲法

单手或双手前伸扶住固定物，身体直立，双足分开，与肩同宽，慢慢下蹲后再起立，反复进行3～5分钟。

二、患肢摆动法

单手或双手前伸或侧伸扶住固定物，单足负重而立，患肢前屈、后伸、内收、外展摆动3～5分钟。

三、内外旋转法

手扶固定物站立，单足略向前伸，足跟着地，做内旋和外旋3～5分钟。

四、屈髋法

患者正坐于床边或椅子上，双下肢自然分开，患者反复做屈髋屈膝运动3～5分钟。

五、开合法

患者正坐于椅、凳上，髋膝踝关节各成90°角，双足分开，以双足间为轴心，做双膝外展，内收运动3～5分钟。

六、蹬空屈伸法

患者仰卧位，双手置于体侧，双下肢交替屈髋屈膝，使小腿悬于空中，像蹬自行车一样运动5～10分钟，以屈曲髋关节为主，幅度、次数逐渐增加。

七、患肢摆动法

取仰卧位，双下肢伸直，双手置于体侧，患肢直腿抬高到一定限度，做内收、外展5～10分钟。

八、内外旋转法

患者取仰卧位，双下肢伸直，双足与肩等宽，双手置于体侧，以足跟为轴心、双足尖及下肢做内旋、外旋活动5～10分钟，以功能受限严重一侧为主。

九、屈髋开合法

患者仰卧位，屈髋、屈膝，双足并拢踩在床栏上，以双足下部为轴心，做双膝内收、外展活动 5 ～ 10 分钟，以髋关节受限严重侧为主，幅度、次数逐渐增加。

十、俯卧开合法

患者取俯卧位，双膝与肩同宽，下肢伸直，双手置于胸前上方，然后屈膝 90°，以双膝前部作轴心，做小腿内收、外展活动 5 ～ 10 分钟，以髋关节严重一侧为主，幅度、次数逐渐增加。

除了以上介绍的康复锻炼操，患者还需要注意以下方面。

（1）股骨头坏死早期可扶拐行走，双侧股骨头坏死扶双拐行走，可根据病情制定早、晚行走距离。如果病情允许，身体状况好，可以骑自行车或骑三轮车。

（2）股骨头坏死需要卧床时，要进行上肢功能锻炼，用拉力器等器械辅助，同时注意活动膝关节和踝关节以及健侧髋关节。

（3）股骨头坏死中、后期，膝关节活动受限较严重，还要坚持扶拐行走，如果不能扶拐行走，可坐轮椅车进行户外活动。

（4）在活动过程中，防止摔倒，造成骨折，因为股骨头坏死髋关节活动受限，骨质脆弱，所以反应能力下降，易出现骨折，户外活动时口碑较好由他人照顾。

（5）条件允许时，要坚持每天进行户外活动，晒太阳，因晒太阳可以在皮肤及机体内合成维生素 D，维生素 D 能促进人体对钙、磷的吸收，减少骨骼中钙、磷成分的丢失，对维持股骨头骨量，促进坏死骨的再生与修复是大有好处的。

第六章　腰椎管狭窄

第一节　腰椎管狭窄的分期及病因

腰椎管狭窄是晚年发生腰腿痛的常见原因，它严重影响患者的劳动及日常生活能力。其病因复杂，了解椎管狭窄的发生机制及各个阶段的病理改变，对椎管狭窄的治疗是极其重要的。

一、退行性脊柱侧弯发病机制

目前对退行性脊柱侧弯的发病机制尚不完全清楚，一般认为其发生和进展的主要因素是脊柱椎间盘及椎间关节的不对称退行性改变，在退行性脊柱侧弯的发病过程中，有学者认为椎间盘非对称性退变是始动因素，并继发引起椎间小关节、韧带和肌肉的一系列退变。也有学者认为椎间盘退变有两方面原因，一方面，随着年龄增长，椎间盘细胞代谢功能紊乱，导致椎间盘组织内蛋白聚糖、胶原组织和水分减少；另一方面，因间盘组织内不含血管，其主要通过上下软骨终板的渗透性作用提供营养，而随着年龄增长，终板的渗透性降低，间盘组织因缺乏营养而变形降解，尤其是髓核组织。以上病理生理引起间盘高度的减少以及节段不稳，影响椎间盘正常贮存能量并分散负荷的能力。继而产生全脊柱的非对称性负荷，形成非对称性畸形，这种畸形又反过来传递非对称性负荷，进一步加重了退变，周而复始形成恶性循环，导致侧凸的进行性发展。

骨质疏松和椎体压缩性骨折可能起到相关作用。由于退行性脊柱侧弯患者多为45岁以上的中老年人，这些患者多数合并重度的骨质疏松，且有时可在此类患者的X线片发现骨质疏松性椎体压缩骨折。而另一些学者不同意上述观点，因为在没有骨质疏松和骨软化症的成人群体中也可发生退行性侧凸，故认为其与退行性脊柱侧弯的发生没有直接联系。因此，骨质疏松可能与侧凸的进展相关，但并不是主要原因。

二、腰椎管狭窄的分期和病理

根据病理学和临床特点，腰椎管狭窄可分为三期。

（一）功能紊乱期

由于反复地、细小地屈伸、旋转等磨损创伤，脊柱后方的小关节及椎间盘的纤维环发生退行性改变，从而引起腰痛。时好时坏，影像学上还没有明显器质性改变。疼痛的刺激因素主要来自脊柱后方及关节，产生一系列病理性改变：滑膜炎、关节囊撕裂、关节软骨退行性变、覆盖的肌肉痉挛、椎间盘纤维环的周边撕裂等，虽然可能愈合，但形成的瘢痕组织比正常胶原纤维的力量差。如此反复创伤愈合。瘢痕组织退行性变持续发展加重，病情由轻变重，向第二阶段发展。

（二）非固定期

开始有小关节的破坏松动、关节囊的松弛以及椎间盘纤维环的放射状撕裂引起髓核膨出、突出等器质性改变，在脊柱后方小关节及椎间盘出现异常活动，脊柱失稳。在这期，只在腰椎的旋转以及过伸、屈曲活动时，由于有异常活动的上关节突向前向后移动压迫腰神经根时，出现症状。改变姿势关节突复位时症状消失。

（三）固定期

退行性变持续发展，髓核丧失、椎间盘内的结构纤维化真空样变、关节软骨破坏以及骨赘形成，产生固定性畸形，神经根的压迫症状为持续性。产生关节僵硬，异常活动减少，当椎间隙小于 2mm 时，脊柱又可重新稳定。但此时患者可有椎间盘突出及椎管中央或侧方狭窄发生。

三、腰椎管狭窄的分类

（一）侧方狭窄

为侧方腰神经受到挤压，椎体后方的两个小关节及椎间盘中任何一个有病变，都可使腰神经根受挤压，出现症状。如后关节囊的松弛以及椎间盘的蜕变，使椎间隙变窄，两个椎体互相靠近，后方的小关节半脱位。此时上关节突向上向前移动，使椎间孔及椎管外侧部分变窄。把神经根挤夹在上关节顶端、上位椎弓根及椎体后缘之间，产生挤夹症状。而上关节内缘长出的骨赘向内突出，可压迫下一个平面的神经根。每个脊柱平面上，可有两个神经根被挤夹。如 L_5、S_1 平面，L_5 神经根可挤夹在 L_5 椎弓根、骶椎上关节突及 L_5 椎体后缘之间。另外 S_1 神经根可挤夹在骶椎上关节突及骶椎椎体后缘之间的关节下隐窝内。每个神经又可在二个平面受挤夹。如 L_5 神经根在 L_4、L_5 平面，可被挤夹在 L_5 上关节突及 L 椎体后缘组成的关节下隐窝内，同时还可被挤夹在 L_5、S_1 平面的 L_5 椎弓根、骶椎上关节突及 L_5 椎体后缘之间。

（二）椎管中央狭窄

下关节突的骨赘向内侧增大，使中央椎管狭窄，压迫马尾。病变开始时仅涉及一个平面，常见为 L_4、L_5。以后病变涉及上下平面，引起多平面的中央或侧方椎管狭窄。

（三）发育性椎管狭窄

由于生长期不同成分的异常发育，均可导致椎管中央或侧方狭窄。一般发育性椎管狭窄很少单独发生症状。常常在有轻度椎间盘突出或退行性变时，椎管狭窄的症状才出现。

四、椎管狭窄的分型

造成椎管狭窄的因素很多，如创伤、脊柱滑脱、椎板切除术后、椎间盘突出、脊柱融合术后、Paget 病、慢性氟中毒及硬膜外肿物等均可引起椎管狭窄。

根据病因将椎管狭窄分成下列几种类型：

（1）先天性和发育性：①软骨发育不全。②特发性。

（2）退行性：①中央型。②周边型。③退行性脊柱滑脱。

（3）综合性：发育性、退行性及椎间盘突出综合而成的椎管狭窄。

（4）脊柱滑脱及椎骨脱离。

（5）医源性：①椎板切除术后。②脊柱融合术后（包括前或后融合）。

（6）创伤性（晚期改变）。

（7）代谢性（氟中毒）。

（8）其他（Paget 病等）。

第二节　腰椎管狭窄的临床表现及诊断

一、临床表现

患者多半主诉腿痛、腿麻，步行一段距离后症状加重。腰椎前屈、患者下蹲或休息几分钟，症状好转，称为间歇性跛行。患者可骑自行车，但步行困难。少数患者有上山容易下山困难现象，直腿抬高试验常为阴性，病史较长的患者也可有感觉、运动障碍及反射的改变。

影像学检查很重要。普通 X 线片发现椎间隙变窄，椎体骨赘形成，后方小关节增大，中央及侧方椎管明显变小均应怀疑椎管狭窄。侧位的过伸位、屈曲位及正位左右倾斜位 X 线片，可以诊断脊柱是否稳定。脊髓造影对于椎间盘突出及椎管中央狭窄的诊断有帮助，但对侧方椎管狭窄的诊断帮助不大。CT 分辨能力强，它对椎间盘突出、椎管中央及侧方狭窄的诊断都很重要。因此，术前几乎每个患者可以借助 CT 明确诊断。椎间盘造影对合并有椎间盘突出的诊断有意义。MRI 是很好的诊断手段。此外，肌电图等检查也是有意义的。

二、诊断与鉴别诊断

根据临床表现、影像学检查，应可诊断。但需除外：

（1）糖尿病、甲状腺功能低下及酒精中毒引起的周围神经病变，也有下肢麻木症状。

（2）运动神经元疾病。

（3）缺血性跛行。

（4）脊柱肿瘤（原发或转移瘤）。

第三节　腰椎管狭窄的治疗

腰椎管狭窄应根据患者年龄、症状和临床分期确定治疗方法，通常分保守治疗及手术治疗两种。

一、保守治疗

对于症状和体征均不严重的轻、中度患者，常用保守疗法。非固定期的患者经保守治疗后，可克服其不稳定性，回到功能紊乱期。保守治疗的目的在于减轻症状，明确诊断。方法包括休息、止痛、局部理疗、纠正不正当姿势和进行适当的有针对性的腰部肌肉锻炼。为此应了解腰椎的结构、病变的类型以及疼痛的原因。古语云“久坐伤腰”，长时间坐着工作，容易引起腰肌劳损，不但引起腰部疼痛，而且保护腰椎能力下降，使病变发展加重。所以要纠正日常生活的活动规律和姿势。椎管狭窄患者腰部从伸直位转移到屈曲位时，椎管的容积增加 5mL 左右，故能缓解椎管狭窄症，反之症状加重，所以站立或下山时症状加重，患者可骑自行车，但步行困难，因此患者常常在站、坐、行走或睡觉时不自觉地采取屈曲的姿势。锻炼项目包括脊柱的屈曲肌群即腹肌的锻炼（仰卧起坐操），每天至少 2 次，每次 10 分钟。手法推拿和小关节的局部封闭等方法都一样，只能减轻肌肉痉挛，缓解一些腰部疼痛症状，但对控制椎管狭窄发展本身无作用，而腰部肌群锻炼是主要的。

二、手术治疗

（一）手术指征

（1）疼痛影响日常活动和睡眠，步行＜ 50m 距离，夜间下肢痛，影响睡眠，保守治疗无效者。

（2）进行性的神经系统症状，如股四头肌无力、膝关节弯曲受限、踝关节不能背伸等。

（3）膀胱功能障碍。

（二）手术目的

预防进一步的功能障碍，减少疼痛以及改善日常活动是手术的主要目的。必须向患者讲清不能保证疼痛完全消失，功能明显改善。

（三）手术方法

1. 彻底地减压及内固定

椎板减压需充分，宜广泛椎板切除。每个平面的减压范围至少应包括上位椎板的下 1/3，下位椎板的上 1/4，黄韧带要充分切除，解除侧隐窝狭窄。神经根行经的侧隐窝。5mm 的直径为正常，4mm 为边缘值，3mm 为狭窄。侧隐窝宜扩大到不少于 5mm（用神经剥离子探查骨和神经根之间有宽松感即可），一般用骨刀切除下关节突的下 1/3 ～ 1/2（有内固定时），即可见到上关节突的关节软骨及附着在其内侧增厚的黄韧带，要充分切除，须去掉上关节突的内侧 1/3，并且扩大侧方椎管到椎间孔。扩大时宜用 Kerrison 小心仔细地一点点去掉骨质。即使完全是中央型椎管狭窄，上关节突的内侧部分也应切除。

椎板切除的长度原则是既要足以充分减压，若关节突切除不超过 1/3 时，不会导致脊柱不稳定，所以无内固定者，不要超过此限。自从内固定手术问世以后，特别是近年来椎弓根螺丝钉的发明后，椎板减压可以广泛、彻底，不必担忧脊柱的不稳定。减压范围根据临床症状、脊髓造影、CT 及手术所见而决定。理论上要求减压后出现硬膜的正常搏动，但不一定看得见，一般用神经剥离子探查骨和神经根之间有宽松感即可。

2. 脊柱融合

多年来对保守治疗无效的严重下腰痛患者，侧位动态 X 线片有异常活动时可采用脊柱融合术来治疗。但 Broasky 报告融合后椎管狭窄的发病率很高，目前对这样病例，可用非融合技术的半刚度固定。

3. 预防术后粘连

术中仔细止血，避免血肿形成，椎管内出血可用双极电凝止血。椎管外用骨蜡及电凝止血。另可从皮下组织切取 1 ～ 2cm 厚的脂肪，放在硬膜后面，预防粘连，伤口负压引流。

（四）术后处理

术后第 2 ～ 3 天后，患者即可起床，10 天左右出院。住院期间教会患者保护腰部的训练及加强腹肌的锻炼姿势和骨盆倾斜纠正的训练等。分别在 1 个月和 3 个月后复查。我们的经验是根据患者的体质、狭窄的严重度及手术的大小、范围来决定。一般需卧床 1 周，然后支具保护起床活动及锻炼肌肉，并继续用支具保护 3 个月。然后门诊复查，估计手术效果。

（五）手术失败的原因

手术平面有错误、椎间盘突出复发、单纯脊柱融合术引起椎管狭窄等。但最主要的原因是侧方椎管狭窄减压不够。另外，单纯减压对两个椎体间异常活动的增加未认识到和给予治疗致手术失败。

第四节　康　复

一、术后管理

1. 体位

术后患者需要去枕平卧 6 小时，术后 6 小时后每 2 小时协助翻身一次，采用轴线翻身，切忌扭动，术后当天患者应尽量以平卧为主，减少活动。

2. 引流

放置引流管者，应保持其通畅，防止扭曲、松动，详细记录引流液的性质及量，当每 24 小时引流量小于 50mL 时就可以拔除引流管。

3. 饮食

手术后 4 小时可以进流食，24 小时恢复正常饮食。

4. 下床活动时机

术后 3 ～ 4 周，在腰围保护下，逐渐下床活动。

二、康复治疗

1. 术后 0 ～ 2 周

（1）踝泵练习，预防下肢深静脉血栓。

（2）股四头肌等长练习、腘绳肌等长练习，在不增加疼痛情况下进行，5 ～ 10 次 / 组，15 ～ 20 组 / 日。

（3）被动直腿抬高练习、主动直腿抬高练习、腹肌等长收缩、腰背肌等长收缩，在轻痛情况下进行，5 ～ 10 次 / 组，2 ～ 3 组 / 日。

2. 术后 3 ～ 4 周

佩戴 TLSO 矫形器或 LSO 矫形器。

（1）床上双桥练习。

（2）坐位练习：床边坐位，双足放在地面，保持屈髋、屈膝 90°。

（3）站立负重练习。

（4）平衡练习：在站立负重练习基础上，左右前后移动身体重心，达到左右重心转移平衡。

3. 术后 4 ～ 8 周

（1）静蹲练习。

（2）跨步练习，包括左右前后方向的跨步移动，为进一步的步行做准备。

4. 术后 8 周

逐步解除矫形器佩戴，恢复正常站立、坐位时间。

第七章　强直性脊柱炎

第一节　病理生理变化

强直性脊柱炎（AS）的基本病理为关节滑膜部位原发性、慢性、血管翳破坏性炎症，韧带附着端病（滑膜增殖肥厚和肉芽组织增生），属继发性修复性病变。本病病理改变与类风湿关节炎（RA）的不同点是，关节及关节旁组织、韧带、椎间盘和环状纤维组织有明显钙化趋势，周围关节一般不发生侵蚀性和畸形改变。

AS 关节处的病理变化在早期与 RA 相似，呈非特异性滑膜炎。两者都以增殖性肉芽组织为特点的滑膜炎开始。此时镜检可见滑膜增厚、绒毛形成、浆细胞和淋巴细胞浸润，这些炎症细胞多聚集在小血管周围，呈巢状。滑膜被覆细胞增生，纤维素渗出及沉着，但炎症细胞浸润程度较轻，结缔组织也仅呈轻度反应性增生。免疫组织化学检查可见 AS 滑膜炎浆细胞浸润以 IgG 型和 IgA 型为主，与 RA 以 IgM 型为主有所不同。滑液方面，AS 滑液中多核白细胞数较 RA 滑液低，而淋巴细胞数较 RA 滑液高。典型 AS 滑膜可见吞噬单核细胞（CPM，即吞噬了变性多核白细胞的巨噬细胞），而类风湿细胞（ragocyte）少见。

AS 的晚期病变则与 RA 截然不同。在 AS，关节破坏较轻，因而很少发生骨质吸收或脱位，但关节囊、肌腱、韧带的骨附着点炎症或称肌腱端病变是 AS 的主要病理特点。其病理过程为以关节囊、肌腱、韧带的骨附着点为中心的慢性炎症。初期以淋巴细胞、浆细胞浸润为主，伴少数多核细胞。炎症过程引起附着点的侵蚀，附近骨髓炎症、水肿，乃至造成血细胞消失，进而肉芽组织形成。肉芽组织既破坏松骨质，又向韧带、肌腱或关节囊内蔓延。在组织修复过程中，骨质生成过多、过盛，新生骨组织不但填补松质骨缺损处，还向附近的韧带、肌腱或关节囊内延伸，形成韧带骨赘。在纵轴骨的小关节可导致关节囊骨化。脊椎骨则见椎间盘纤维环的外周纤维细胞增生及化生为软骨。邻近脊椎相连处的椎间盘软骨增生以后骨化，最后导致相邻脊椎的外周呈骨性连合。骨赘形成并纵向延伸，在两个相邻的椎体间连接形成骨桥。椎间盘纤维环与骨连接处的骨化使椎体变方，脊柱外观如竹节状，称为竹节脊柱。关节邻近的骨膜也呈反应性骨质增生，可延伸至干骺端，导致皮质骨表面不光滑。这可解释 X 线所见邻近关节骨性相连。骨质表面呈硬化及腐蚀状，炎症可扩延至相邻的前纵韧带。当并发椎间假关节时，切除椎间病灶和相邻的椎体终板，其病理表现为椎间盘和椎体终板组织坏死与纤维组织和血管组织同时存在，这是创伤后组织自行修复的表现。这种附着点病可见于软骨关节或双合关节，尤其是活动性较差的关节，如骶髂关节、脊椎关节突关节、柄胸结合、肋骨软骨连结、肱骨大结节和内（外）上髁、髂嵴和髂骨前后棘、股骨粗隆、胫骨粗隆、收肌结节、股骨和胫骨内（外）髁、腓骨头、足跖筋膜和足跟跟腱附着点、颈胸腰椎棘突及坐骨结节等部位附着点的炎症，均可引起临床症状。附着点炎症情况常作为判断病情活动性的重要临床指标。

晚期患者，尚可见椎骨有局灶性破坏区（称为 Anderson 缺损）。椎间盘相连处 S 体中心部的缺损区，在镜下为部分椎间盘软骨凸入骨质内（软骨疝或称为 Schmorl 软骨结节），考虑为患者的骨质疏松、软骨下骨质的炎症浸润。患者应力方向的改变，可反复损伤椎间盘与椎骨相接面，从而促使部分椎间盘组织凸入椎体内。有时表现为椎体外围部缺损，其发生与老年性脊椎后凸（驼背）的机制相似，即由于椎体骨质疏松，支持力不足，致相邻椎骨前部塌陷。骨质疏松严重者可引起椎骨骨折，尤其在颈椎部，可合并脊神经受压症状，甚至死亡。AS 临床多有颈椎受累表现，占 20%～50%。近年亦有报道合并寰枢椎脱位者，其中病情较重和病程较长者（通常从发病至颈椎受累要经过 10 年时间），可因病变颈椎的肌腱、韧带附着点长期慢性炎症，使局部肌肉、韧带、关节囊水肿和松弛及局部骨质脱钙而引起寰枢横韧带松动，寰枢关节稳定性下降，加之颅底寰椎和枢椎之小关节面近于水平状，当颈部活动用力过猛或受外力影响时，可致局部撕脱，引起寰枢椎脱位，造成脊髓受压，严重时可致瘫痪，甚至死亡。

第二节　临床表现

一、炎性腰背痛

炎性腰背痛（IBP）是 AS 患者的主要症状，与疾病的诊断、分型相关，且常见于疾病早期。流行病学研究报道，约 50% 的 AS 患者以炎性腰背痛为首发症状。但人群中腰背痛是极其常见的症状，引起腰背痛的常见原因除炎症外，还有机械性腰背痛（MLBP）。20%～30% 的 AS 患者存在机械性腰背痛。为了方便临床工作人员鉴别腰背痛的性质，研究人员试图制定炎性腰背痛的临床标准，先后出台了 Calin 标准、新纽约标准、柏林标准及最新的国际脊柱关节病研究协会（ASAS）制定的标准。各个标准的制定方法、敏感性及特异性各不相同。

（一）炎性腰背痛诊断标准的演变及特点

1949 年 Hart 等首次对炎性腰背痛进行了临床描述，“一种反复发作的疼痛和僵直，且休息后症状加重”。患者晨起时僵硬和疼痛，逐渐缓解，在下午至睡觉前症状最轻。这种症状可在活动后缓解，但睡觉后再发。部分个体在夜间痛醒，活动脊柱后缓解方可入睡。

1977年出台了Calin标准，是第一个也是最常用的炎性腰背痛诊断标准，同时是欧洲SpA研究组采用的标准。在对138例研究对象（42例HLA-B27阳性的SpA患者、21例HLA-B27阴性的骨骼畸形患者及75例健康对照）进行包含17个问题的调查问卷后的结果进行统计分析，最终确定了5条诊断标准：40岁前发病、隐袭起病、活动后症状改善、腰背部的晨僵和症状持续至少3个月；5条标准中至少符合4条，即可判定为炎性腰背痛。随后的研究表明，Calin标准的特异性为75%，而敏感性仅为23%和38%。

1984年改良的炎性腰背痛定义用于AS诊断的新纽约标准，同时用于SpA诊断的Amor标准。van der Linden在人群和家族调查的基础上，最终确定炎性腰背痛为一种存在晨僵，活动后缓解，休息后不缓解，且症状持续超过3个月的腰背痛。随后的研究证实，该定义的特异性和敏感性分别为66.2%、54.8%。

2006年，一套新的炎性腰背痛标准（柏林标准）被提出。基于一项包括101例AS患者和112例机械性腰背痛的对照组研究，最终确定了4条诊断标准：腰背部的晨僵持续至少30分钟、活动后症状改善而休息后症状无改善、夜间痛（特指后半夜痛醒）和转移性髋部疼痛；4条标准中至少符合2条，即可判定为炎性腰背痛。该标准的敏感性和特异性分别为70.3%和81.2%，若符合4条标准中的3条，则阳性率增加12.4%。

2004年国际脊柱关节炎评估协会（ASAS）启动了一项国际科研项目，探讨炎性腰背痛的新标准。共13名风湿科专家参与研究；20例患者均有不明原因的慢性腰背痛，并且经当地风湿科医生鉴定具有SpA的临床特征。根据当地医生的诊断，20例患者中，16例患者满足欧洲脊柱关节病研究组（ESSG）诊断标准，8例患者满足6条或6条以上的Amor标准（SpA确诊病例），7例患者满足5条Amor标准（SpA疑似病例），4例患者不满足ESSC或Amor（6条）标准，各组专家在翻译员的帮助下接诊患者，在不知道这些患者是否患有SpA的情况下，研究下列因素与判断炎性腰背痛的相关性。

（1）40岁前发病。

（2）症状持续至少3个月。

（3）隐袭起病。

（4）腰背部的晨僵。

（5）活动后症状改善。

（6）休息后症状无改善。

（7）转移性髋部疼痛。

（8）夜间痛，晨起后逐渐缓解。

为了验证炎性腰背痛新标准的可靠性，当地的风湿科医生针对643例不明病因的慢性腰背痛患者进行了与专家相同的研究。

2009年ASAS专家提出炎性腰背痛新标准：活动后症状改善、夜间痛、隐袭起病、40岁前发病和休息后症状无改善，5条标准中至少符合4条，即可判定为炎性腰背痛。

在研究对象中该标准的敏感性为77.0%，特异性为91.7%；在验证组中，该标准的敏感性为79.6%，特异性为72.4%。

（二）各种炎性腰背痛诊断标准的比较

Hart等描述了炎性腰背痛的诸多特点，开启了人类对炎性腰背痛认知的大门，但是此时炎性腰背痛的概念仅限于个体，而非大规模的人群，故缺乏推广意义。Calin标准首次通过人群调查研究正规定义炎性腰背痛，为今后的研究奠定了坚实的基础，但后期研究证实该标准的敏感性较低，在一定程度上限制了该标准的应用。新纽约标准将“休息后腰背痛不缓解”列入炎性腰背痛的诊断标准，显著提高了诊断的敏感性。柏林标准具体区分了晨僵的持续时间（≥30分钟或＜30分钟），并证实晨僵时间的量化对判断炎性腰背痛更有意义，同时将“夜间痛”（特指后半夜痛醒）和“转移性髋部疼痛”纳入炎性腰背确诊断标准。然而后期进一步研究表明，“转移性髋部疼痛”能够很好地区分炎性腰背痛患者与非炎性腰背痛患者，但由于不常见（约40%），所以应用受到限制。与Calin标准和新纽约标准相比，柏林标准排除了“腰背痛超过3个月”这条标准，这是由于此研究的研究对象均已腰背痛超过3个月，使该条标准无意义，此后有些研究同样因此排除此条标准。但在临床工作中，腰背痛持续3个月以上的患者在诊断为SpA和评估炎性腰背痛之前，应考虑到炎性腰背痛。因此，缺少此条标准的炎性腰背痛标准，即柏林标准和ASAS专家标准，适用于慢性下背部疼痛的患者（超过3个月），而不一定适用于急性下背部疼痛。

ASAS专家标准的特点在于制定过程中仅仅判断是否为炎性腰背痛，而不考虑是否为AS。炎性腰背痛的ASAS专家标准与其他已建立的炎性腰背痛标准相比并无太大差异。因为现有的炎性腰背痛标准已有广泛的应用，在全世界的日常临床实践中已应用多年，而且专家当中有一部分人曾参与其他炎性腰背痛标准的制定。实际上，此标准从某种意义上来说是已有标准的综合体。ASAS专家标准中的一些条目如“40岁前起病”“起病隐袭”和“运动后缓解”就是原有的5条Calin标准中的3条。值得注意的是，“夜间痛”取代了“晨僵”，但本质上两者具有相同的意义。与柏林标准不同，ASAS专家标准中“运动后缓解”和“休息后不缓解”可分别单独作为炎性腰背痛的判断依据，将其分开。

总之，炎性腰背痛的标准是来源于AS患者与其他原因腰背痛患者（多为机械性）的对照研究，或来自专家个人经验。虽然炎性腰背痛被认为是AS的重要临床症状，但其对诊断AS的敏感性和特异性却大多未超过80%。尽管有其局限性，炎性腰背痛对于筛查年轻腰背痛患者是否患有SpA有很大帮助。需要注意的是，即使最新的炎性腰背痛标准（ASAS专家标准）也不是最终判断炎性腰背痛的黄金标准，标准的有效性有待更广泛的临床验证。

二、中轴受累的表现

AS是一个以中轴受累为主的疾病，尽管它也累及外周关节和肌腱端部位。广义的

AS中轴范围应该是指从骨盆到颈椎，其中包括髋关节；狭义的中轴受累主要是指累及颈、胸、腰椎和骶髂关节。中轴脊柱炎包括骨关节、韧带肌腱和附着点炎等。AS的中轴受累包括早期和晚期，晚期患者临床表现非常明显，包括骶髂关节炎、脊柱部分或全程受累、患者体型体态变化、活动受限、影像学变化，容易被临床确诊，即使被临床正确的诊断，往往也因为错过了最佳的治疗期，或患者已经出现了功能受限或残疾，严重影响患者的生活质量。目前已有的诊断AS的分类标准依赖于临床症状和X线检查显示的骶髂关节炎（双侧2级或单侧3级）。当首次出现临床症状时，大部分患者的X线检查显示是正常的，可能要经过几年才发展到X线检查显示能确诊AS的骶髂关节炎。而AS中轴受累的早期表现往往具有AS或未分化脊柱关节炎的特点，但X线检查上还未出现骶髂关节炎的表现，这部分患者通常在临床上容易被漏诊或误诊。因此，要做到早期诊断，关键是要全面了解中轴受累的临床特点。

脊柱关节早期主要表现为腰背痛、晨僵、腰椎各方向活动受限和胸廓活动减低，随着病情进展，炎症可扩散至胸椎及颈椎，称之为“上升性扩展”。炎性腰背痛常隐匿起病，起始部位位于腰部区域，常伴随晨僵，轻度活动后可改善，通常在40岁前出现，持续时间通常要求在3个月以上。整个脊柱可发生自下而上的强直：先是腰椎生理前凸消失，进而是胸椎后凸加大呈驼背畸形，接着是颈椎受累，颈椎活动受限。此时患者体态变为头向前倾，胸廓变平，腹部突出，最后脊柱各方向活动完全受限。在AS晚期，炎症基本消失，所以疼痛和晨僵都不明显，而以关节畸形和强直为主要表现，形成AS终末期的典型表现即腰椎生理前凸消失，脊柱后凸呈驼背畸形，胸廓固定在呼气状态，颈椎后凸使头部固定于前屈位，髋关节和膝关节屈曲。患者直立时，由于身体及头部前倾，只能看到前面有限的一段路面，颈部肌群痉挛，颈项部僵硬，寰、枢椎可处于半脱位状态。患者改变姿势时因自我平衡十分困难而易发生意外。

三、外周关节受累的表现

AS以外周关节炎为首发症状者多见，我国患者中有45%以其为首发症状，尤其是儿童。为非对称性，少数关节或单关节，以及下肢大关节关节炎为本病外周关节炎的特征。外周关节受累主要表现为：下肢关节多于上肢关节、单/寡关节受累多于多关节受累、不对称多于对称的临床特点。还有值得注意的一点是，与RA不同，除髋关节外，膝和其他关节的关节炎或关节痛症状多为间歇性的，临床症状较轻，X线检查显示主要以关节周围软组织肿胀为主，很少发现骨质破坏的影像学证据，在关节镜下常可看到不同程度的滑膜增生及炎性渗出，很少出现或罕见受累关节骨质侵蚀、破坏及关节残毁的严重后果。髋关节受累占38%～66%，病变往往较严重。髋关节受累则是其致残最为关键的病变。一般发病年龄越轻，髋关节受累发生率越高，预后越差，大多数为双侧受累，而且94%的髋部症状起于发病后的5年内。随着发病年龄增长，髋关节受累的发生率也随之降低，严重性也减少。在滑膜炎期可出现疼痛、活动受限，随后软骨、骨质破坏，关节可出现纤维性或骨性强直。髋关节发生挛缩，膝关节代偿性屈曲，患者可见鸭步步态。

除了疼痛症状困扰患者的日常生活外，AS 最主要的损害是脊柱的强直。然而在多数情况下，单纯脊柱的强直主要是影响患者的体型，以及导致活动的不便利，很少丧失生活自理能力。但是，严重髋关节损害的后期，往往导致患者的严重致残，不但行走困难，下蹲和坐位更困难，可使患者部分或完全丧失生活自理能力。髋关节病变常为隐匿起病，早期症状不典型，可为单侧或双侧髋关节间断疼痛。AS 的髋关节病变夜间疼痛明显，髋关节的活动度下降。当出现明显的髋关节疼痛甚至活动受限时，髋关节软骨已有破坏，关节间隙已变狭窄，可发展为关节强直，其中大多数为双侧。AS 的髋关节症状通常出现在疾病病程的早期，以单侧受累多见，但整个病程中将会有 74% 患者最终出现双侧受累表现。临床表现为腹股沟、髋部的疼痛及关节屈伸、旋转、内收和外展活动受限，负重体位（站立、行走或持重时）疼痛症状加重，夜间症状明显，晨起适度活动后，关节症状减轻。病情自然进展的结果将会导致髋部呈屈曲挛缩状，臀部、大腿或小腿肌肉逐渐萎缩，约 30% 的髋关节受累者最终发生骨性强直，这是 AS 致残的重要原因。值得注意的是，AS 髋关节的关节面侵蚀同时发生在髋臼面和股骨面的负重处及非负重处，这一特点有别于骨关节炎与无菌性骨坏死比较。

膝关节是人体中最复杂及关节面最大的负重关节。AS 以膝关节疼痛为首发症状者占 11%，病程中出现膝关节受累发生率文献报道在 32.5% ～ 50%。临床上受累膝关节可出现不同程度的肿胀、疼痛症状，造成患侧膝关节代偿性弯曲，日常生活不同程度受限，如果不能得到及时治疗，进一步发展会造成膝关节屈曲挛缩畸形，虽然少见，但也是此病致残的原因之一。绝大多数患者膝关节受累均为单侧或双侧交替，很少同时出现两侧膝关节同时受累表现。另外，膝关节症状多出现在 AS 患者活动期，较少表现为持续性；肿痛明显时伴膝关节活动受限，代偿性弯曲，使行走、坐立等日常生活困难；个别患者膝关节肿胀重、关节积液多，形成膝关节后侧腘窝囊肿，也可造成破坏。病情得到控制和膝关节肿痛消失后功能可望恢复。

四、关节外表现

（一）全身症状

早期表现较突出，主要表现为乏力、体重减轻等。

（二）局部症状

1. 眼部表现

可出现急性葡萄膜炎或虹膜炎，病史越长者越易发作。可见角膜周围充血、虹膜水肿。如虹膜粘连，则可见瞳孔收缩、边缘不规则，裂隙灯检查见前房有大量渗出和角膜沉积。每次发作为 4 ～ 8 周，一般无后遗症，但常易复发。病情严重者可引起视力障碍甚至失明。

2. 心血管表现

有 30% 的 AS 患者病变可累及心脏，但其中只有不到 1/3 的患者出现临床症状，多数只有周围关节及全身表现。瓣膜病变和传导障碍较多见，包括上行性主动脉炎、主动脉瓣膜纤维化、主动脉瓣关闭不全、二尖瓣脱垂、二尖瓣关闭不全、扩张性心肌病和心包炎、房室传导阻滞和束支传导阻滞，其中以主动脉瓣关闭不全最为多见。有些患者可闻及主动脉瓣第二听诊区舒张期杂音。传导阻滞也较常见，占心脏病变的3/4，其中以房室传导阻滞最多见，偶有完全性房室传导阻滞或阿氏综合征。

3. 肺部表现

后期常见。一般发生于病程20年以上者，因胸廓扩张受限，多数患者由腹式呼吸代偿，不会出现严重的呼吸困难，临床上无明显症状。随着病变发展，胸廓活动受限，可出现双上肺尤其是肺尖纤维化，囊性变甚至完全空洞形成。X线检查可见双肺上野点状致密阴影，可有囊性变甚至空洞形成，与肺结核的X线片表现相类似。晚期常合并肺部感染使病情加重。较少见的肺部表现有：胸膜增生粘连，肺门及膈顶有模糊条状影，肺膨胀不良等。后期因脊肋关节和胸肋关节骨化而使胸廓僵直，胸骨后压痛，胸部X线片可见胸锁关节狭窄融合，肋骨和椎体、横突融合，吸气相肋骨提升减弱甚至缺如。此时患者由膈肌运动来代偿呼吸，但腹式呼吸使腹腔内压力增加，有些患者可出现腹股沟疝。

4. 神经系统表现

AS患者出现脊柱强直以后，常会合并严重的骨质疏松症，因活动受限易导致外伤，极易造成脊柱骨折。以颈椎最为常见，表现为伤后颈背痛或肢体麻木等症状。自发性寰、枢椎半脱位，轻者可见颈背疼痛或麻木，严重者可放射至眶部区、颞区及枕区，可伴或不伴脊髓压迫症状。慢性进行性马尾综合征为AS罕见而严重的并发症，表现为尿道或肛门括约肌功能不全，伴股或臀区痛觉丧失，逐渐发展为大小便失禁、阳萎，偶见跟腱反射消失。有些患者体检中可发现肢体酸麻等感觉异常的神经症状，可能为慢性蛛网膜炎所致。

5. 泌尿系统表现

少见。主要表现为IgA肾病和肾淀粉样变，出现蛋白尿。部分患者可出现前列腺炎。

第三节　诊断、分类标准和鉴别诊断

一、概述

强直性脊柱炎（AS）作为一种血清阴性的脊柱关节病，从骶髂关节开始，沿着脊椎缓慢向上进展，或同时向下蔓延，累及双侧髋关节和膝关节，累及上肢关节少见。早期病理性标志为骶髂关节炎，脊柱受累晚期的典型表现为“竹节样改变”。

二、诊断与分类标准

（一）诊断线索

对AS诊断的主要线索基于患者的症状、体征、关节外表现和家族史。AS最常见的和特征性的早期主诉为下腰背晨僵及疼痛。由于腰背痛是普通人群中极为常见的一种症状，但大多数为机械性非炎性腰背痛，而本病则为炎性疼痛。2009年国际AS评估工作组（ASAS）炎性腰背痛专家推荐诊断炎性腰背痛标准，以下5项中至少满足4项：

（1）发病年龄＜40岁。

（2）隐匿起病。

（3）症状活动后好转。

（4）休息时加重。

（5）夜间痛（起床后好转）。其敏感性为79.6%，特异性为72.4%。

1. 体格检查

骶髂关节和椎旁肌肉压痛为本病早期的阳性体征。随病情进展可见腰椎前凸变平。脊柱各个方向活动受限，胸廓扩展范围缩小，颈椎后凸。以下几种方法可用于检查骶髂关节压痛或脊柱病变进展情况。

（1）枕壁试验：健康人在立正姿势双足跟紧贴墙根时，后枕部应贴近墙壁而无间隙。而颈僵直和（或）胸椎段畸形后凸者该间隙增大至几厘米以上，致使枕部不能贴壁。

（2）胸廓扩展：在第4肋间隙水平测量深吸气和深呼气时胸廓扩展范围，两者之间的正常值≥2.5cm，而有肋骨和脊椎广泛受累者则胸廓扩展减少。

（3）Schober试验：于双髂后上棘连线中点上方垂直距离10cm处做出标记，然后嘱患者弯腰（保持双膝直立位）测量脊柱最大前屈度，正常移动增加距离在5cm以上，脊柱受累者则增加距离＜4cm。

（4）骨盆按压：患者侧卧位，从另一侧按压骨盆可引起骶髂关节疼痛。

（5）Patrick试验（下肢“4”字试验）：患者仰卧位，一侧膝屈曲并将足跟放置到对侧伸直的膝上。检查者用一只手下压屈曲的膝（此时髋关节在屈曲、外展和外旋位），并用另一只手压对侧骨盆，可引起对侧骶髂关节疼痛则视为阳性。需要注意的是，有膝或髋关节病变者也不能完成“4”字试验。

2. 影像学检查

（1）X线检查：X线变化具有确定诊断的意义，是目前诊断AS的首选、必要和基本检查方法。AS最早的变化发生在骶髂关节。X线片显示骶髂关节软骨下骨缘模糊，骨质糜烂，关节间隙模糊，骨密度增高及关节融合。通常按X线片骶髂关节炎的病变程度分为5级：

①0级：正常。

②Ⅰ级：可疑或极其轻微的骶髂关节病变。

③Ⅱ级：有轻度骶髂关节炎，可见局限性侵蚀、硬化，但关节间隙无改变。

④Ⅲ级：明显异常，至少伴有以下一项改变，即近关节区硬化、关节间隙变窄或增宽、部分强直。

⑤Ⅳ级：严重异常，关节完全融合强直。脊柱的X线表现有椎体骨质疏松和方形变，椎小关节模糊，椎旁韧带钙化及骨桥形成。晚期广泛而严重的骨化性骨桥表现称为“竹节样脊柱”。耻骨联合、坐骨结节和肌腱附着点（如跟骨）的骨质糜烂，伴邻近骨质的反应性硬化及绒毛状改变，可出现新骨形成。

（2）CT扫描：可以比较好地显示骶髂关节间隙、关节软骨下小囊变和骨硬化、关节周围骨质疏松及骨性强直等征象，有利于骶髂关节间隙的测量。CT扫描比MRI检查更容易发现骨性改变，如骨侵蚀、骨硬化和关节强直。高分辨率CT（HRCT）较常规CT平扫对于AS骶髂关节放射学分级中的Ⅰ、Ⅱ级病变的检出率有显著提高，能发现更多细小病变，利于关节面细节的观察，但是CT对于＜Ⅱ级的放射学骶髋关节炎不能明确显示。螺旋CT扫描后还可以进行任意多平面重建，这对于需要行全髋关节置换术（THA）患者术前的病情评估有很大的帮助。

（3）MRI扫描：磁共振成像（MRI）扫描是唯一既可以显示急性炎症，又能显示慢性结构性改变的技术。同时，MRI在发现骶髂关节和脊椎关节旁骨髓水肿、软骨的异常改变及骨髓内脂肪沉积的显示明显优于CT检查，能够显示关节和软骨下骨活动性炎性病变，可作为AS骶髂关节炎的早期首选诊断方法。当然，MRI检查也存在检查时间过长、费用较高等缺点。单独应用MRI检查诊断骶髂关节炎，可能会低估骶髂关节炎所致的骨结构性改变。多数研究表明，对于近期临床有炎性腰背痛（IBP）——下背部慢性疼痛症状的患者，应首选常规X线检查评估骨结构性改变，继而选择MRI检查以评估X线检查阴性患者的早期炎性改变，从而能够做出科学而正确的排查诊断。借助于MRI检查，骶髂关节的炎症变化可以在常规X线片上出现放射学改变之前就被确诊。

3. 实验室检查

活动期患者可见红细胞沉降率（ESR）增快，C反应蛋白（CRP）增高；轻度贫血和免疫球蛋白轻度升高。类风湿因子（RF）多为阴性，但RF阳性并不能排除AS的诊断。虽然AS患者HLA-B27阳性率达90%左右，但无诊断特异性，因为健康人也有阳性。HLA-B27阴性患者只要临床表现和影像学检查符合诊断标准，也不能排除AS可能。

（二）诊断标准

近年来AS的诊断较多采用1984年修订的纽约标准。但随着对AS研究、理解的不断深入，以及诊断技术的提高，特别是一些更为有效的治疗药物，如肿瘤坏死因子（TNF）抑制剂出现后，上述标准日益显现出一定的局限性。尤其是采用该诊断标准会导致确诊AS推迟5年以上。1990年、1991年，Amor、欧洲脊柱关节病研究组（ESSG）各自提出了一套适用于整组脊柱关节病的分类标准，尽管不是以临床诊断为目标，但对于鉴别非典型的或分类未定的脊柱关节病有一定的临床指导意义。2009年，ASAS推荐了中轴型SpA的分类标准。各诊断标准具体内容如下：

1. 1984年修订的AS纽约标准

（1）临床标准：

①腰背痛持续3个月以上，疼痛随活动改善，休息后不缓解。

②腰椎前后和侧屈方向活动受限。

③胸廓扩张度降低，小于同年龄同性别的正常值。

（2）放射学标准：单侧骶髂关节炎3～4级，或双侧骶髂关节炎2～4级。

确诊AS：满足放射学标准加上临床标准1～3条中的任意一条。骶髂关节炎X线分级见内文。

2. 1991年脊柱关节病的Amor标准

（1）有临床症状或过去史：

①夜间腰背痛或晨僵（1分）。

②非对称性少关节炎（2分）。

③左右交替的臀区疼痛，或一侧，或两侧（1分或2分）。

④腊肠指（趾）（2分）。

⑤足跟痛或其他明确的肌腱附着点炎（2分）。

⑥虹膜炎（2分）。

⑦非淋病性尿道炎或宫颈炎，同时或在关节炎发病1个月内发生（1分）。

⑧急性腹泻，同时或在关节炎发病1个月内发生（1分）。

⑨银屑病或龟头炎或肠病（溃疡性结肠炎、克罗恩病）（2分）。

（2）放射学检查：⑩骶髂关节炎（双侧≥2级，单侧≥3级）（3分）。

（3）遗传背景：⑪ HLA-B27阳性或一级亲属中有阳性的AS、Reiter综合征、葡萄膜炎、银屑病或慢性结肠病（2分）。

（4）治疗反应：⑫用非甾体消炎镇痛药48小时内症状明显改善，停药后又复发（2分）。

如12项条件中积分达到6分，可诊断为脊柱关节病。

3. ESSG诊断标准

炎性脊柱疼痛或非对称性以下肢关节为主的滑膜炎，并附加以下任何1项：

（1）阳性家族史。

（2）银屑病。

（3）炎性肠病。

（4）关节炎前1个月内的尿道炎、宫颈炎或急性腹泻。

（5）双侧臀部交替疼痛。

（6）肌腱端病。

（7）骶髂关节炎。

4. 2009 年 ASAS 推荐的中轴型 SpA 分类标准

见表 7-1。

表 7-1　中轴型 SpA 分类标准

腰背痛≥ 3 个月且发病年龄＜ 45 岁的患者（无论是否有外周临床表现）	
影像学显示骶髂关节炎且具有≥ 1 个脊柱关节病特征	或 HLA-B27 阳性且具有≥ 2 个脊柱关节病特征
骶髂关节炎影像学表现	脊柱关节病特征
·MRI 显示活动性（或急性）炎症高度提示与中轴型脊柱关节炎有关的骶髂关节炎	· 炎性腰背痛
或	· 关节炎
· 根据 1984 年修订的纽约标准确定的骶髂关节炎的放射学改变	· 肌腱附着点炎（足跟）
	· 葡萄膜炎
	· 指（趾）炎
	· 银屑病
	· 克罗恩病 / 溃疡性结肠炎
	·NSAIDs 治疗有效
	· 具有脊柱关节病家族史
	·HLA-B27 阳性
	·C 反应蛋白升高

三、鉴别诊断

（一）椎间盘突出

这是引起腰背痛的常见原因之一。椎间盘突出局限于脊柱，无疲劳感、消瘦、发热等全身表现，多为急性发病，多只局限于腰部疼痛，随着突出程度加重会有下肢麻木或疼痛等症状。一般活动后加重，休息后缓解；站立时常有侧屈。触诊在脊柱骨突有 1 ～ 2 个触痛扳机点。所有实验室检查均正常。它和 AS 的主要区别可通过 CT、MRI 或椎管造影检查得到确诊。腰部 X 线椎间隙狭窄或前窄后宽或前宽后窄；椎体缘后上或下角唇样增生或有游离小骨块；CT 可证实。

（二）弥漫性特发性骨肥厚（DISH）综合征

该病多发于 50 岁以上男性，也有脊椎痛、晨僵感及逐渐加重的脊柱运动受限。其临床表现和X线检查所见常与AS相似。但是，该病X线片可见韧带钙化，常累及颈椎和低位胸椎，经常可见连接至少4节椎体前外侧的流柱形钙化和骨化，而骶髂关节和脊椎骨突关节没有侵蚀，晨起僵硬感不加重，ESR正常，HLA-B27阴性。

（三）髂骨致密性骨炎

多见于中、青年女性，尤其是有多次怀孕、分娩史或长期从事站立职业的女性。主要表现有慢性腰骶部疼痛，劳累后加重，有自限性。临床检查除了腰部肌肉紧张外无其他异常。诊断主要依靠前后位X线片，典型表现为在髂骨沿骶髂关节之中下2/3部位有明显的骨硬化区，呈三角形者尖端向上，密度均匀，不侵犯骶髂关节面，无关节狭窄或糜烂，界限清楚，骶骨侧骨质及关节间隙正常。

（四）其他

AS是SpA的原型，在诊断时必须与骶髂关节炎相关的其他SpA，如银屑病关节炎、肠病性关节炎或反应性关节炎（赖特综合征）等相鉴别。此外，脊柱骨关节炎、RA和结核累及骶髂关节或脊柱时，须进一步根据相关的其他临床特征加以鉴别。

第四节　治疗目标和原则

一、概述

强直性脊柱炎（AS）是一种主要侵犯骶髂关节、脊柱关节、椎旁软组织及外周关节的结缔组织病。AS从初次出现慢性症状到确诊一般要经过5～10年。控制病情进展、降低致残率的关键在于早期诊断与合理及时的治疗。

二、治疗目标

（1）缓解症状和体征：消除或尽可能最大限度地减轻症状，如背痛、关节痛、晨僵和疲劳。

（2）防止关节损伤：应防止累及髋、肩、中轴和外周关节患者的新骨形成、骨质破坏、骨性强直和脊柱变形。

（3）预防和矫正畸形：减缓脊柱和关节破坏进程，防止脊柱骨折、屈曲性挛缩，特别是颈椎，对脊柱或髋、膝等大关节强直或严重畸形者通过手术矫正。

（4）改善功能：最大限度地恢复患者的身体和心理功能，如脊柱活动度、社会活动能力及工作能力。

（5）提高生活质量：AS目前尚无法根治，现有的治疗手段可以控制症状并改善预后，提高患者的生活质量。

三、治疗原则

患者若能及时得到诊断和合理治疗，可以达到控制症状并改善预后。早期以药物治疗为主，晚期脊柱或髋、膝等大关节发生强直或严重畸形时以外科手术治疗为主。

（一）非手术治疗

1. 非药物治疗

（1）患者教育：对患者及其家属进行定期的疾病知识宣教，使其建立对疾病的充分认知是整个治疗计划中不可缺少的一部分，有助于患者主动参与治疗并与医师合作。长期治疗计划还应该包括患者的社会心理和康复辅导。

（2）姿势和体位：日常活动中保持最大功能位姿势，以防出现脊柱和关节畸形。包括站立时挺胸、收腹和双眼平视前方；坐位时胸部直立；睡硬板床，多取仰卧位，避免促进屈曲畸形的体位；睡矮枕，出现上胸椎或颈椎受累时停用枕头；四肢大关节应保持功能位，避免非功能位强直。

（3）功能锻炼：规律的体育锻炼是 AS 治疗成功的基础。每周至少 5 天，每天至少锻炼 30 分钟。深呼吸及用力咳嗽可以增加胸廓扩张度，增强椎旁肌肉和增加肺活量，保持关节活动度，预防或减轻残疾。

（4）对疼痛、炎性关节或软组织给予必要的物理治疗。

（5）活动期间注意休息，摄入富含钙、维生素及营养的膳食，多吃水果、蔬菜。须戒烟、戒酒。

2. 药物治疗

（1）非甾体抗炎药（NSAIDs）：NSAIDs 可以迅速改善 AS 患者的腰背部疼痛和晨僵、减轻关节肿胀和疼痛及增加活动范围，可作为早期或晚期症状治疗的一线药物。与按需应用相比，长期持续应用 NSAIDs 可预防和阻止 AS 新骨形成，尤其是选择性 COX-2 抑制剂不仅具有较强的抗炎作用，还可以预防和阻止 AS 的影像学进展。

处理 NSAIDs 时，须权衡心血管、胃肠道及肾功能损伤的风险。相比非选择性 NSAIDs，长期应用选择性 COX-2 抑制剂对胃肠道损伤较小，具有较好的全胃肠道安全性。

（2）柳氮磺吡啶：可改善 AS 外周关节的疼痛、肿胀、晨僵，并可降低血清 IgA 水平和其他活动性实验室指标，但对于中轴症状疗效欠佳。推荐剂量为每日 2.0g，分 2 ～ 3 次口服。柳氮磺吡啶起效缓慢，最大药效通常出现在用药 4 ～ 6 周。为弥补其起效较慢及抗感染作用较弱的缺点，可选用一种起效快的 NSAIDs 联合应用。

（3）糖皮质激素：糖皮质激素不能阻止 AS 进展，且不良反应大。一般不主张口服或静脉应用糖皮质激素治疗 AS。顽固性肌腱端病和持续性滑膜炎可能对局部糖皮质激素反应好。对全身用药效果不佳的顽固性外周关节炎（如膝关节）可行关节腔内糖皮质激素注射，一般每年不超过 2 ～ 3 次。

（4）生物制剂：生物制剂是一种新型的控制 AS 药物，具有良好的抗炎和阻止疾病进展的作用。经研究证实能有效治疗 AS 的生物制剂只有 TNF-α 抑制剂。TNF-α 抑制剂主要包括依那西普（etanercept，25mg/ 支，辉瑞，美国）及阿达木单抗（adalimumab，40mg/ 支，雅培，美国），治疗 AS 的总有效率达 50%～75%。TNF-α 抑制剂的特点是起效快，抑制骨破坏的作用明显，对中轴及外周症状均有显著疗效，患者总体耐受性好。TNF-α 抑制剂治疗 12 周有效者建议继续使用，一种 TNF-α 抑制剂疗效不满意或不能耐受的患者可选择另一种抑制剂。

生物制剂有可能发生注射部位反应或输液反应，有增加结核感染、肝炎病毒激活和肿瘤的风险。依那西普不会引起表达跨膜 TNF 的免疫细胞裂解，使其诱发结核感染和肿瘤的风险降低。用药前应进行结核、肝炎筛查，除外活动性感染和肿瘤，用药期间定期复查血常规及肝肾功能。

（二）手术治疗

1. 目的

AS 手术治疗的目的是矫正畸形，改善功能，缓解疼痛。

2. 适应证

AS 患者出现导致明显功能障碍的脊柱后凸畸形，髋、膝关节强直，髋、膝关节疼痛及活动受限，伴有结构破坏的 X 线征象，应考虑采用脊柱矫形手术或关节置换手术。手术效果是长期的、稳定的、可靠的，但术前应告知患者手术目的是治疗 AS 导致的严重脊柱畸形和关节功能障碍，而不是治疗 AS 疾病本身。

3. 术前准备

（1）红细胞沉降率和 C 反应蛋白：AS 患者的红细胞沉降率和 C 反应蛋白一般较正常人群高，是病情活动的指标而不是判断能否手术的依据。但如果 AS 患者术前 C 反应蛋白超过正常值数倍以上，则关节置换术后感染的风险增加。

（2）骨质疏松：脊柱强直后椎体缺乏应力刺激，导致骨质疏松在 AS 患者中非常普遍。术前应充分考虑骨质疏松给牢固内固定可能造成的困难。关节强直后也常并发骨质疏松，采用关节置换时应警惕假体周围骨折的发生。

（3）呼吸功能：患者的胸廓扩张受到限制，呼吸储备功能降低。术前除咳嗽、咯痰训练外，应常规行肺功能监测。对采用全身麻醉的患者，如果第一秒用力呼气容积（FEV_1）小于预计值的 40%、最大分钟通气量（MVV）小于预计值的 50%、肺功能小于 35%，则不能立即接受手术，必须通过训练等待肺功能改善。

（4）麻醉：术前应与麻醉师共同协商麻醉方式。颈椎强直患者可能造成麻醉插管困难，术前应准备纤维支气管镜气管插管等工具。

（5）内科用药：AS 患者在围术期常需要服用一些内科治疗药物，是否需要停药应根据不同的药物区别对待（表 7-2）。应在减少手术并发症和维持药物疗效之间找到一个平衡点，以利 AS 患者的术后康复。

表 7-2 围术期内科治疗药物使用方法

药物种类	围术期使用方法
NSAIDs	传统 NSAIDs 应在术前停用 5 个半衰期，术后 48 小时可恢复使用。阿司匹林应在术前 7 ～ 10 天停用，术后 48 小时可恢复使用；选择性 COX-2 抑制剂在围术期无须停用
柳氮磺吡啶	继续使用
糖皮质激素	继续使用，手术当天可静脉给予氢化可的松 100 ～ 150mg，1 ～ 2 天按每天 50mg 递减，逐渐减量至术前口服剂量
TNF-α 抑制剂	参照相应药品的半衰期，建议无菌手术术前停用 2 个半衰期，术后伤口愈合且无感染时可开始使用 *

* 药物半衰期：依那西普 70 小时，英夫利西单抗 7.7 ～ 9.5 天，阿达木单抗 14 天

4. 手术方式

目前常用的手术方式有脊柱截骨术、髋关节置换术、膝关节置换术等。腰段脊柱截骨术可矫正腰椎畸形。对髋、膝关节强直，髋、膝关节疼痛及活动受限，伴有影像学上的结构破坏者，可行髋关节置换术或膝关节置换术。

（1）手术顺序：脊柱和关节手术顺序，原则上应选择畸形最重和对患者功能影响最大的部位进行手术，同时考虑术中体位摆放的因素。髋、膝关节置换的手术顺序，原则上应先行髋关节置换术，先确定髋关节旋转中心。双侧髋、膝同时强直的患者，应先行双侧全髋关节置换术，再行双侧全膝关节置换术；也可一期行同侧髋、膝关节置换术，二期行对侧髋、膝关节置换术，便于术后功能锻炼。

（2）脊柱截骨术：常用的脊柱截骨术有 Smith-Peterson 附件楔形截骨术、多节段椎弓楔形截骨术、经椎间孔楔形截骨术。由于脊柱强直、椎管内径狭窄，造成截骨处应力集中和脊髓避让空间小，矫形手术中应注意避免脊髓、神经根、大血管损伤及脊柱不稳滑脱。在畸形矫正过程中应密切观察术野内的脊髓、血压、呼吸、脉搏和下肢感觉及运动功能。

（3）髋关节置换术：髋关节强直后早期接受全髋关节置换术者疗效优于延迟手术者。年龄不应成为 AS 髋关节屈曲强直畸形患者接受全髋关节置换术的限制，对高度屈曲强直畸形患者更应鼓励早期接受手术治疗。早期手术有利于改善关节功能，提高患者生存质量。早期施行全髋关节置换术出现的远期并发症，诸如假体松动，可随着假体设计和技术的改进及完善而逐渐减少。

（4）膝关节置换术：AS 患者常存在骨质疏松，因此，术中应警惕安装假体时发生骨折。对于超过 60° 的严重屈曲畸形患者，术中应注意腘血管和腓总神经牵拉损伤。

5. 术后管理

（1）功能康复：康复重点在于提高肌肉力量、改善关节活动、控制疼痛、提高运动感觉的协调能力。提倡早期、积极地主动训练。

（2）镇痛、预防深静脉血栓：可参见中华医学会骨科分会制定的相关指南。

（3）术后用药：手术并非病因治疗，术后应在内科医生的协助下尽快恢复AS药物治疗。

第五节 康 复

一、物理因子治疗

常用治疗包括紫外线脊椎、淋巴结或关节局部照射；直流电药物离子导入疗法；短波、超短波、微波治疗；热疗，如热敷、蜡疗、红外线、热水浴等。如AS患者疼痛症状较剧烈时，可给予如下治疗。

1. 超短波治疗

设置治疗仪输出频率为40.8MHz，波长为7.37m，最大输出功率为250W。选用15cm×20cm电容电极，微热量至温热量，每日治疗1次，每次15～20分钟。

2. 中频电疗

选择骨关节炎处方，将2个4cm×6cm硅胶电极板并置或对置于患处，电流输出强度以患者耐受为度，每日治疗1次，每次15～20分钟。

3. 冲击波治疗

使用体外冲击波治疗仪，探头应置于髋关节疼痛最剧烈的部位。治疗中沿疼痛部位移动，患者有酸胀、可以耐受的疼痛感出现。治疗剂量1000～2000次，每周1次，5次为1个疗程。

二、运动治疗

强直性脊柱炎患者进行运动治疗的意义主要是维持脊柱生理曲度，防止畸形；保持良好的胸廓活动度，避免影响呼吸功能；防止或减轻肢体因失用而致肌肉萎缩，维持骨密度和强度，防止骨质疏松等。适用的治疗性运动主要包括三大类型：①维持胸廓活动度的运动；②保持脊柱灵活性的运动；③肢体运动。以上三种运动不能互相代替，最好同时进行。

1. 维持胸廓活动度的活动

以下运动旨在增加胸廓活动度，防止僵直，保护呼吸功能。

（1）旋肩呼吸运动。

①目的：伸展肋间及胸部肌肉，减轻肩关节僵硬。

②方法：直立或坐在无扶手的方凳上，双手指触肩，深吸气以扩胸，深呼吸以放松；双肘缓慢画大圈，保持双肩稳定，双肘上转时深吸气，双肘下旋时深呼气。重复5次。如肩、肘疼痛影响转动，可行肩上—后—下—前转动，向上—后时吸气，向下—前

时呼气。

（2）扩胸运动。

①目的：伸展上胸部、肩部肌肉以维持或改善胸、背姿态。

②方法：双足与肩等宽，面墙角而站，双手平肩支两面墙上，下颌内收，行深呼吸；双肩向前并伸展头及上背，坚持 5 秒，恢复原位，重复 5 次。

（3）呼吸运动。

①目的：改善胸廓扩张度和肺活量，改善胸廓的顺应性。

②方法：取站位或坐位，双手抱头，用鼻缓慢吸气，短时憋气后再经口鼻呼出，每 5 分钟 8 ～ 12 次，共 15 ～ 20 分钟，每日 2 ～ 3 次。对胸痛明显或呼吸功能受影响者，可给予 NSAIDs 减轻疼痛，以助锻炼。

2. 保持脊柱最佳生理姿态和灵活性的运动

以下运动旨在保持脊柱的正确姿势和灵活性以及矫正驼背畸形等。

（1）检测站立姿势。

①目的：检测站姿。

②方法：足跟着墙，双膝伸直，臀、肩、背靠墙，双眼向前平视。如枕部不能着墙，尽量向墙靠，坚持 5 分钟，放松后再做一次。也可照镜子检测自己躯体的姿势，如不能挺直，可深吸气，挺直后呼气，保持身体挺直。

（2）立位伸展运动。

①目的：使躯干后伸，放松腰背部肌肉。

②方法：立位、双臂上举，设想自己正在爬梯，以求达到最高梯级，觉得自己从脚趾到指尖都在伸展。也可背靠门，想象双手触及或超过门框。

（3）仰卧伸展运动。

①目的：使躯干后伸，放松腰背部肌肉。

②方法：上体仰卧床上，双小腿下垂，全身放松，头背紧贴床板，保持 5 分钟后放松。如头枕部不能着床，可用一合适枕头以助完成此动作。以后随病情好转，可逐渐减低枕头高度以至完全撤去。

（4）俯卧伸展运动。

①目的：使躯干后伸，放松腰背部肌肉。

②方法：俯卧床上，尽量抬头、双肩及双下肢，做燕飞的动作，然后恢复原位，放松。重复 3 ～ 5 次。如颈部受累以至俯卧有困难时，可于胸前、额下置一小枕头或折叠的毛巾。因髋、肩、膝受累致俯卧起立有困难时，则只能做上述仰卧躯体伸展运动。

（5）床上伸展运动。

①目的：使躯干后伸，放松腰背部肌肉。

②方法：起床前，取俯卧位，双臂上伸过头，向指、趾两个方向伸展，待感到伸展满意后，放松；伸展双腿，足跟向下伸，足背向膝方向屈，感到满意，然后放松。

（6）膝胸运动。

①目的：使躯干屈曲，牵伸腰背部肌肉。

②方法：仰卧位，双足着床板，屈膝；慢慢抬起一膝向胸部方向屈曲，双手抱膝继续拉向胸前，至满意为止；回到原双足位置，另膝做上述运动。双膝各重复 2 ～ 3 次，放松，至僵硬感消失为止。

（7）猫背运动。

①目的：使躯干屈曲，牵伸腰背部肌肉。

②方法：趴跪如猫状，低头尽量放松，同时背上拱如弓形、垂直拉伸满意为止；恢复原位后，塌背仰头抬臀部，尽量拉伸至满意为止。

（8）摆体运动。

①目的：使躯干放松。

②方法：预备姿势同猫背运动，双臀双腿前后晃动数次，至僵感消失为止；恢复原位，左右摆动数次，根据个人感觉可重复上述运动。

（9）转颈运动。

①目的：使颈部放松，保持左右旋转活动。

②方法：和转体运动（下项）一样有助于减轻僵硬和保持灵活性。取坐位，双足着地，头向左转并注视左肩，复原；头向右转并注视右肩。每侧重复 5 次。

（10）转体运动。

①目的：使躯干放松，缓解僵硬。

②方法：如上取坐位，屈臂平举，双手交叉，转体向右，目视左肘，坚持 5 秒后复原。每侧重复 5 次。

（11）颈部伸展运动。

①目的：使颈部放松，保持前后活动功能。

②方法：下颌尽量向胸靠，复原；仰头，尽量向后，复原。每个方向重复 5 次。

（12）侧体运动。

①目的：减轻僵硬，保持侧屈能力。

②方法：立位，双足与肩等宽（背可靠墙），举左臂、垂右臂；右臂和上体向左侧屈，右手指向地面；坚持 5 秒后复原。每侧重复 5 次。如肩痛活动受限，可不举臂。

（13）腹部运动。

①目的：伸张腹部肌肉，改善肌力并保持躯干于平直姿势。

②方法：仰卧、屈膝、双足着地、双臂置身旁；头及双肩一起慢慢抬高，直至双手触膝；坚持 5 秒，恢复至原位。以上动作重复 5 次。如颈项疼痛，可练如下动作，仰卧、屈髋 90°、屈膝 90°，双手向下推大腿而大腿坚持不动 5 秒，复原，重复 5 次。

3. 肢体运动

（1）下肢伸展运动。

①目的：使膝、大腿、背部肌肉尽量伸展。

②方法：仰卧、屈膝、双足着床，一腿屈膝抬起，双手拉住另一大腿尽量向头方向靠，全腿伸直屈足，尽量拉伸并坚持5秒，恢复预备姿势。另腿做同样动作。每腿重复5次。患者也可坐在椅子上，一足置低凳，直腿、屈足至下肢后侧肌肉充分伸拉。

（2）髋、盆旋转运动。

①目的：减轻髋关节僵硬及增加其活动度和灵活性。

②方法：仰卧、屈膝、双足着地、双臂展开；右腿盘在左腿上，右足位置正好在左膝下方；右腿用力慢慢拉膝向右以至着床，而左侧臀部离开床面，这时可感到髋、背伸展，坚持5秒恢复预备位。另侧重复上述动作。有严重膝、髋、背疼痛者，可保持背贴床面，双膝左右摆动而不盘腿。

（3）髋关节伸展运动。

①目的：锻炼臀部、下肢后侧肌肉以保证行、立、上楼时的良好姿势。

②方法：取俯卧位，必要时腹下可置一枕头，膝关节保持平直，慢慢抬高一腿约20cm，坚持5秒，复原。另腿同前动作。每腿重复5次。俯卧时可试做伸展运动：双臂置身旁，抬头及双肩，坚持5秒，复原后再重复动作。双臂平举过头，抬头及双肩，坚持5秒，复原后再重复。如脊柱强直、颈或肩关节疼痛和髋关节受累等不能行俯卧位锻炼者，可取立位，面壁站立，两足与肩等宽，双手扶墙以支撑身体；保持上体挺直，慢慢向后抬腿至最大限度，坚持3秒后复原。每腿重复5次。

（4）股四头肌拉伸运动。

①目的：伸展大腿、髋部肌肉，以使站、行、跑力量增加。

②方法：面墙，双手撑墙，双臂与肩同一水平；屈左膝，左手握住小腿远端，拉足跟向臀部方向，注意保持膝关节勿向前、上或侧面移动；拉小腿远端使膝、大腿向后，大腿、髋向前用力，坚持5秒复原。做另侧，每侧重复5次。

（5）股四头肌运动。

①目的：增强上楼、坐位起立、蹲位起立等动作的力量。

②方法：背靠墙坐地板上，屈左膝、伸右膝；左足向心屈曲，大腿抬高离地约20cm，并保持右膝平直；坚持5秒后复原。每腿重复5次。如膝关节疼痛不能伸直，可固定膝关节，不抬腿；如腰背痛不能取坐位，可改仰卧位。

游泳既包括肢体运动，又有扩胸运动，还有利于维持脊柱正常生理曲度，非常适合AS患者。但有些运动，如跑步，有可能加重症状，尤其是髋关节受累者更不宜提倡。竞技体育也应避免。运动可能增加疼痛，但如短期休息能缓解，应视为正常，不必中止。如运动后新增加的疼痛持续2小时以上，或运动所致疲劳和不适难以恢复，则说明运动过度，应适当调整运动量、运动类型或暂行休息。

三、作业治疗

强直性脊柱炎发展到后期，往往使全身很多关节活动功能发生障碍，因而影响日常生活和劳动。因此，应尽早注意日常生活活动锻炼和作业治疗。

在尚无明显关节活动功能障碍时，上肢日常生活锻炼，应做活动幅度较大的各种生活上的自我服务动作，如穿衣裤、铺床、洗衣等；下肢锻炼应多散步、慢跑和骑车。如有明显的关节功能活动障碍时，应使上肢尽量能够保持洗脸、刷牙、吃饭等基本活动，下肢要保持行走功能。如已有支撑和行走困难，应当学会正确使用拐杖和轮椅。患者下蹲、弯腰、起立有困难时，宜采用坐式便器，更严重者应进行家庭环境改造，将便座垫高，并安装扶手。穿脱鞋如因弯腰困难而有问题，可采用自助工具如卡柄取物器、鞋拔等。

作业治疗常在已有关节活动障碍时，训练一些在可能活动范围内的作业劳动。常用的有编结、编织、绘画、刻字等，使其保持部分功能和培养新的作业能力。

四、辅具治疗

强直性脊柱炎患者下肢关节尤其是髋关节受累时，可发生行走困难。应动员和指导患者用辅助步行的用具，如助行器、拐杖。利用拐杖支撑，可以减轻脊柱、髋、膝、踝等负重关节的压力，有利于炎症恢复和患者起床活动，避免肌肉因失用而萎缩。这对急性期患者，尤其是髋关节、膝关节受累者尤为重要。按稳定性的大小，辅助步行用具依次为平行杠、助行器、拐杖。

第八章　颈椎病

第一节　概　述

颈椎间盘是脊柱的重要组成部分，它具有支持功能与发生活动的作用。尽管椎间盘细胞有自我修复的功能，但是在中年之后，椎间盘都开始发生不同程度的退变，几乎所有70周岁以上的老年人都存在影像学上可见的颈椎退变。遗传和生活方式是影响退变的两个重要因素。

下颈椎较上颈椎更容易发生退变，正常的椎间盘较退变椎间盘能够承受更多的负荷，不同类型的应力，在造成纤维环撕裂的时候可以伴有不同程度的髓核突出。

大多数的椎间盘突出都发生在旁正中区域，但也可以出现在中央区、椎间孔区、前方区域。最常见的突出节段是$C_{5/6}$，其次是$C_{4/5}$、$C_{6/7}$节段。患者症状的严重程度取决于椎间盘突出的位置、大小及引起的炎症反应的程度。另一个重要的因素是椎管和椎间孔的大小，同时伴有的退变现象还包括：钩椎关节增生、关节突关节病、黄韧带肥厚和骨化、后纵韧带骨化等。虽然部分椎间盘突出患者可以毫无症状，但是大多数患者会表现为轴性疼痛、神经根疼痛、伴有或者不伴有神经损害表现，严重的还可以引起脊髓病，部分患者可同时存在颈脊髓病变、神经根病变及颈部疼痛。

2008年在上海举办的“全国第三届颈椎病专题研讨会”纪要，明确了颈椎病的定义，即颈椎椎间盘组织退行性改变及继发病理改变累及其周围结构组织（神经根、脊髓、椎动脉、交感神经及脊髓前中央动脉等），并出现与影像学改变相应的临床表现时，称为颈椎病。

一、病因

颈椎退变的发病机制尚不明确，绝大多数学者认为退变的起始因素是椎间盘基质中的蛋白多糖减少，进而导致椎间盘进行脱水的改变。椎间盘水分减少进一步引起其生物力学性能改变，使得椎间盘僵硬，纤维环或终板易损伤。颈椎间盘突出是颈椎间盘退变的一个病理过程，是指突出的髓核和破裂的纤维环凸向椎管内，引起脊髓或神经根受压而产生的相应的临床症状。

随着椎间盘组织体积的固缩减小、椎间隙高度丢失、椎节力学性能发生改变，最常见如钩椎关节或者关节突关节高负荷、骨组织反应性修复使得软骨下骨增生、硬化而形成骨赘。骨赘对于颈椎退变症状的发生十分重要。骨赘凸向椎间孔可能压迫椎间孔内的神经根产生症状。骨赘向外形成可压迫椎动脉，导致椎动脉供血不足引起眩晕。椎体骨赘向后形成导致其占据椎管横断面较大比例，椎管缓冲空间相对狭小，可以压迫椎管内脊髓，导致脊髓型颈椎病。此外，椎间隙高度丢失导致后方黄韧带皱褶也会导致脊髓的压迫。关节突关节发生退变而产生前后方移位、不稳，可能进一步危及椎管内脊髓和椎间孔处神经根。60 岁以上的脊柱疾患其后纵韧带骨化发病率高达 15%～ 20%。颈椎后纵韧带骨化可引起颈椎椎管的明显狭窄，从而压迫脊髓和神经根而产生症状。

尽管颈椎病、颈椎间盘突出症及颈椎后纵韧带骨化症发病原因不尽相同，但导致发病的病理解剖基本相似，即椎间盘、关节突关节及钩椎关节和韧带等退行性变和病变组织压迫邻近脊髓、神经根、椎动脉和食管等。故解除压迫、重建功能是颈椎退变外科治疗的最主要的理论基础。

二、临床表现

（一）颈型颈椎病

（1）年龄：大多数以青壮年为多，个别也可以在 45 岁后发病，后者大多属于椎管矢状径较宽者。

（2）症状：以颈部酸胀及颈枕部不适为主诉，约半数患者颈部活动受限或强迫体位，个别患者上肢有短暂的感觉异常。

（3）体征：颈部多自然伸直，生理曲度减小或者消失，患者颈椎棘突间及两侧可有压痛，但多较轻。

（4）影像学表现：X 线片上颈椎生理曲度变直或者消失，动力位上约 2/3 病例椎间隙松动，轻度梯形改变。MR 成像显示髓核可能有早期变性征，尤以屈颈位为明显，少数病例可发现髓核后凸征。

（二）神经根型颈椎病

（1）神经根性疼痛：最为多见，其范围与受累椎节的脊神经分布区域相一致。与其相伴随的是该神经支配区域的其他感觉障碍，其中以麻木、过敏和感觉减退等为多见。

（2）根性肌力障碍：神经根中前根受压者明显，早期肌张力增高，很快出现减弱并肌肉萎缩，但受累范围也仅局限在该神经根支配区域。

（3）腱反射改变：即该神经根所参与的反射弧出现异常。早期呈现活跃，而中、后期则减退或消失。检查时应与对侧相比较。单纯根性受累通常不会出现病理反射，如伴有病理反射，则表示脊髓本身亦同时受累。

（4）颈部症状：因根性受压的原因不同，轻重表现也不一。由髓核突出所致者则症状较轻微或无特殊发现。

（5）特殊试验：凡增加脊神经根张力的牵拉性试验大多阳性，尤其是以急性期和后根受压为主者。譬如颈椎挤压试验者多见于髓核突出（脱出）及椎节不稳病例。

（6）影像学表现：视病因不同可出现椎节不稳、梯形改变、颈椎生理曲度变异、椎间孔狭窄、钩椎关节增生等各种异常现象中的一种或数种。MR 成像可显示椎间盘变性、髓核后突（甚至凸向神经根管），且大多偏向患侧。

（三）脊髓型颈椎病

（1）锥体束征：为脊髓型颈椎病的主要特点。其产生机制是致压物对锥体束的直接压迫或局部血供的减少、中断。临床上多先有下肢乏力、双腿发紧、抬步沉重感等，渐而出现跛行、易跪倒或者跌倒、足尖不能离地及胸部有束带感等。检查时可以发现反射亢进，踝、膝阵挛及肌肉挛缩等典型的锥体束征。

（2）肢体麻木：此症状主要是脊髓、丘脑束同时受累所致，该束纤维排列顺序与锥体束相似，自内向外为颈、上肢、胸、腰、下肢和骶段的神经纤维，因此，出现症状的部位及分型与锥体束相一致。

（3）反射障碍。

①生理反射异常：病变波及脊髓的节段不同，各种生理反射会出现相应的改变，包括上肢的肱二头肌、肱三头肌和桡骨膜反射，下肢的膝反射和跟腱反射，早期多为亢进或者活跃，后期则减弱或者消失，此外，腹壁反射、提睾反射和肛门反射可减弱或者消失。

②病理反射出现：以 Hoffmann 征及掌颏反射阳性率高，其次为踝阵挛、髌阵挛及 Babinski 征等。

（4）自主神经症状：症状可涉及全身各系统，其中以胃肠、心血管及泌尿系统为多见。

（5）二便功能障碍：多在后期出现，起初以尿急、排空不良、尿频及便秘多见，渐而引起尿潴留或大小便失禁。

（6）屈颈试验：如突然将头颈前屈，双下肢或四肢有“触电”样感觉。

（7）影像学：X 线片上常有椎节梯形改变、骨刺形成、椎管矢状径大多小于正常，同时常伴有后纵韧带钙化、先天性椎体融合、前纵韧带钙化等异常表现。

（四）椎动脉型颈椎病

（1）椎—基底动脉供血不足：椎动脉在病变引起缺血情况下，可出现各种相似的症状，主要表现如下：

①偏头痛：为多发症状，常因头颈部突然旋转而诱发。

②迷路症状：主要为耳鸣、听力减退及耳聋等症状。

③前庭症状：多表现为眩晕，其发生、发展和加剧均与颈部旋转动作相关。

④记忆力减退：约半数患者出现此种现象。

⑤视力障碍：有些病例出现视力减退、视力模糊、复视、幻视及短暂性失明等。

⑥精神症状：以神经衰弱为主要表现，其中精神抑郁者较多，欣快者较少。

⑦发音障碍：主要表现是发音不清、嘶哑及口唇麻木感等，严重者可出现发音困难，甚至影响吞咽。

⑧猝倒：此为椎动脉痉挛引起的锥体交叉处突然缺血所致，多系突然发作，并有一

定的规律性。

（2）自主神经症：由于椎动脉周围有大量的交感神经节后纤维，因此，当椎动脉受累时必然波及此处的交感神经而引起自主神经系统平衡失调。

（3）一般症状：如颈痛、枕部疼痛及颈部活动受限等，如病变同时累及脊髓或脊神经根时，则出现相应症状。

（五）交感神经型颈椎病

（1）头痛：以枕部、偏头痛为主，可伴有头昏沉。

（2）感官症状。

①眼部：眼部胀痛、眼球外凸、畏光、流泪、视物不清、视力下降、眼睑无力、瞳孔扩大、眼前发花、飞蚊症等交感神经兴奋症状；当交感神经抑制时，则有眼球内陷、眼睑下垂、瞳孔缩小、眼球干涩及 Horner 综合征表现。

②耳部：主要为耳鸣，有时为蝉鸣样，有时为持续性低调嗡嗡声，多为单侧，伴有听力下降。

③鼻部：鼻部不适、鼻塞、鼻痛、嗅觉过敏等。

④咽喉：咽喉不适、有异物感、发音不清、吞咽困难等。

（3）心脏症状：心律失常，有时心动过速，有时心动过缓，心悸、心慌，或心前区疼痛，但心电图无改变，故称为“颈性冠心病”。

（4）血管运动功能障碍：交感神经受刺激兴奋时，血管收缩、痉挛，出现手足发凉、疼痛、发绀、脉搏细数、皮温低；当交感神经抑制时，则血管扩张，肢端发热、有灼烧感，或有手指肿胀、奇痒及血压忽高忽低等表现。

（5）汗腺分泌障碍：主要在上胸部、颈部、头面部及手部，表现为多汗或少汗，可为双侧，也可为一侧，有时半侧面部多汗，对侧无汗。

（6）消化系统及泌尿系统症状：患者可有胃肠不适、胃纳不佳、恶心、呕吐、腹泻或便秘等消化系统症状，有些患者也可表现为尿频、尿急、排尿不尽等泌尿系统症状。

（六）食管压迫型颈椎病

（1）吞咽障碍：早期主要是吞咽硬质食物有困难及进食后胸骨后的异物感，进而影响软食与流质饮食。

（2）其他颈椎病症状：单纯此型者少见，常伴有其他类型颈椎病症状。

（3）影像学表现：X 线片上通常有骨刺形成，典型者呈鸟嘴状。在钡餐吞服透视下，可清楚显示食管狭窄的部位与程度。MRI 及 CT 均可显示骨赘对食管的影响。

（七）混合型颈椎病

混合型颈椎病是指临床上出现两型或者两型以上的症状、体征的颈椎病。此为临床上最常见。

三、诊断标准

1. 颈型颈椎病

（1）主诉颈肩枕部疼痛或感觉异常，伴有相应颈部体征。

（2）X 线上显示颈椎曲度改变，动力位上可显示椎体间关节不稳与松动。MRI 显示髓核可能有早期变性征，尤以屈颈位为明显，少数病例可发现髓核后凸征。

（3）需要排除鉴别颈部扭伤、肩关节周围炎、风湿性肌纤维组织炎、肩胛背（上）神经卡压综合征、神经衰弱及其他非因颈椎间盘退变所致颈、肩部疼痛者。

2. 神经根型颈椎病

（1）具有典型的根性症状如麻木、疼痛等，且其范围与颈脊神经根所支配的区域一致。

（2）压颈试验、上肢牵拉试验多为阳性。

（3） X 线片可见颈椎曲度改变、不稳及骨赘形成等异常改变。

（4）神经根诊断性封闭效果不明显。

（5）影像学上显示的病变节段和体格检查上一致。

（6）应除外颈椎病其他器质性病变，如结核、肿瘤等，并排除胸廓出口综合征，腕管综合征，尺神经、桡神经和正中神经受损，肩关节周围炎，肱骨外上髁炎，肱二头肌腱鞘炎等。

3. 脊髓型颈椎病

（1）临床上具有脊髓受压表现：

①中央型：症状先从上肢开始。

②周围型：症状先从下肢开始。

③中央血管型：上、下肢同时出现症状。

（2）影像学上除病变椎节体格检查和影像学一致外，在动力性 MR 成像技术效果更佳，对诊断及分型至关重要。此外，脊髓水成像技术更可清晰显示脊髓全节段概况，包括受压部位节段和程度。

（3）除外其他疾患：包括肌萎缩性脊髓侧索硬化症、脊髓肿瘤、脊髓空洞症、脊柱结核、颅底凹陷症、多发性神经炎、继发性粘连性蛛网膜炎、共济失调症及多发性硬化症等。

4. 椎动脉型颈椎病

（1）有椎 — 基底动脉供血不足，以眩晕为主，或曾有猝倒病史者。

（2）旋颈诱发试验阳性。

（3）影像学 X 线除椎节不稳外，尚可发现钩椎增生、椎间孔狭小及椎骨畸形等异常。数字减影造影技术（DSA）能够获得清晰的椎动脉成像。但目前有被椎动脉 MR 成像技术（MRA）所替代的趋势。CTM 具有立体感的血管形象更有利于对病情的判定。

（4）一般均有明显的交感神经症状。

（5）除外眼源性和耳源性眩晕。

（6）除外椎动脉Ⅰ段受压引起的基底动脉供血不足者。

（7）除外神经官能症与颅内肿瘤等。

（8）椎动脉造影或者血管成像等。

5. 交感神经型颈椎病

单纯交感神经型颈椎病比较少见。如果有上述自主神经紊乱的症状，而病因不清，又同时有颈肩部疼痛、手指麻木，或有头痛、头昏、眩晕等椎—基底动脉系统供血不足的症状，或有下肢感觉、运动、反射异常等表现，特别是影像学检查改变，诊断即可成立。此型颈椎病的诊断标准尚有较多争议，有待进一步讨论。

6. 食管压迫型颈椎病

（1）吞咽困难：早期惧怕吞咽较干燥的食物，颈前屈时症状减轻，后仰时症状加重。

（2）影像学检查：通常是 X 线钡餐结合 CT/MRI 进行诊断。

第二节　手术方法的选择

手术方法选择应建立在正确的分类上，这样才能解除神经根和脊髓的压迫，防止日后复发加重。手术方法很多，总体可分前、后方入路两种。

一、前路椎间盘摘除颈椎融合术

颈椎前路融合术的优点为：手术后椎体前后缘骨刺不致再复发，残留的原有骨刺可退化，椎间嵌入植骨时，可撑开椎间隙使隆凸入椎管内或椎间孔内的黄韧带可以复位，从而解除神经根和脊髓的压迫。Robinson 法植入的骨块为取自髂骨的三面带骨皮质的“马蹄状”骨块，手术操作简单，无须特殊器械，撑开效果好。此后相继出现有 Cloward 法，用特制环钻减压后，取圆形植骨块嵌入植骨，此法优点是植骨块稳定，但撑开效果差，如钻入深度掌握不当，易伤脊髓。此外，还有 Bailey-Badgley 法，椎体间作骨槽，取骨块支撑植入；椎体次全切除，椎体大部切除大骨块支撑植入法。目前，多改用钛网，中间填入切除椎体的碎骨片植入支撑，这样可以避免髂骨取骨。各种手术方法均有各自的优缺点。White 等对上述方法做了生物力学研究，认为 Robinson 法植骨最坚强。但前路手术对于有黄韧带过度肥厚，以及有比较广泛后纵韧带骨化（3 个节段以上）的病例，常常不能获得充分减压，有时需行二期后路手术。目前常用的有后开门椎板截骨椎管扩大成形术。

二、后路手术

在过去很长一段时间曾做单纯椎板切除术，实践证明，这种方法缺点较多，如减压不充分，再加瘢痕粘连因素，常招致手术失败；如做充分减压，需切除大部分小关节，术后 8 个月～2 年内常常可继发颈椎后凸，形成所谓“鹅颈畸形”或发生“脊椎滑移”（小于 2mm）。所以，目前大多数作者已弃置不用。1968 年日本设计了一种可以代替脊椎前融合或后路椎板切除术的手术方法，称为后开门椎管扩大成形术，用于治疗颈椎管狭窄、后纵韧带骨化（OPLL）和三个节段以上的颈椎间盘病变。此后各种改良手术方法相继问世，主要有双开门或单开门式，后者使用较广泛。手术时需遵循下述几点：

（1）开门应在有症状的一侧为好，两侧有症状者，开门在症状重的一侧或 CT 或 MRI 显示压迫较重的一侧。

（2）症状较重的一侧的颈椎后方，应在开门后于每一节段做椎间孔减压术。

（3）开门后掀起骨瓣应做牢固的缝合，以维持开门的宽度。一般从脊突上打的孔缝合到骨瓣合页侧的小关节囊，而缝合到肌肉层上容易“关门”。为此又发展出内固定钢板。

（4）外板做合页式截骨处，开门固定后，应予以植骨。

（5）取自体脂肪覆盖硬膜防止粘连。

（6）术后最好佩戴塑料围领，注意术后患者平卧一周，颈部悬空勿压，然后允许患者早期离床活动。

第三节　颈椎前路手术

一、颈椎前路经皮椎间盘切除植骨术

（一）概述

颈椎病即颈椎椎间盘组织退行性病变及其继发病理改变累及周围组织结构（神经根、脊髓、椎动脉、交感神经等），出现相应临床表现的疾病。随着 CT、MRI 影像学诊断技术在临床上的应用，颈椎病的诊断和治疗水平有了明显的提高。目前所采用的传统的经颈前路椎间盘切除植骨融合或经后路椎板成形术等，虽取得较为满意的临床疗效，但存在着植骨块脱落、植骨不融合、髂骨取骨区疼痛、脊髓损伤、感染等并发症，而且损伤大，费用高。随着微创技术的发展，有学者开始探索颈椎病的微创治疗。经皮穿刺颈椎间盘切除术（PCD）治疗颈椎病的临床应用，取得令人鼓舞的临床疗效，使颈椎病的治疗进入了微创治疗的新领域。国外最早报道为 1989 年，20 世纪 90 年代国内学者周义成、李健等人开始将经皮穿刺髓核摘除术应用于颈椎病的治疗。PCD 是在总结经皮穿刺腰椎间盘切除术（PLD）治疗腰椎间盘突出症的基础上发展起来的，其原理与 PLD 是一样的，是经过皮肤软组织间隙进入椎间盘，进行切割抽吸部分髓核组织，使髓核组织内压降低，使突出的椎间盘表面张力减小，软化或缩小达到有效的机械减压，减轻或消除椎间盘突出对受累神经根的压迫及对周围痛觉感受器的刺激，使局部纤维对髓核的包容力消失，促进椎间盘的回纳，达到缓解症状的目的。目前已有较多 PCD 的临床和基础研究报道。开展 PCD 手术，首先要熟悉颈前部复杂的解剖结构，掌握熟练的手术技巧，具备一定的开放式手术经历；同时也要了解 PCD 原理、疗效、并发症及国内外的研究现状。我们通过将 PCD 与传统的颈椎间盘突出症的保守治疗及颈前后路手术治疗进行比较后认为：只要严格选择手术适应证、规范化操作，是可以取得良好的疗效的；同时 PCD 具有创伤小、操作方法简单、安全、省时、费用低、患者痛苦小、不损坏椎体结构等特点。

（二）经皮颈椎间盘切除手术入路的应用解剖

颈部前外侧区有许多重要解剖结构，其不同的椎间隙解剖结构又不相同，所以我们在进行 PCD 穿刺时要对颈部的解剖结构熟悉了解，并以此为安全穿刺提供可靠的依据。

（三）解剖结构

1. $C_2 \sim C_3$ 椎间盘的毗邻关系

$C_2 \sim C_3$ 椎间盘水平颈动脉鞘内侧毗邻咽和舌骨。面动脉和舌动脉从颈外动脉起始后水平向内，$C_2 \sim C_3$ 钩突关节较长，几乎占据 C_2 及 C_3 椎体的外侧面。

2. $C_3 \sim C_4$ 至 $C_7 \sim T_1$ 椎间盘的毗邻关系

$C_3 \sim C_4$ 至 $C_7 \sim T_1$ 椎间盘水平，颈总动脉与甲状软骨或甲状腺的毗邻关系见表 8-1。甲状腺侧叶上极通常平对 C_5 椎体上缘，偶达 $C_4 \sim C_5$ 椎间盘水平，其下极达 C_7 椎体下缘或 $C_7 \sim T_1$ 椎间盘水平。

表 8-1　颈椎各穿刺间隙颈动脉与甲状腺之间的关系

椎间隙	颈动脉与甲状腺之间的关系	进针要点
C_3/C_4	颈动脉内侧为甲状软骨，存在明显间隙	颈动脉内侧，推开甲状腺进针
C_4/C_5	颈动脉内侧无或有少量甲状腺组织，存在明显间隙	略推开颈动脉进针
C_5/C_6	颈动脉内侧与甲状腺外缘有重叠	推移颈动脉后，在原颈动脉位置进针
C_6/C_7	颈动脉内侧与甲状腺存在间隙	
C_7/T_1	无甲状腺组织，但左侧入路应注意胸导管，以右侧入路为宜	推移颈动脉后，在颈动脉内侧进针

3. 甲状腺的血管

（1）甲状腺上动、静脉：甲状腺上动脉在 C_3 椎体水平，或起始于颈总动脉叉，或起始于颈总动脉末端，发出后转向前下，紧贴甲状软骨外侧下行，纵跨 C_3/C_4，C_4/C_5 椎间隙后止于甲状腺侧叶上极后方。甲状腺上静脉与动脉伴行。

（2）甲状腺中静脉：甲状腺中静脉在 C_7 椎体中上水平，横跨颈总动脉注入颈内静脉下部。

（3）甲状腺下动、静脉：甲状腺下动脉起自锁骨下动脉的甲状颈干，沿前斜角肌内缘上升，至 C_6 椎体中部几呈直角转向内侧，经颈动脉鞘后方水平潜入甲状腺侧叶的后面。甲状腺下静脉发起于甲状腺下极后沿气管前方注入头臂静脉。

4. 穿刺与甲状腺血管的关系

甲状腺上动静脉虽然纵跨 C_3/C_4 与 C_4/C_5 椎间隙，但两者紧贴甲状软骨外侧下行，与颈总动脉之间存在明显的距离。因此，在这两间隙穿刺时只要靠近颈总动脉内侧缘进针，并把甲状软骨和甲状腺上动静脉稍稍推向对侧，就可避免血管的损伤。李健等研究显示左右两侧的甲状腺下动脉几乎都在 C_6 椎体中部呈水平向内进入甲状腺的后方，无一例高出 C_6 椎体上缘或低于 C_6 椎体下缘；而甲状腺下静脉位于气管前方，完全在 PCD 的工作区之外；甲状腺中静脉尽管有无不定，但也未发现其穿行 C_6/C_7 间隙。所以，只要穿刺前定位准确，在进行 C_5/C_6、C_6/C_7 椎间隙的 PCD 时一般不会损伤甲状腺下动静脉或中静脉。

（四）椎间盘穿刺的特点

1. C_2/C_3 和 C_3/C_4 椎间盘穿刺的特点

由于 C_2/C_3 椎间盘前方毗邻体积较大的咽腔，且其前外侧结构复杂，在颈动脉鞘和咽腔之间有横行走向的舌动脉、面动脉及舌骨大角。因此这一间隙的穿刺有一定的困难，如果勉强进行 PCD，则有可能损伤面动脉和舌动脉，若刺入咽腔或经过血供丰富的颈长肌进入椎间盘内，导致术中、术后出血从而产生严重的后果，如血肿压迫产生呼吸困难、窒息等严重并发症。事实上，临床 C_2/C_3 椎间盘突出极其少见，如遇到这一间隙的椎间盘突出，作者建议采用传统术式为宜。C_3/C_4 椎间盘水平颈动脉鞘与甲状软骨上角毗邻，两者存在由疏松结缔组织相隔的间隙，轻轻用左手示指向外推移颈动脉鞘，中指向对侧推移甲状软骨上角，此间隙明显增宽（表 8-1）。临床上往往只需要轻轻向对侧推移甲状软骨上角，在颈动脉内侧进针，就可顺利地进入椎间盘内切除髓核。

2. C_4/C_5、C_5/C_6、C_6/C_7 椎间盘穿刺的特点

颈椎间盘突出最多发生在 C_5/C_6，其次为 C_4/C_5、C_6/C_7，在这三个间隙水平，颈总动脉与甲状腺侧叶外缘毗邻。由于甲状腺侧叶的特殊解剖特点，使得 C_4/C_5、C_6/C_7 椎间盘水平，甲状腺与颈总动脉在自然状态下（与外力推移状态相对应）存在明显的间隙可供穿刺（表 8-1）。在 C_5/C_6 椎间盘水平，尽管两者有一定程度的重叠，但颈总动脉与甲状腺之间是由疏松结缔组织相连，稍加外力则可把颈总动脉和甲状腺向两侧推就能找到一个潜在的间隙供穿刺进针，从而避免经由甲状腺入路。这也是作者与周义成的 PCD 入路不同所在。由于甲状腺是一个血供丰富的实质性器官，经此穿刺难免造成术中、术后出血，产生近晚期严重的并发症。因此，我们认为不宜提倡。

3. C_7/T_1 椎间盘穿刺特点

C_7/T_1 椎间盘突出也时有发生。尽管在此水平，左右两侧颈总动脉与气管或甲状腺之间的间隙较大，穿刺进针比较容易，但左侧入路应非常慎重。因为此平面左侧有胸导管

横过，而且其行径不很恒定。故左侧入路可能损伤胸导管，导致淋巴回流障碍，发生乳糜胸。此外本组资料显示，食管在 C_6 椎体水平续于咽以后，一般沿颈椎左侧下行，偶尔沿椎体正前方下行，罕见沿椎体右侧下行。因此，作者认为 C_7/T_1 的椎间盘突出采用 PCD 手术时以右侧入路为宜，既可以避免食管损伤，又能防止胸导管损伤。

（五）PCD 的作用原理

PCD 作用原理主要是采用穿刺切除器械在负压吸引的作用下对髓核实行部分或大部分地切除或以髓核钳在套管的保护下对椎体后缘的髓核进行钳夹以降低颈椎间盘内的压力，从而间接使压迫脊髓颈神经根的髓核组织“回纳”，缓解致压物对神经根的刺激。所以在 PCD 时必须充分切割出髓核组织。作者临床研究发现 PCD 切除的髓核重达 1g 以上，患者拔针后即感症状、体征减轻或消失，远期效果也较好。由于 PCD 时以纤维环入针点为支点，穿刺针头尾可在水平面上摆动，除 C_3、C_4 椎间隙 75° 外，其余椎间隙均达 90° 以上，这可以切除出足够的髓核组织达到手术的目的。近年来，有关突出的椎间盘组织对周围组织产生物理及生化学方面变化的理论正日益受到许多学者的重视。Marshall LI 等认为椎间盘组织突出到硬膜外可产生炎性介质直接对神经根产生刺激，导致一系列临床症状。因此，PCD 通过切除颈椎间盘中央后部未突出的髓核，可达到减轻突出椎间盘组织对脊髓和神经根的压迫及减少其炎性化学刺激。

（六）适应证和禁忌证

1. 手术适应证

（1）临床表现与颈椎间盘突出症的症状和体征相符，有颈、肩、上肢疼痛、麻木、肌力减退等一系列症状经 2 个月以上保守治疗无效者。

（2）包容型颈椎间盘突出。

（3）经 CT、MRI 检查突出的椎间盘组织无钙化、纤维环未破裂、髓核无游离者。

（4）颈椎间盘突出症，无骨性椎管狭窄、后纵韧带骨化、黄韧带肥厚等压迫因素等。

对颈椎间盘突出引起早期颈椎病的适应证：

（1）颈型：原则上不需要手术，对顽固性者可考虑此项手术。

（2）神经根型：经非手术治疗 4 个月无效者；临床表现与 CT、MRI 所见及神经定位一致，有进行性肌肉萎缩及剧烈疼痛者；非手术有效，但症状反复发作者。

（3）脊髓型：急性进行性脊髓损伤，经 CT、MRI 等证实有脊髓受压，应尽快行 PCD；有轻度颈脊髓损害症状，连续 3 个月保守治疗无效者；颈脊髓受压在 2 年以内，症状进行性或突然加重者。

（4）椎动脉型：采用保守治疗或外科治疗；如 CT、MRI 等示有椎间盘突出亦可试行 PCD。

（5）交感型：症状严重影响生活，经非手术治疗无效；影像学检查与椎间盘突出有关。

（6）其他型：有突出间盘压迫症状，经非手术治疗无效者。

2. 手术禁忌证

（1）临床表现与 CT、MRI 等影像学检查不相符合者。

（2）CT 显示突出的椎间盘已钙化或骨化，或纤维环破裂、髓核游离者。

（3）椎间盘突出同时有骨性椎管狭窄、后纵韧带骨化、黄韧带肥厚或合并有椎管椎体肿瘤、结核等病变者，椎间孔、椎间关节及钩椎关节骨质增生。

（4）椎间隙退变狭窄而导致穿刺针不能进入。

（5）甲状腺肿大者，颈部瘢痕影响操作者。

（6）有严重心肺功能不全或同时合并其他脏器严重疾病者。

（7）患有严重神经症者。

（8）以前行过颈椎间盘前路手术者。

（七）手术器械

李健等发明的手动式颈椎间盘切除器械（专利号：97208502.5，97208501.7）包括：

（1）空心导针。

（2）工作套管。

（3）双面刨削器。

（4）环锯。

（5）胶管、髓核钳、负压吸引器、C 臂 X 线机等。

（八）实施条件

1. 基础设施

（1）X 线影像设备：具有高清晰度影像增强器的 X 线机，如 C 臂 X 线机、CT 等，首选为 C 臂 X 线机。

（2）无菌手术室：PCD 要求在严格无菌手术室内进行，一般不主张在 X 机房操作，以免发生感染。

2. 术者要求

（1）PCD 医生必须对 PCD 的原理、适应证的选择、手术操作规程及并发症处理等方面有较全面的了解。

（2）独立进行 PCD 术之前必须在有经验 PCD 医生指导下进行一段时间的专门训练。

（3）PCD 医生最好熟悉颈前部的局部解剖知识和具有颈椎前、后路开放手术的经验。

（九）术前准备

PCD 术前应做好以下的准备：

（1）术前血常规、出凝血时间、肝肾功能检查及颈椎正侧位、双斜位和动力性侧位片。

（2）让患者了解手术的过程以获得术中的配合，术前可适当使用镇静药。

（3）对术中、术后可能出现的并发症及术后疗效的评估等情况应向患者家属交代清楚以获得理解和签字。

（4）术前预防性抗生素的应用。

（5）颈椎间盘切除器械的严格消毒。

（十）手术方法

常规术前准备，患者取仰卧位，颈肩部垫软枕，使头稍后伸。在C臂X线机的监视下确定穿刺间隙。以2%利多卡因0.5～1mL局部浸润麻醉，进针点在中线旁开2～3cm、颈动脉内侧0.5～1cm处（甲状腺外缘与颈动脉之间），从右侧进针。先将颈动脉推向外侧，气管推向内侧，将18G细导针在C臂X线的引导下刺入病变椎间隙，正侧位检查确认穿刺针在切吸椎间盘内后，在导针入皮处做一约2mm小横形切口，沿导针套入外套导管，压紧皮肤顺导针方向将套管针旋入椎间隙，拔出导针，再将尾部接有负压吸引器胶管的环锯送入套管内，在负压抽吸作用下，往复旋转切除髓核组织或用髓核钳经套管钳取髓核，并在水平面改变穿刺导管的方向切吸髓核组织至手术完毕。手术过程通常在X线荧光屏监视下进行，穿刺深度以不超过椎体后缘为宜。一般负压为0.08～0.09kPa，持续时间5～10分钟，取出的髓核组织约1g。术后拔除外套导管后，用手指压迫穿刺部位3～5分钟，止血贴外贴，3～5日伤口即可愈合。

（十一）手术操作注意事项

（1）麻醉问题：利多卡因不宜注入太多，一般每一个间隙不超过1mL，过多可使麻药波及喉返神经，造成暂时性声音哑。

（2）进针方向：充分暴露出颈动脉鞘与颈内脏鞘之间隙，注意保持进针路线的正确性，入椎间盘点应在颈长肌内侧，椎间盘前方中外1/2处，以防过偏中线损伤气管、食管、喉返神经及甲状腺组织，过外损伤颈长肌导致出血。

（3）进针深度：切取髓核时必须在C臂X线机监视下进行，椎间盘切除器械不能超过椎体后缘，必要时可与患者对话，了解患者感觉，若切除器械稍超过椎体后缘，可能刺激窦椎神经，此时患者可出现一侧肢体或者全身触电感，甚至损伤脊髓。

（4）刺入椎间隙的套管针应与椎间隙平行，若不平行则可在切除椎间盘的过程中损伤软骨板，造成出血、疼痛。

（5）在行C_6/C_7和C_7/L_1间隙穿刺时，因肩部的遮挡作用，可致C臂透视定位及手术操作困难，这时嘱助手将患者的两肩下拉，以使手术间隙透视清晰。

（6）严格无菌操作，预防椎间隙感染，应强调手术在手术室或专门介入手术室进行。

（十二）术后处理

（1）术后注意观察患者血压、脉搏等生命体征。

（2）注意伤口出血情况及颈部肿胀情况。

（3）术后6小时可带颈围下床活动，并带颈围活动2～4周。

（4）常规静脉注射或口服抗生素2～3天。

（5）术后常规使用脱水药2～3天。

（6）患者分别出院后 1 个月、3 个月、6 个月、12 个月到门诊随访复查，以后每半年随访一次。随访内容包括：患者自觉症状、体征及颈椎正侧位片、动力性侧位片。对术后 6 个月以上的患者，有条件者进行 CT 扫描或 MRI 复查。

（十三）并发症及防治

有关 PCD 并发症的文献报道尚不多见，但颈前部为一个组织结构较复杂的部位，除有气管、食管、甲状腺外，尚有重要的神经、血管通过。若术者颈前区解剖结构不熟悉，未掌握好穿刺技巧，就有发生严重并发症的可能。作者在总结 PCD 操作经验的基础上，通过对尸体的颈部解剖和 CT 扫描等系列研究后发现在颈前外区，即甲状腺外缘与颈动脉内侧存在着一个潜在间隙，平时为一结构紧密的组织间隙，利用手指推移可人为将该间隙增大。此入路有利于椎间盘切除器械直接对突出髓核进行部分切吸；同时由于穿刺深度是在 X 线机严密监视下进行，故可避免损伤脊髓。尽管如此，目前仍有文献报道相关并发症的发生，如血管损伤、神经损伤、甲状腺损伤、椎间盘感染、胸导管及对颈椎稳定性影响等。

1. 血管损伤

PCD 术致大血管损伤尚未见相关文献报道，PCD 术致血管损伤多与穿刺部位有关，有可能出现甲状腺静脉、动脉等损伤。甲状腺上动脉在 C_3 椎体水平，或起始于颈总动脉叉，或起始于颈总动脉末端，发出后转向前下，紧贴甲状软骨外侧下行，纵跨 C_3/C_4、C_4/C_5 椎间隙后止于甲状腺侧叶上极后方。甲状腺上静脉与动脉伴行。甲状腺中静脉在横过 C_5 椎体水平，横跨颈总动脉注入颈内静脉下部。甲状腺下动脉起自锁骨下动脉的甲状颈干，沿前斜角肌内缘上升，至 C_6 椎体中部几呈直角转向内侧，经颈动脉鞘后方水平潜入甲状腺侧叶的后面。甲状腺下静脉发起于甲状腺下极后沿气管前方注入头臂静脉。

可采用以下方法预防：

（1） C_3/C_4 椎间盘水平颈动脉鞘与甲状软骨上角毗邻，两者存在由疏松结缔组织相隔的间隙，轻轻用左手示指向外推移颈动脉鞘，中指向对侧推移甲状软骨上角，此间隙明显增宽。临床上往往只需要轻轻向对侧推移甲状软骨上角，在颈动脉内侧进针，就可顺利地进入椎间盘内切除髓核。

（2）颈椎间盘突出最多发生在 C_5/C_6，其次 C_4/C_5、C_6/C_7。在这三个间隙水平，颈总动脉与甲状腺侧叶外缘毗邻。由于甲状腺侧叶的特殊解剖特点，使得 C_4/C_5、C_6/C_7 椎间盘水平，甲状腺与颈总动脉在自然状态下（与外力推移状态相对应）存在明显的间隙可供穿刺。在 C_5/C_6 椎间盘水平，尽管两者有一定程度的重叠，但颈总动脉与甲状腺之间是由疏松结缔组织相连，稍加外力则可把颈总动脉和甲状腺向两侧推开，就能找到一个潜在的间隙供穿刺进针，从而避免经由甲状腺入路。

（3） C_7/T_1 椎间盘突出也时有发生。尽管在此水平左右两侧颈总动脉与气管或甲状腺之间的间隙较大，穿刺进针比较容易。另外，在 C_3/C_4、C_4/C_5、C_5/C_6、C_6/C_7、C_7/T_1，椎间隙一般无血管经过，血管一般近椎体，因此，在穿刺时应尽量在椎间隙周围进行，这样损伤血管的机会就会少些，也可在推开颈动脉后，先用右手触摸一下穿刺部位是否有血管搏动。

2. 神经损伤

颈交感神经干在颈动脉鞘的后方，颈椎横突前颈长肌表面的外侧，一般不会损伤。喉返神经一般在气管、食管沟内，手术穿刺一般不易损伤。神经损伤多与麻醉有关，若利多卡因注入太多，可使麻药波及喉返神经，造成暂时性声音哑。

3. 甲状腺损伤

甲状腺血液循环非常丰富，主要由两侧的甲状腺上动脉（颈外动脉分支）和甲状腺下动脉（锁骨下动脉分支）供应。甲状腺上、下动脉之间，甲状腺上、下动脉又与咽喉部、气管、食管的动脉之间均有着广泛的吻合。甲状腺上、中静脉汇入颈内静脉，甲状腺下静脉汇入无名静脉，因此，在进行穿刺时应尽量避免损伤甲状腺，以避免造成术中、术后继发性出血。

4. 颈椎间盘炎

（1）椎间盘炎的病因：对术后椎间盘炎的病因，目前有三种学说，即细菌性感染、无菌性炎症、自身免疫反应。但更多学者倾向于认为细菌感染是术后椎间盘炎的主要原因，尤其是术中细菌污染。孙钢等对术后椎间盘炎的 13 例患者进行研究，局部取分泌物或血培养，发现 8 例为表皮葡萄球菌感染，3 例为金黄色葡萄球菌感染，2 例为大肠杆菌感染。用 PLD 技术取椎间盘组织活检，均示有中性粒细胞和淋巴细胞浸润，呈慢性炎症改变。

（2）颈椎间盘炎诊断：颈椎间盘炎是颈椎间盘手术后的一种严重并发症，其感染原因及临床症状、体征与腰椎间盘炎相似。PCD 后椎间盘炎的诊断依据有以下几点：①有 PCD 手术史，原有颈椎间盘突出的症状体征经 PCD 后已缓解，经 3 ～ 7 天后突然出现与术前症状、体征完全不同的颈、肩脚部疼痛，伴椎旁肌痉挛。②全身症状为发热，体温的高低及手术后至症状发作间歇期长短可能与细菌毒力及数量有关，细菌毒力强，数量多，则间歇期短，症状重。高热患者在体温升高前常有短时间寒战等菌血症表现。③体格检查：手术穿刺部位创口已愈合，无红肿及压痛。颈部呈僵直状，活动明显受限。病变棘突叩压痛，有一侧或双侧肩脚部压痛，椎旁肌痉挛。椎间孔挤压试验阳性，四肢感觉运动及括约肌功能正常。④实验室检查：白细胞计数升高或正常，中性粒细胞计数常增高；CRP 水平增高，ESR 增快。⑤影像学检查：大约在发病 3 周后 X 线平片常可出现病变椎间隙变窄、模糊及终板侵蚀性破坏现象。CT 扫描、ECT、MRI 有助于诊断。⑥组织学、细菌学检查对诊断有一定价值。

（3）椎间盘炎分期、分型：尚希福等根据病变转归和 X 线表现把本病分为三期：①初期：术后出现腰痛并逐渐加重，骶棘肌痉挛，局部压痛、放射痛；X 线片示：腰椎生理弧度消失、变直，椎间隙无明显改变，椎间盘阴影一般无增大，此期持续 1 ～ 3 周。②中期：剧烈腰痛，局部压痛明显；X 线片示：椎间隙逐渐变窄，软骨下骨模糊，椎间盘阴影无改变，持续 3 ～ 8 周。③后期：腰痛逐渐好转，局部压痛逐渐变轻消失；X 线片示：椎间隙变窄融合，部分患者可不融合，但有骨桥形成，此期持续 4 ～ 6 周。

（4）椎间盘炎分型：根据症状及实验检查（血沉、C 反应蛋白及白细胞等）把术后椎间盘炎分三种类型。Ⅰ型：急性细菌性术后椎间盘炎（约占 53%）；Ⅱ型：亚急性细菌性术后椎间盘炎（约占 29%）；Ⅲ型：无菌性术后椎间盘炎（约占 18%）。他们认为这种分型对制订治疗方案、指导临床治疗很有益处。

（5）椎间盘炎的防治：要预防术后椎间盘炎的发生。①首先要求 PCD 在无菌手术室中进行操作。②颈椎间盘切除器械的严格消毒。③术中要严格无菌化操作、彻底止血。④同时采取术前、术中及术后三阶段的抗生素治疗等方法。孙钢等采用术前静滴抗生素 3 天、术后 5 天的方案治疗 213 例施行椎间盘切除术的患者，结果无一例发生术后椎间盘炎。我们在临床椎间盘炎的防治中也体会到：术前晚、术前 2 小时及术后 5 ～ 7 天抗生素的应用对防治椎间盘炎的发生有重要作用。

在治疗上我们认为，凡 PCD 后患者一旦出现颈肩角区疼痛，伴局部肌肉痉挛，实验室检查也提示有椎间盘炎的可能时，即应进行积极的治疗，不要等影像学出现改变时再进行处理。应早期及时有效的治疗，有利于防止病情进一步发展，缓解患者因症状发作时所产生的痛苦，缩短病程。PCD 具有手术创伤小，操作方法简单，安全，不损坏椎体的整体结构，对脊椎的稳定性影响不大等特点。因此，对颈椎间盘炎采用再次 PCD 治疗有以下几点好处：①可及时地采用最简单的方法对病灶进行彻底清除，有利于控制病变进一步发展。②切吸出的游离组织碎块可进行组织学、细菌学检查，有利于帮助诊断和治疗。③对病灶进行彻底清洗可大大缩短抗生素所使用时间，避免因长期使用抗生素而引起各种不良反应。④可免除传统经颈前路椎间盘病灶清除、植骨融合术带来的创伤及痛苦，以及长期颈围固定给患者生活带来的不便。

椎间盘炎 PCD 治疗的同时需要结合制动、镇痛及进行抗生素等治疗。我们认为在 PCD 对椎间盘炎进行彻底清创的同时，必须应用强有力的抗生素治疗，使炎症得到及时彻底的控制。对于抗生素的选择需考虑以下几点：①选用对致病细菌敏感的抗生素。有学者主张应用广谱抗生素，要求早期、大量、广谱、联合、持久用药。当椎间盘炎发生时，在行 PCD 治疗时，需要进行细菌培养及药敏试验，为敏感抗生素的选择提供依据，但我们不能等到药敏试验结果出来后才使用敏感抗生素，此时广谱抗生素的使用非常关键。李健等认为，第 3 代头孢菌素类广谱药物，无论是对革兰阳性菌、革兰阴性菌及真菌等均有较强的作用。经静脉注射后在血液、脑脊液及骨组织中均有较高的浓度，并可通过椎间盘炎症破坏后的终板扩散到达病变部位，发挥治疗作用。多数学者认为用药要一直持续到 ESR 正常后 2 周，全程共 6 ～ 8 周。②抗生素在椎间盘中渗透性的大小。椎间盘炎的抗生素治疗作用除了看致病菌对某抗生素是否敏感外，关键还取决于该抗生素能否渗透到椎间盘内，并能达到有效的杀菌或抑菌浓度。由于椎间盘的解剖特点，大多数抗生素不能在椎间盘内达到有效的治疗浓度，从而影响治疗效果。孙钢等研究显示头孢唑林、氟氯西林、妥布霉素、克林霉素静滴 30 分钟后，髓核中浓度依次是金黄色葡萄球菌最小抑菌浓度的 9 倍、0.8 倍、15 倍和 40 倍。显示除氟氯西林外的三种药物均能达到治疗浓度。李健等研究表明，头孢他啶在临床常规用量下髓核内可达到有效抑菌浓度（金黄色葡萄球菌、大肠埃希菌、铜绿假单胞菌）；头孢唑林、头孢曲松可达到金黄色葡萄球菌、大肠埃希菌的有效抑菌浓度，从而达到预防和治疗椎间盘炎的目的；克林霉素临床常规用量下，髓核内不能达到三种细菌的有效抑菌浓度。③防止椎间盘内局部抗生素浓度过高而损伤椎间盘细胞。高浓度的头孢唑林、庆大霉素、头孢孟多、万古霉素能强烈抑制体外培养的人椎间盘纤维环细胞的生长、分化和新陈代谢，甚至危及细胞的生存。这对于已发生炎症的椎间盘细胞来说无疑又是一种新的损伤，可能影响其病理进程。④在术后椎间盘炎进行抗生素、制动、镇痛等保守治疗的同时，应密切观察病情的变化。如在治疗过程当中出现了炎症扩散、局部脓肿形成或有神经及脊髓压迫症状，则应考虑尽早施行手术清除坏死组织及脓液，使神经根减压和稳定脊柱。

总之，对于颈椎间盘炎的治疗应做到早期诊断，及时对病灶进行彻底清除，对切吸出的病变组织进行细菌学、组织学检查，对本病诊断治疗有一定价值，第 3 代头孢菌素对本病治疗有较好的效果。病灶清除及术后有效的抗生素治疗，可大大缩短抗生素的使用时间及用量。

5. 胸导管损伤

胸导管末段沿食管左缘上升，在颈根部约平第 7 颈椎体高度向左呈弓状跨过胸膜顶，形成胸导管弓注入静脉角。胸导管横过行经不很恒定，其前方为颈动脉鞘，后方有椎动脉、椎静脉、腋神经和锁骨下动脉。因此，C_7/T_1 左侧入路应非常慎重，C_7/T_1 的椎间盘切除宜采用右侧入路。最好选择颈细长的患者进行穿刺。

6. 对颈椎稳定性的影响

颈椎病是颈椎退行性改变结果之一，其本身就存在着颈椎失稳的问题。颈椎失稳是由于椎体本身、椎旁韧带和肌肉组织的生理失调引起椎节的松动和位移。PCD 切除的只是对与椎间盘突出有关的病变周围组织，范围小且局限，而对椎间盘组织影响不大，更不会造成椎体、小关节、韧带等结构损伤，而且突出的部分椎间盘组织还纳后还可对颈椎的稳定性起到承载作用，椎体间连接不受影响，不足以破坏颈椎的稳定性。何敬东等研究表明 PCD 加溶核（CNL）对山羊颈椎稳定性无影响，杜中立等通过动物试验证明 PCD 对颈椎稳定性没有影响，李健等临床随访研究显示 PCD 对人的颈椎稳定性没有影响。作者认为，颈椎间盘突出使脊髓或神经受到刺激，使患者头颈部处于一种强迫性代偿性姿势，造成了应力不均现象，久而久之，这种姿势可加速椎间盘的退变，如椎间隙变窄、关节突关节应力增加、关节囊松弛、病变椎体失稳。而 PCD 减压后可使脊髓及神经所受到的刺激得到缓解，并使这种代偿性或保护性颈部姿势也随之逐渐消失，不会加重颈椎失稳，还会有利于延缓颈椎失稳进一步发展。我们也曾对伴有颈椎轻度失稳的 2 例患者进行过 PCD 治疗，术后疗效评定为优，颈椎的稳定性也没有进一加重。

二、颈椎前路椎间盘切除植骨术

国内于20世纪60年代开始开展此手术。此术式在20世纪70～80年代迅速得到普及，前路手术能最直接地显露颈椎椎体，有效地解除来自脊髓前方的压迫，并随着前路固定器械、椎间融合技术的发展，原有植骨融合率低的问题被得到有效解决，临床报道优良率可达70%～90%。目前此术式已成为治疗颈椎退行性疾病和颈椎外伤的主要手段之一，被公认为是治疗颈椎疾患的一种疗效好、并发症较少的手术方式。

（一）槽式开窗减压、椎间盘切除、植骨融合术（Robinson方法）

1. 手术适应证

（1）颈椎间盘突出或退行性变，有椎体后缘骨赘形成，发生神经根或脊髓受压症状者。

（2）三个节段以下的颈椎病，非手术治疗无效，反复发作者。

（3）颈椎病症状逐渐加重者，或有颈脊髓明显受压现象者。

2. 术前准备

同一般脊柱手术准备外，应详细记录神经系统症状和体征，以备术后比较。应有颈椎正侧位及左右斜位片，有后纵韧带骨化病例，应做侧位断层片、脊髓造影或MRI检查，能清楚显示病变范围，CT检查能清楚显示各部位增生凸入椎管情况，有利于手术。术前配血400mL。

3. 手术方法

以往多用采用局麻，目前主要采用全麻。

（1）体位：患者取仰卧位，肩部垫枕，使颈部呈后伸位，头保持中立位。

（2）切口：可做横切口或斜切口横切于锁骨上3横指处，胸锁乳突肌浅表，从颈中线向外延伸10cm（C_5以下病变用此切口好）。纵切口沿胸锁乳突肌前内缘切开（参看颈椎入路）。从左侧还是从右侧入路，根据术者习惯，有些作者提倡从左侧切口进入，理由是在左侧喉返神经较长且行走在甲状腺后，靠近颈中线处，手术误伤机会较少。但在左侧有乳糜导管，显露下颈椎时容易误伤，引起乳糜胸。

（3）显露椎体前缘：切开皮肤、皮下及颈阔肌，找到胸锁乳突肌的前内缘，以此作标志，用手指钝性分开此肌与甲状舌骨肌、胸骨甲状肌之间的间隙，进入后，可见肩胛舌骨肌横过术野，在此肌腹两侧穿线固定后，于腱部切断牵开。触到搏动的颈动脉，用手指沿颈动脉鞘向上、下和深部分离。此时，偶可见甲状腺中静脉横过C_5（可作为定位参考），结扎切断；于C_6/C_7水平，可见甲状腺下动静脉横过，此动脉远端分叉处有喉返神经穿过，可在动脉干部双结扎切断，轻轻推开，可防止损伤喉返神经，于C_3/C_4处可见甲状腺上动静脉横过。用直角拉钩向外牵开胸锁乳突肌及颈动脉鞘，向内牵开甲状腺、甲状舌骨肌群及气管、食管，注意勿将钩尖插入气管食管沟内，否则钩尖可伤及喉返神经，维持内外侧牵开及上下牵开，可见到椎前筋膜，纵行切开，并用“花生米”向两旁推开至两侧颈长肌处为止，并可用Cobb剥离器或骨刀将附着于椎体前的肌肉筋膜向两侧推开少许，即清楚显露前纵韧带及椎体的前方，注意颈长肌下方有交感神经链及小动脉，勿误入肌肉内造成损伤或出血。

（4）截骨摘除椎间盘及减压：显露出预计的椎体及椎间盘组织后，于相应椎间盘处插入针头，摄侧位X线片定好位后，取1.2cm宽的骨刀，于病椎的椎间盘软骨板上方3mm处、下方1mm处轻轻凿入，深度根据部位而定，C_2～C_4处颈椎体前后径1.2～1.5cm，此区截骨深度勿超过1.2cm；于C_5～C_7处椎体前后径1.6～2cm，此区进入深度勿超过1.5cm，则较为安全。两侧用宽0.7～0.8cm骨刀凿开。然后用垂体咬钳及刮匙将凿下的骨质及椎间盘组织清除干净，形成一骨槽。用Harrington撑开钳撑开检查，可见松动的椎体后缘，可指示伸入刮匙由后向前刮，以刮除椎体后缘凸入髓腔内组织，直至看到后纵韧带。

（5）植骨：根据骨槽大小取三面带皮质骨的植骨骨块，其大小约为1.2cm×1.4cm×（0.6～0.8）cm，在麻醉师牵引头部情况下，将骨块嵌入骨槽，再用叶氏打器将嵌入骨块打入至低于椎体前缘2mm为止。叶氏打器尖端有一2mm凸起，可防止骨块过度嵌入凸进椎管。植骨后，洗净伤口，置橡皮片一根后逐层缝合，回病房后患者可垫薄枕，使颈椎呈轻度屈曲位一周，尽量勿做过度的左右旋转颈部，以防骨块滑脱，戴颈围领12周。

（二）颈前路环锯减压及椎体间融合术（Cloward方法）

1. 环锯及其配套器械

（1）环锯：分为减压环锯和取骨环锯两类。

（2）指示钻芯：减压环锯的指示器，起定位、固定和显示环锯深度的作用。

（3）槌骨器：不锈钢圆柱体，用于将髂骨块击出取骨环锯和将植骨块嵌入减压孔。

2. 适应证

颈椎椎体骨折、脱位、不稳伴有脊髓、神经损伤或颈部严重不适者；颈椎创伤、椎间盘突出合并脊髓压迫者；脊髓型颈椎病、症状严重的脊髓和神经根受压的混合性颈椎病。

3. 禁忌证

全身情况差，或合并有重要脏器疾患，不能承受手术创伤者。病程长，合并四肢肌肉萎缩，关节僵硬，说明脊髓损伤严重，即使行减压术，脊髓功能亦难以恢复。

4. 术前准备

训练推移气管和食管，特别对于术中采用颈神经浅丛阻滞麻醉者，术前必须训练推移气管和食管。

5. 麻醉

颈神经浅丛阻滞麻醉或气管插管全身麻醉。全身麻醉较易控制麻醉的深度和时程，麻醉效果好，患者术中较安静，可减少许多干扰因素，有利于手术操作。对病情严重者，应选择气管插管全身麻醉。

6. 显露

融合 1 ～ 2 个节段者可采用横切口显露。如果病变广泛、累及多节段者宜采用斜形切口，较易暴露和手术操作。

患者仰卧于手术床上，双肩垫软枕，头颈自然向后仰伸或偏向左侧，颈后部放置沙袋或一包似海绵的木质枕头，后枕部垫以软头圈，头两侧各放置小沙袋防止术中旋转。需避免头颈过度后仰，以防止加重脊髓的损伤。由于左侧乳糜管有可能损伤，因而多数作者采用右侧切口。

根据病变节段的高低，可采用手指测量法确定切口的位置：胸骨上方约二横指可显露 C_6 ～ C_7，两指半显露 C_5 ～ C_6，三横指可显露 C_3 ～ C_5。也可按解剖体表标志定位：环状软骨相当于 C_5 ～ C_6 水平，按此可上下推算。

7. 环锯法减压及植骨融合

注射针头除尖端保留 1.5cm 长度，插入椎间盘，摄全颈椎侧位片，根据 X 线的定位确定需要手术的节段。注意即使为椎体骨折患者，切不可凭直观观察定位。

定位明确手术节段后，将尺寸合适的指示钻芯的扁刀对准椎间盘正中稍偏上方打入，包括上下椎体的边缘，居颈长肌中央。必须保证钻芯的插入准确居中，并在病变节段的中央部施行，如发生偏斜应予重新插入，否则易损伤硬膜和脊髓。选择内径合适的环锯套入指示钻芯，加压并顺时针旋转，此时注意保护周围的软组织。环锯逐渐深入下沉，指示器尾端逐渐外露。当指示钻芯尾端与环锯同一水平时，提示环锯已深达 15mm。指示钻芯每外露一刻度即加深 2mm，椎体矢状径通常 20 ～ 25mm。待露出两个刻度时，即接近 20mm，此时用力不可过大，缓慢旋转，当接近椎体后缘时因骨赘硬度大，环锯旋转时有一种摩擦感。一旦指示钻芯与环锯一起旋转时，环锯已完全钻透颈椎，抵达硬膜、后纵韧带前方。然后，缓慢旋转环锯将环锯连同钻芯和骨、椎间盘组织取出。用吸收性明胶海绵填入其洞内止血。取出骨和椎间盘组织是否居中和完整，再用刮匙或冲击式咬骨钳将残留椎间盘和减压孔四周的骨质切除，务必将椎体后部边缘的骨赘切除干净并清除上下软骨板。冰生理盐水反复冲洗，清除组织碎片。为利于手术铺巾和操作，常在左侧髂骨取骨，用内径比钻孔大 1 号的取骨环锯自髂骨上旋转取骨，修正至 15 ～ 18mm 长，修正后的植骨块必须保留一侧骨皮质，以增加其承受压力负荷的能力，防止植骨块塌陷。牵拉患者头部或椎间撑开器撑开减压椎间隙，用锤骨器将植骨块轻轻打入减压孔，使植骨块末端外露 1 ～ 2mm，而植骨块底部与椎管前壁间保持 3 ～ 4mm 间隙。或者用骨刀凿取合适大小的三面皮质植骨块，植入减压孔中。移植骨块不可太小，植入时必须锤紧，防止植骨块脱落，压迫脊髓、气管和食管。活动颈椎，确定植骨块稳固。用生理盐水反复冲洗创口，缝合颈前筋膜，表面置一吸收性明胶海绵，放置半管引流条一根，逐层关闭切口。

8. 术后处理

术后次日拔除引流管。颌颈石膏固定 12 周。酌情应用地塞米松和呋塞米 5 ～ 7 天。

9. 主要并发症

（1）显露过程中，可能损伤喉返神经、喉上神经、血管、气管、食管、颈交感神经干及胸膜等，主要是解剖不熟悉或操作粗暴所致，细致操作可以避免。

（2）脊髓和神经根损伤：这是颈前路手术极其严重的并发症。减压时切除椎管管壁，颈部过伸以及植骨块过小都可以导致脊髓或神经根损伤，对发育性颈椎管狭窄者更容易发生。

（3）植骨块脱落、不愈合或塌陷：由于移植骨块过小，嵌入不紧或术后颈椎活动过多引起。植骨块可压迫脊髓和气管、食管，造成脊髓损伤加重和气管、食管损伤。

（4）颈椎邻近节段退行性变：这是近年来提出的融合术的一个并发症。主要机制是融合节段上、下椎节由于代偿而过度活动，加速了其退行性改变。

（5）供骨区并发症：自体骨移植者在供骨区出现术后疼痛、麻木以及血肿等，称为供骨区并发症，发生率为3%～5%。切口尽量与皮纹平行，术中保护皮神经，严格骨膜下剥离可以在一定程度上降低其发生率。

（三）颈前路椎间融合器植入植骨融合术

颈前路椎间植骨融合术植骨块由于缺乏有效固定，植骨块易发生脱出，压迫气管、食管、脊髓等而生并发症。负重后的骨块由于过度活动，容易出现不愈合、假关节形成，且在植骨后愈合期4～8周出现爬行替代时，植骨块会发生骨质的脱钙、吸收，前方椎间隙高度丢失，从而改变了后方关节突关节承受的应力，引起骨性关节炎及骨质增生等病理性改变。采用椎间融合器cage的植入，具备明显撑开效应，能维持椎间隙的高度，减除神经根的压迫和维持正常颈椎生理弧度是其主要特点，同时为颈椎提供即刻稳定作用。通过侧孔为植骨块提供良好的融合环境，使椎体间沿承重轴达到骨性融合。

1. cage的特点

器械cage以往多由高强度钛合金制成的中空、螺纹状、周壁有多排大圆孔的圆柱状椎间植入物，但由于弹性模量过高，容易造成融合器下沉，目前已多被PEEK材料取代，具有坚韧性和稳固性以及良好的生物相容性。

2. 手术适应证和禁忌证

（1）适应证：适用于各种颈椎病需行颈前路减压之病例。主要包括：急性椎间盘突出症、颈椎病、陈旧性颈椎骨折脱位伴有脊髓或脊神经根受压者，某些急性病例也可酌情选用。

（2）禁忌证：以下情况不宜选用：颈椎椎体粉碎性骨折多伴椎节不稳，操作不当会引起骨折片后移而加重脊髓损伤，椎节有炎性感染者，椎节骨质缺损较多者。

3. 手术步骤

手术前各项准备工作、麻醉与体位的选择同前。根据术前X线片可初步选择cage的规格。

根据前文中所描述的暴露颈椎椎体和椎间盘前部。I形或Z形切开前纵韧带，向两侧剥离，显露椎间盘的纤维环外层。用长柄尖刀切开纤维环，深度以2～4mm为宜，并上下钝性剥离分开。髓核钳通过纤维环切口伸入椎间隙，由浅入深，从一侧到另一侧分次摘除髓核。若椎间隙狭窄，髓核钳不易伸入，可运用机械椎间撑开器适当扩张椎间隙，或嘱台下人员牵引患者枕颌，用特制小刮匙分段刮除两侧的软骨板及椎体后方骨赘。将撑开器旋至安装器上，按从小到大的顺序依次插入椎间隙，每次替换大一号，将椎间隙充分撑开。根据患者椎体矢状径决定钻入深度。套筒上标有刻度，可通过套筒上方的两个螺旋锁帽定好相应刻度数值。保护好周围软组织，沿撑开器安装器套入套筒，将嵌顿帽置于套筒上方，轻轻锤打，使套筒下方的四枚锐刺插入椎体前方。取出撑开器，沿套筒置入刨削刀，切除软骨板深层骨质直至预定深度。此时，刨削刀应与套筒上方锁帽相抵。经C臂X线机检查确认其实际深度。理想的深度应为距椎体后缘2～3mm。深度不足可调整套筒上方锁帽，锁帽每旋转1周为1mm，达到理想的深度为止。检查椎间隙后方是否仍有致压物，如有可取出套筒，在直视下切除致压物，然后重新放置撑开器及套筒。将丝锥沿套筒插入椎间隙，顺时针旋入进行攻丝。用cage安装器持住cage，中空部分填入碎骨块，嵌紧加盖。然后沿套筒插入，顺时针旋入椎间隙，到达预定深度。用生理盐水反复冲洗创口，缝合颈前筋膜，表面置于一吸收性明胶海绵，放置半管引流条一根，逐层缝合关闭切口。

4. 术后处理

术后24～48小时后拔除引流条，颈托保护4～6周。术后适当应用抗生素预防感染，酌情应用呋塞米、地塞米松5～7天。

5. 主要并发症

由于cage在颈椎外科的应用时间较短，目前尚未见详细报道由此引起的相关并发症。椎间融合器滑脱是一个潜在的并发症，作者曾诊治过2例，往往由于选择的cage过小，嵌入不紧或术后颈椎活动过多引起，发生率较低，一旦发生须立即取出，以免损伤椎前软组织。

（四）颈椎前路减压植骨钛板内固定技术

1. 颈前路手术的目的

解除脊髓和神经根的压迫因素，扩大颈椎椎管容积和矢状径、恢复椎管正常形态，重建颈椎生理曲度、高度和稳定性，为颈脊髓恢复创造条件。

2. 手术要求

（1）充分减压。

（2）重建椎间高度及生理曲度。

（3）提高骨性融合率，防止颈椎不稳对脊髓造成新的损害。彻底的减压是神经功能恢复的前提，椎间可靠地融合及维持，有效椎间高度和颈椎生理曲度，是维持疗效的关键。

减压范围包括切除病变间隙椎间盘，椎体后缘骨赘至后纵韧带，术前评估椎间盘凸入后纵韧带后方者，切开后纵韧带直至硬脊膜，否则应保留后纵韧带，既可增强局部稳定性，又可防止椎间过度撑开。并彻底刮除椎间隙的上、下软骨板，保留坚硬的终板。对于增生的钩椎关节处理应格外小心。植入骨块时应将椎间撑开，可进一步扩大神经根孔、恢复颈椎曲度和增强稳定性，同时将褶皱的黄韧带拉直进一步扩大椎管容积。

3. 钛板固定手术的特点

钛合金组织相容性好，局部反应少。颈椎减压植骨后采用钛板加以固定，能有效地维持初始植骨块的应力负荷分担，且对增加植骨节段的稳定性和植骨块的融合以及维持颈椎的生理曲度有着重要的作用。其优越性主要表现为当颈部伸展时钢板可起到张力带作用，使通过植骨界面的张力被吸收；而颈部屈曲时又可起到支撑钢板的作用，能较好地维持椎间隙高度和生理曲度，使颈椎稳定性加强，植骨融合快，骨融合率提高。

4. 固定板的分类及特点

目前已发展到第三代产品。第一代前路钢板代表产品是 Synthes 公司的 Orozco 钢板和 Aesculap 公司的 Caspar 钢板，使用的螺钉均是双皮质螺钉，两端的固定螺钉与椎体垂直，并穿透椎体后皮质，对深度的要求准确，这种螺钉有潜在损伤脊髓的危险，且仍不能防止螺钉的较高松动率。第一代钢板的设计缺陷容易导致螺钉松动、植骨块塌陷下沉和螺钉容易断裂。针对以上这些问题，研制了第二代颈椎前路钢板，为限制性钢板，主要代表为 Sofamar Danek 公司的 Orion 钢板和 Synthes 公司的 CSLP 钢板，均为单皮质锁钉钢板系统。钢板的锁紧机制是通过在植骨螺钉的头部里面放置另一枚锁紧螺钉来使螺钉的头部膨胀而与钢板的螺孔之间产生压力来达到锁紧的目的。钢板出现螺钉松动、退出情况较少见，但是由于过度坚强内固定又导致植骨块延迟愈合或者不愈合的问题。颈椎前路第三代钢板是真正意义上的非限制性钢板，代表性的有 Depuy 公司的 DOC 钢板，Aesculap 公司的 ABC 钢板，Sofamar Danek 公司的 Zephir、Premier、Atlantis 钢板。

5. 颈椎 cage 的发展

自体骨被用作椎间结构性支撑物因其应用广泛，融合率较高，被定为金标准。但传统颈前路减压术后常遗留不同程度的供骨区并发症，如局部疼痛、麻木、骨折和感染等，取腓骨的并发症还有踝关节不稳。而用异体骨替代自体髂骨又面临有排异和传播疾病的问题。为克服上述植骨材料带来的弊端，人们开始使用人工骨替代材料植骨，却存在融合率不足的问题。为此，人们在不断地寻找一种理想的融合材料与方法，既能实现植入后的早期稳定直至形成骨性融合，又能重建并维持椎间高度和颈椎生理曲度。1988 年 BAK 融合器应用于颈椎。此后有类似融合功能，但具不同理念和形状设计的多种颈椎融合器出现并应用于临床，取得了较好的临床效果。

6. 颈椎 cage 的分类及特点

（1）金属类 cage 一般由钛制成，具有很好的生物相容性，同时不产生磁性、假影。缺点是 X 线不能穿过金属，因此在 X 线片上不容易看到其融合情况。上下表面有齿状凸起，可防止其在体内发生移位，其表面的孔洞有利于新生骨长入，其内部较大的表面积可降低其沉降率，前后及侧方的空心孔结构，有利于随访时间椎间融合率的评定，也有利于内、外的骨发生融合。解剖外形设计可恢复椎间高度及生理曲度，是一种较好的颈椎融合器。

（2）表面预涂层以及内充填重组人骨形态发生蛋白 cage，可明显提高融合率。

（3）高聚体及碳纤维类常用来做颈椎 Cage 的材料，有聚醚醚酮、碳素纤维等，它们的生物相容性很好，但也会出现一些炎症反应，这些材料的硬度接近骨皮质，应力较分散，可降低沉降率，椎间融合率高，对各种影像学检查结果无干扰，可利用 X 线随访其质骨融合情况。

（4）生物型 Cage 具有金属型不具备的优势：①由于没有伪影，能获得理想的影像学评估；②可在生物环境中降解，降解产物能参与正常细胞或生化代谢过程；③独特的生物力学特性能提高融合率，从某种程度上减少了内置物移位、局部下沉、脱出等风险。近年来人们用可吸收性的合成聚合物材料制作颈椎 cage。临床应用较多的可吸收性材料有聚乙醇酸类材料、聚乳酸类材料及其混聚物。

（五）颈椎前路手术的并发症

（1）近远期并发症：咽部不适感，可能与安放钛板时需增大术野，剥离范围广，对气管、食管、迷走神经牵拉及刺激较大且手术时间长有关。

（2）远期并发症：可出现移位、塌陷甚至导致颈椎反曲。

三、颈椎前路椎体次全切除、钛网植骨融合术

（一）手术适应证

（1）多节段脊髓型或脊髓神经根混合型颈椎病，压迫原因主要来自前方。

（2）$C_4 \sim C_7$ 椎体为主的屈曲压缩或爆裂骨折，颈椎的稳定性丧失，易伴发脱位和脊髓损伤，多需要手术治疗。手术目的是恢复颈椎椎间高度和生理曲度，重建颈椎稳定性，彻底减压，为神经功能恢复和减轻护理工作及为康复工作创造条件。

（3）颈椎外伤性脱位、不稳，需要从前方复位和解除压迫的情况。

（4）对于 C_3 以下的颈椎 OPLL，当厚度较小（如小于 5mm）时，适合前路手术；骨化结构为非连续、3 个节段以内，可以通过前路手术谨慎切除，但前路手术有造成加重脊髓损伤和脑脊液漏的风险。

椎体次全切除及融合术与多节段椎体间融合术相比，前者具有手术野较大、脊髓损伤机会少和不仅能直接解除椎间盘水平的压迫，还能去除椎体后方的压迫等优点，故减压效果更加充分。由于颈段脊髓压迫原因主要来自前方，而最好的治疗方法就是将压迫物直接去除。对于 2 节段以上的脊髓型或脊髓神经根混合型颈椎病，颈椎椎体次全切除术是最有效的手术治疗方法，同时更可避免后路手术造成的颈部软组织轴性痛、颈椎不稳和后凸畸形。

（二）手术操作要点

（1）椎体次全切除：术中椎体切除的减压骨槽原则上应到达两边到钩椎关节内侧缘，对神经根管入口狭窄的病例，还应适当切除钩突关节的后缘部分。一般认为 12mm 深的椎体减压骨槽已足以达到脊髓减压目的，对仍怀疑减压不充分的情况，可在骨槽基础上，在椎体后 1/3 处各向两侧再潜行减压 2 ～ 3mm，而不要将整个椎体切除过多，因为大范围切除椎体对脊髓进一步地充分减压意义不大，反而可能因椎体切除过多而破坏脊柱稳定和影响椎体的植骨融合。

（2）在修剪钛网时应比所需高度长 2mm 左右，以颈椎撑开器将上下椎体撑开，使钛网骨笼嵌入相邻椎体终板，可减少钛网骨笼下沉或脱出。另外，术中要仔细预弯钢板，使其与椎体贴服；用导向器与钢板孔套紧，钻孔时有 15° 的头尾角度，攻丝后注意拧紧松质骨螺钉，并加上锁定螺钉，防止退钉；仔细刮除椎间盘组织，保留终板组织至创面毛糙，以利于植骨融合。

（三）临床疗效评价标准及方法

1. 临床疗效评价标准

（1）美国脊髓损伤协会（ASIA）评定法（表 8-2）。

表 8-2　美国脊髓损伤协会（ASIA）评定法

等级	损害程度	功能状态
A	完全性损害	在骶段（S_4 ～ S_5）无任何感觉、运动功能保留
B	不完全性损害	损伤平面以下包括骶段（S_4 ～ S_5）存在感觉功能，但无运动功能
C	不完全性损害	损伤平面以下存在运动功能，大部分肌力小于 3 级
D	不完全性损害	损伤平面以下存在运动功能，大部分肌力大于 3 级
E	正常	感觉运动功能正常

（2）日本矫形外科协会（JOA）17 分评分法。

①上肢运动功能（4 分）。

0 分：自己不能持筷或勺进餐。

1 分：能持勺，但不能持筷。

2 分：虽手不灵活，但能持筷。

3 分：能持筷及做一般家务劳动，但手笨拙。

4 分：正常。

②下肢运动功能（4 分）。

0 分：不能行走。

1 分：即使在平地行走也需用支持物。

2 分：在平地行走可不用支持物，但上楼时需用。

3 分：平地或上楼行走不用支持物，但下肢不灵活。

4 分：正常。

③感觉（6 分）。

A. 上肢。

0 分：有明显感觉障碍。

1 分：有轻度感觉障碍或麻木。

2 分：正常。

B. 下肢与上肢评分相同。

C. 躯干与上肢评分相同。

④膀胱功能（3 分）。

0 分：尿潴留。

1 分：高度排尿困难，尿费力，尿失禁或淋漓。

2 分：轻度排尿困难，尿频，尿踌躇。

3 分：正常。

JOA 改善分数（IS）＝术后评分－术前评分。

JOA 改善率（RIS）＝[（术后评分－术前评分）/（17 －术前评分）]×100%。

（3）平林冽法改善率评定。

改善率在 75%以上为优；50%～ 74%为良；25%～ 49%为可；25%以下为差。

（4）Brown 植骨融合评价标准。

完全融合：椎体与植入骨间隙完全为骨小梁桥接。

部分融合：桥状骨小梁少于 50%。

不融合：植骨间隙无骨小梁。

2. 临床疗效评价方法

术后 1 个月、3 个月、6 个月复查颈椎正侧位 X 线。术前、术后、术后 1 个月、3 个月、6 个月运用 ASIA 脊髓损伤分级标准评估患者神经功能状态。术前及术后 6 个月运用日本矫形外科协会（JOA）17 分评分法评估患者神经功能状态并计算其改善分数、改善率。3 个月时同时复查颈椎 CT，依据 Brown 植骨融合评价标准，评价患者植骨融合情况。

（四）并发症情况

虽然钛网植骨联合钢板固定能提供足够的重建后脊柱稳定性，但其可能引起的并发症也不容忽视。文献报道钛网植骨后所引起的并发症发生率为 10%左右，主要并发症为钛网滑脱及下沉。

随着钛网的长度逐渐增加，植骨延迟融合甚至不融合，假关节发生率增高，使用过长的钢板会导致力臂长、钢板两端螺钉承受应力增大，易出现松动、移位等并发症。

另外，涉及多节段损伤的减压、固定时，会影响到颈椎生理弧度的变化和远期的植骨融合情况，应慎重。

第四节　颈椎后路手术

一、颈椎后路椎管扩大成形术（后开门式）

传统的颈椎椎板切除减压术，虽有一定的疗效，但因全椎板切除后，脊髓缺乏硬性结构的保护，易产生硬膜外积血、粘连、瘢痕，而使脊髓受压。另外，颈椎手术视野小，容易造成脊髓的损伤。

由于上述原因，各国的学者进行了各种的椎板成形术。在日本，后纵韧带骨化症的发病率较高，成人 X 线普查为 1.5%～2%，所以日本的学者在这方面做了大量的工作，通过后路扩大椎管。颈椎后路椎管扩大减压，由于保留了椎板及用脂肪填充减压处，减少了术后的粘连，同时可以进行骨融合术，使颈椎的稳定性加强。所以，后路椎管扩大减压术较椎板切除术的疗效好。

（一）手术适应证

（1）较广泛的颈椎发育性狭窄，如后纵韧带骨化症。

（2）颈椎三四个间隙以上的病变。

（3）颈椎黄韧带肥厚。

（4）前路手术后，症状改善不明显的病例。

（二）手术方法

后路减压术的方法很多，这里简单介绍几种手术操作简单、疗效较好的方法。

1. 单开门法（中野式）

颈部固定在伸展位，头部可用冰钳牵引，双肩部用宽的黏膏向下牵引固定。颈正中切口，沿中线切开颈韧带，骨膜下分离肌肉，干纱布充填止血，左右牵开肌肉，显露出 C_3～T_1，可以剪除 C_7 的棘突，因为该棘突较高，可能影响掀开的程度。还可用剪除的棘突做一侧椎骨植骨融合的材料，在每个要减压的棘突基底部，用打孔器打孔，以备悬吊时使用。

而后在离中线 5mm 的关节突内缘，用气动钻或尖嘴咬骨钳及 Kerrison 咬钳，做一侧椎板全层 V 形切除，宽约 6mm。另一侧仅做外板的切除，做成合页状，咬开 C_2/C_3 及 C_7/T_1 间的棘上和棘间韧带，显露出脊髓，C_3 和 C_7 处截骨缘应向内呈圆弧状。由全层椎板切除侧向仅切除外板侧掀起，并可在直视下分离硬膜的粘连。“门”掀开约 10mm 宽，检查硬膜有无搏动。用大圆针粗丝线穿过事先在棘突基底部打好的孔中。针由外板切除侧的皮下旁出，另一端同样穿过肌肉及关节囊组织，并于此打结。每个结均打在同排上，可以保持骨窗的开放。合页截骨区植入碎骨（取自椎板截骨及棘突骨质）。取皮下脂肪约 2mm 厚，放在其上，保护裸露的硬膜，放置负压引流管，缝合皮肤。术后 CT 检查，可见椎管前后径增宽。

2. 双开门法（岩崎式）

显露方法同前。切除所要减压的棘突，而后在正中部切断椎板，在两侧关节内缘，用气动钻或尖嘴咬骨钳去除外层皮质做成骨沟，两侧均保留椎板的内板，做成双侧合页状。向两侧掀开，扩大椎管，用咬除的棘突或取髂骨，用钢丝固定在向两侧掀开的中间部。留置引流，逐层缝合。

3. 棘突悬吊法

显露方法同前，首先咬除部分棘突，使棘突部分缩短，在小关节内缘做双侧全层椎板切开，把最下端的棘上和棘间韧带去除，黄韧带亦去除。松解硬膜粘连，在靠近最下端的邻近棘突上做一骨槽。在最下端的棘突上穿过粗丝线或钢丝，与邻近棘突上骨槽处缝合在一起，使之成为骨性融合后，两侧放上脂肪。

另外，还有双开门和人工椎板、工字形骨成形椎管扩大术等，但以中野式单开门较好，手术操作简单，只做单侧椎板切开，损伤脊髓的机会相对少些。另外，小关节内截骨，未破坏椎间关节的稳定，棘突基底部穿孔用丝线或钢丝缝合至肌膜固定，保持了扩大椎管的位置，另外，又可达到防止掀起的椎板返回原位压迫脊髓的目的。硬膜的裸露区用脂肪片覆盖，起到了防止粘连的目的。可利用咬除的棘突做单侧椎板掀开处的骨融合，相对加强了颈椎的稳定性。

二、颈椎后路双开门椎管扩大、棘突间植骨成形术（颈椎棘突纵切法椎管扩大成形术）

20 世纪 80 年代初，日本东京大学的黑川高秀首先报道了应用棘突纵切法颈椎管扩大成形术的方法治疗重症颈椎病（CSM）、颈椎管狭窄、后纵韧带骨化（OPLL）等压迫性颈脊髓病，取得了非常满意的临床效果，改变了在颈椎后路手术方面多年来应用单纯颈椎管“开门”扩大的手术方法，推动了颈椎后路手术领域的发展，形成了颈椎管扩大加植骨成形、椎管重建的理论。目前不论是单开门还是双开门椎管扩大，均提倡植骨成形，重建椎管，以防止远期的“关门”或瘢痕压迫而再狭窄，单纯的颈椎管单或双“开门”椎管扩大的手术方法的报道已很少见到，颈椎管扩大加植骨成形的方法已在国际上较广泛地开展，但在国内尚未广泛开展，报道较少。北京协和医院从 1995 年 10 月开展了此项颈椎后路棘突纵切法椎管双开门扩大、棘突间植骨椎管成形术的手术方法，已治疗了 60 余例各种原因所致的重症压迫性颈脊髓病患者，并进行了随访研究，也取得了满意的临床效果。

（一）手术适应证

（1）发育性颈椎管狭窄合并颈椎病、退行性颈椎管狭窄。

（2）多节段性脊髓型颈椎病。

（3）后纵韧带骨化症（OPLL）。

（4）颈椎病前路手术后疗效不明显。

（5）单一节段或两节段的重症颈椎病，前后方均受压，且有脊髓变性。

（6）椎体先天性或外伤性等原因的融椎合并颈椎病、颈椎管狭窄。

（二）手术禁忌证

（1）颈椎板先天性畸形、融合或椎板裂。

（2）颈椎严重的后凸畸形。

（3）颈椎椎体间不稳定或有脱位。

（三）手术方法

1. 麻醉和体位

可选择全麻或局部麻醉，如有条件应选择全身麻醉。体位为俯卧位，头略前倾，颈部保持水平，肩部用胶带拉向尾侧。

2. 切口

颈后正中切口。

3. 手术步骤

（1）沿颈后正中白线切开，剥离、显露手术范围（C_3 ～ C_7）的棘突、椎板和小关节。

（2）棘突基底上 1.5cm 处部分切除。

（3）棘间韧带、黄韧带及小关节囊切除。

（4）用微磨钻切割头（直径 2.5mm）沿两侧小关节内侧缘研磨骨槽，保留内板。

（5）用微磨锯或 T 形线锯做棘突正中劈开，或用微磨钻切割头（直径 1.5mm）切到内板，再用微磨钻钻石磨头将内板磨开。

（6）用棘突撑开器将棘突纵行劈开，使小关节旁骨槽处不完全性骨折，棘突向两侧双开门，椎管扩大。

（7）同时做黄韧带切断、切除，硬膜外粘连带松解。

（8）劈开棘突间植骨：取髂骨制成梯形骨块（上边 2cm、下底 1.6cm、宽 0.8 ～ 1.0cm），嵌入棘突间植骨，钢丝或不吸收线固定。

（9）成形的棘突间用吸收性明胶海绵或脂肪覆盖，放置引流，缝合伤口。

（四）术后处理

（1）颈托或颈支具固定 3 个月。

（2）术后第一天床上锻炼。

（3）第二天拔引流，并可坐起。第三天可下地活动，开始康复锻炼。

（五）并发症

（1）麻醉后翻身时颈部的意外损伤及术中的意外脊髓损伤。

（2）脊髓受压严重者在椎管扩大后脊髓充血产生的一过性脊髓损伤，症状加重。

（3）交感神经功能一过性紊乱及神经根症状的一过性加重。

（4）棘突劈开时椎板完全骨折分离等。

（六）手术特点

（1）手术入路与前路手术相比简单，显露清楚；损伤小，无邻近脏器的副损伤，手术熟练后出血少，一般无须输血，安全可靠。

（2）脊髓后方减压充分，椎管矢状径和椎管面积扩大均显著，可增大 1 ～ 1.5 倍。

（3）颈椎稳定性无明显破坏，若需加强稳定性，可做小关节处植骨。

（4）同时可做后方的神经根管减压，方法简单。

（5）术后护理方便、简单。

（6）术后症状改善迅速、疗效显著，远期随访效果好。

三、颈椎后路单开门椎管扩大、微型钛板技术（Leverage 技术）

传统的颈椎后路单开门手术，容易出现再“关门”现象，对脊髓造成再次压迫，术后容易出现颈肩部不适。基于这些原因，经过外科医生学者的临床研究及应用材料的发展，陆续出现各种刚性固定，如锚定法、leverage 技术等。这些方法的优点是操作相对简单，手术时能支撑开门侧的椎板，达到即刻稳定；同时，开门侧的刚性固定可以有效地促进门轴侧的骨性愈合。其中，leverage 钛板术中可预先在开门前在棘突上打孔放置好螺钉，同时预先在侧块上打孔标记，开门后即可放置钛板，无须在开门后进行过多的手术操作，可有效避免脊髓损伤，微型钛板固定技术可有效地防止椎板还纳及术后再关门。同时由于钢板的即时形成牢固结构，可防止术后脊髓受到瘢痕增生的影响，这样该术式既达到了扩大椎管，又达到了椎管真正成形的目的。Leverage 技术为每个节段分别固定，对颈椎曲度及活动度的影响较小，手术后不容易出现颈部僵硬，颈部功能较好，效果明显。以下主要介绍微型钛板 leverage 技术。

（一）手术适应证

（1）严重的颈椎椎管狭窄，狭窄范围在 3 个节段以上，甚至全颈椎广泛退变增生并有脊髓压迫的患者。原发性椎管狭窄症者，椎管 / 椎体矢状径小于 0.75，或椎管绝对值低于 12mm 者。

（2）颈椎后纵韧带骨化症，呈连续型、混合型或间断型，累及范围广泛。

（3）多节段脊髓型颈椎病，至少有 3 个或 3 个以上椎节受累。

（4）某些颈椎病或颈椎创伤患者经颈前路减压并植骨融合术后，合并椎管狭窄症或椎管后方黄韧带肥厚或皱褶对脊髓造成压迫者。尤其是MRI矢状位成像显示脊髓呈串珠样改变者。

（5）黄韧带钙化症。

（二）操作步骤

（1）俯卧位，下颌内收，颈椎呈屈曲位，置患者于轻度颈椎屈曲位，以消除颈背部皮肤皱褶为宜，同时此体位可减少椎板的叠加。手术床轻度头高足低。全身麻醉。

（2）后侧棘突纵向切口，剥离、显露手术范围（$C_3 \sim C_7$）的棘突、椎板和小关节，在手术操作过程中为了避免对关节囊造成过度损害，一般侧块内侧的1/3显露出来即可，同时对附着到C_2的伸肌小心保留。在骨槽准备时尽量从头至尾的方向进行，以获得更好的视野。

（3）骨槽确认及椎板钻孔用电刀轻轻地在椎板上做出骨槽标记；将椎板螺钉定位模板的固定脚放置到预置的骨槽线上，用电刀烧灼确定椎板螺钉的植入点；用3mm钻杆钻孔；其余椎板重复上述操作。

（4）放置椎板螺钉使用自持式螺钉起子将螺钉植入到定位孔中，并旋紧。重复此操作，将所有的椎板螺钉放置到位。

（5）骨槽及铰链准备以症状严重肢体侧为开门侧，另一侧为铰链侧，先准备铰链侧的骨槽，使用高速磨钻在预先定好的骨槽标记处磨透椎板外板，骨槽呈V形，防止在开门时铰链折断。在骨槽准备时尽量从头至尾的方向进行，以获得更好的视野，然后处理开门侧，先磨透外侧椎板外皮质直达椎板内侧皮质，在处理椎板内侧皮质时动作轻柔，只需将椎板皮质磨薄即可，尽量不穿透，以免损伤脊髓，然后用椎板钳咬透椎板内侧皮质全层，注意不要伤及硬脊膜。病变节段静脉血管畸形及血供丰富，操作细致，可用棉片遮挡，若出血较多，可用吸收性凝胶海绵或者止血凝胶、纱布压迫止血。

（6）放置leverage钛板：使用成角刮匙轻柔提起椎板，慢慢向铰链侧推开，可以看见铰链侧的骨槽慢慢靠拢，若靠拢后椎管扩大未到满意的程度，可用磨钻扩大V形骨槽口，动作轻柔缓慢，防止暴力折断铰链侧的骨板，将椎板推开至满意程度，完成椎板扩大成形术；然后使用持板器夹持钛板并以一定的倾斜角接近椎板，将钛板的U形口卡入椎板螺钉的套领上，旋转钛板，抬起椎板直至钛板的侧块支脚与侧块贴合，使用适当长度的钻头经支脚上的螺钉口对侧块进行钻孔，将螺钉拧入到螺钉口中，固定钛板；其他椎板重复此操作。

（7）冲洗切口，放置引流管，并逐层缝闭切口。

（三）术后处理

骨科术后护理常规，应用脱水剂及营养神经药物对症处理。术后3～5天拔除引流管。术后第1天即可在颈托保护下下地活动，并进行肢体功能锻炼。术后1个月根据复查结果，视内固定情况，可除去颈托保护。

Leverage 技术可对开门侧形成即刻固定，确保了稳定性，远期出现再关门现象的概率比较小。钛板的存在，避免了对关节囊及神经分支的损伤；微型钛板的刚性固定，术后可早期进行颈背部功能锻炼，降低了颈椎后伸肌群肌肉的粘连和萎缩，有效地维持了颈椎的生理曲度，很大程度上防止了术后颈部僵硬症状的发生。通过我们早期临床病例临床随访发现，患者术后神经功能明显改善，按日本外科协会颈部评分表得分总体改善均为良好。

四、颈后路神经根减压术（椎间孔扩大术）

神经根型颈椎病产生的主要原因是颈椎 Luschka 关节、椎间小关节的骨棘和颈椎间盘突出等对神经根的压迫。对于单纯型神经根颈椎病的治疗，神经根减压、椎间孔扩大术是有效的治疗方法之一。目前有切开和微创两种方法。

（一）经颈后路椎间孔扩大、神经根减压术

1. 手术适应证

（1）神经根型颈椎病经保守治疗 4 个月以上无效，症状持续，影响工作、生活。

（2）明确的椎间小关节骨棘、Luschka 关节骨棘压迫神经根。

（3）后外侧型颈椎盘突出症压迫神经根、脊髓，症状明显。

2. 手术方法

（1）麻醉方法与体位：麻醉方法选择全身麻醉，也可选择局部麻醉；体位为俯卧位，头置于托头架上略前屈；并可行枕颌带牵引，更有利于手术显露。

（2）定位：消毒铺巾后用无菌针头刺入棘突，X 线透视定位，也可在切开后同样方法定位。

（3）切口与显露：取后颈正中切口，以手术的椎间隙为中心，长约 8cm，沿颈后白线切开，剥离显露手术侧的棘突、椎板及小关节。

（4）开窗、减压：用微磨钻研磨开窗，切除上椎板下缘 1/2，内侧达棘突根部，外侧到小关节的内侧半，开窗的上半部完成；下椎板的上 1/3 部分，内侧到小关节 4mm，外侧到小关节的内侧半，显露出上椎弓根的内下 1/4、下椎弓根的内上 1/4 及黄韧带附着点并将其切除，开窗、椎间孔扩大完成。可进一步地切除黄韧带、小椎间关节的骨棘和侧前方 Luschka 关节的骨棘，以及外侧方突出的椎间盘，达到充分的椎间孔扩大，神经根和脊髓的减压。

3. 术后处理

术后予颈托固定三周，第二天即可下床活动。

4. 讨论

（1）对于神经根型颈椎病，前路的颈椎盘切除植骨融合也是有效的方法，但要切除 Luschka 关节的骨棘，神经根损伤的危险性大，不如后路手术安全，危险性小，并发症发生率低。

（2）本手术方法也可结合在颈椎后路的单开门、双开门椎管扩大术中，当手术开门完成后，再将病变的椎间小关节横行磨开，减压、椎间孔扩大，即可达到神经根减压的目的。

（3）对本手术的指征选择必须严格、准确，定位明确，手术效果才可能好；手术中应仔细操作，如有微磨钻、双极电凝则更好。

（二）颈后路扩张通道下钥匙孔减压术治疗神经根型颈椎病

神经根型颈椎病（CSR）是脊柱外科常见疾病，多数经保守治疗均可治愈，仅少数经保守治疗无效者需手术治疗。颈前路减压植骨融合术（ACDF）是一种常用的传统治疗手术，疗效肯定。但近年来，发现颈椎前路融合术后容易发生邻近节段退变（ASD），为此，人们寻求在完成神经根减压的同时能保留颈椎活动度的方法，以颈椎人工椎间盘置换术（CADR）为代表的颈椎非融合技术应运而生，并取得了良好的短期疗效。但存在术后假体松动、假体周围碎屑、假体周围骨化形成等并发症，尤其是假体前异位骨化的并发症较多。

颈后路“钥匙孔（key-hole）”开窗减压、髓核摘除术具有在完成神经根减压的同时保留颈椎活动度的优点。北京协和医院将可扩张通道应用于颈椎钥匙孔手术，该技术通过可扩张套管逐层撑开，建立工作通道，在通道内直视下完成椎间孔减压、髓核摘除，具有安全性高、创伤小、易于掌握、疗效满意等优点，而且切口比较小，避免了其他颈椎后路手术需要广泛剥离椎旁肌，造成椎旁肌失神经支配、肌肉萎缩术后出现颈椎不稳及轴性痛等弊病，是治疗神经根型颈椎病的一种有效方法。现介绍如下：

1. 手术方法

患者均采用全身麻醉，术中取俯卧位，头架固定头部于颈部稍前屈。

先透视确定病变节段位置，将穿刺针置于病变椎间隙的上位椎板下缘靠近关节突部位的骨面，如定位 C_4/C_5 则透视下将克氏针插到 C_4 下关节突处，以其为中心于颈后正中线旁开 1.5 ～ 2cm 处，以穿刺针为中心，做长约 2cm 的纵切口，切开皮肤及深筋膜，顺椎旁肌自然间隙进入，经肌间隙以示指上下钝性分离，触及椎板后，放置扩张套管，通过套管扩张通道，逐层扩张周围软组织，建立手术通道，在扩张过程中，动作应轻柔，避免强行用力按压套管，造成脊髓过伸性损伤；还要注意牢固把握住套管，避免套管经椎板间隙滑入椎管内，造成脊髓损伤。

安放扩张通道过程中，肌纤维被逐渐推开，其排列顺序不会发生明显改变，术后肌纤维之间基本不会形成瘢痕组织。手术时显露一侧的病变椎间隙和上下椎板的外侧及关节突关节的内侧部分，用电刀和髓核钳清理残留在椎板和关节突关节表面的软组织，从椎板间隙的最外界与关节突关节的最内界交汇处应用高速磨钻去除部分椎板 — 椎间孔部位骨组织行开窗术，然后应用 1mm 超薄椎板咬骨钳，咬除上关节突内侧部分及黄韧带，向内显露硬膜囊外侧部分，扩大椎间孔，沿神经根向外探查直至进入椎间孔，探查神经根是否存在有压迫和减压是否彻底，如探及神经根前方有突出的髓核组织，则应用带钩神经剥离子轻轻牵开神经根后切取髓核，达到神经根减压的目的，但如果有髓核脱出，仅为椎间盘突出或椎间孔狭窄，只需咬除椎板扩大椎间孔即可达到神经根减压的目的，缓解患者根性症状，无须切除正常的椎间盘组织，避免过多手术操作造成神经根损伤，对于椎间孔狭窄者要注意将神经根周围粘连系带剥离。

在术中切口处皮肤张力较大，通道长时间挤压切口处皮肤，可使皮肤缺血坏死，继发术后皮下感染。因此我们建议对于手术时间较长者，术中应间断松开通道5分钟左右，避免切口处皮肤长时间连续受压，造成皮肤缺血、坏死。整个手术过程对脊柱骨性结构破坏较小，对脊柱稳定性影响较小。术中不切除棘突、不破坏椎板和椎间盘之间的固有结构，只是磨开了椎间孔的后壁，也保持了椎旁小关节的稳定。减压彻底后，进行彻底冲洗止血，后在切口内放置引流管，缝合切口。手术时间40～80分钟，平均56分钟；术中出血量40～210mL，平均86mL；术后常规应用脱水剂及营养神经药物治疗。术后第2天在颈托保护下逐步下床活动，颈托制动4～6周。

2. 疗效评估

临床疗效采用日本整形外科学会（JOA）神经根型颈椎病疗效评价标准，对术前及术后3天、3个月、6个月、末次随访时的疗效进行评价；计算改善率及末次随访时的优良率，满分17分，改善率＝[（术后评分－术前评分）/（17－术前评分）]×100%。改善率≥75%为优，50%≤改善率＜75%为良，25%≤改善率＜50%为可，改善率＜25%为差。

3. 讨论

（1）颈前路减压植骨融合术的进展与问题：颈前路减压植骨融合术具有减压彻底、牢固的骨性融合的优点，已成为治疗神经根型颈椎病的经典术式，从前方解除神经根压迫，也更符合颈椎的病理变化。但前路融合手术在取得满意临床疗效的同时也带来了一些相关问题，如术中暴露过程中出现的颈前部神经血管损伤、吞咽困难、喉头水肿等，同时该术式失去了颈椎的一个或多个运动节段，易出现融合邻近节段退变、轴性症状等问题。如何减小手术创伤成为脊柱外科研究的课题。

（2）颈后路开窗减压髓核摘除术（钥匙孔手术）：颈后路开窗减压髓核摘除术（钥匙孔手术）是治疗神经根型颈椎病的又一种有效方法。颈后路“钥匙孔”开窗减压、髓核摘除术，即椎间孔减压术是通过切除靠近神经孔及神经孔内的致压物完成神经根减压。在腹侧，可以切除突出的椎间盘组织或骨赘完成减压，作为Luschka关节一部分的增生骨赘通常在神经根的腋部压迫神经根；在背侧，通过切除上下关节突关节的内侧面来完成减压，这个过程可以用高速磨钻来完成。目前，微创“钥匙孔”椎板切开术——椎间孔减压术在美国、韩国已经广泛应用于颈椎后路因外侧椎间盘突出或骨刺凸入椎间孔内所致的单一神经根减压，而在国内尚很少开展。该术式与传统颈后路椎板减压术不同，仅切除上位椎板外下部骨质、黄韧带及下关节突内侧，术中不切除棘突、不破坏椎板和椎间盘之间的固有结构，只是磨开了椎间孔的后壁，也保持了椎旁小关节的稳定。在完成神经根减压时保留了颈椎的运动节段及脊柱稳定性，避免了传统颈后路手术需将椎旁肌从棘突、椎板上剥离，从而造成椎旁肌失神经支配、肌肉萎缩，术后出现颈椎不稳及轴性症状。

经椎旁肌可扩张通道系统，开始在胸腰椎手术中使用。手术时，顺椎旁肌自然间隙入路，通过套管逐层撑开肌肉间隙，扩张工作通道，对周围软组织损伤小，术后肌纤维之间基本上不会形成瘢痕组织，从而降低术后腰背部疼痛的发生率。该系统不需要特殊的内镜设备，无须经过严格的镜下操作的培训学习。在通道内直视下完成椎管减压、植骨融合及内固定，具有创伤小、恢复快、初学者易于掌握、疗效满意的优点。

（3）经椎旁肌可扩张通道系统行颈后路钥匙孔开窗减压术治疗神经根型颈椎病的尝试：作者首先在国内报道了经颈后路椎旁肌入路治疗颈椎骨折脱位，取得了满意的临床疗效。术中采用颈后正中入路，切开皮肤、皮下，向患侧游离至棘突旁一横指处纵行切开深筋膜，钝性分离斜方肌、头夹肌和菱形肌、对头半棘肌、颈半棘肌及多裂肌，术中无须切开项韧带，不用将肌肉自棘突和椎板广泛剥离，经肌间隙直接到达关节突。通过肌间隙显露保留了椎旁肌起止点，不影响术后颈部肌肉的功能，可以早期进行功能锻炼，术后颈部疼痛发生率明显降低。在此基础上，作者等尝试将经椎旁肌可扩张通道系统与颈后路钥匙孔开窗减压术相结合，采用了颈后路可扩张通道下开窗减压髓核摘除术治疗神经根型颈椎病。整个手术过程对脊柱骨性结构破坏较小，由于保留了椎旁肌肉、颈背筋膜、棘突 — 棘间 — 棘上韧带的完整性，术后死腔形成及积血更少，术后感染的发生率更低，对脊柱稳定性影响较小，因而与常规开放手术相比具有更大的优势。对于不需要行椎间融合的单节段神经根型颈椎病患者，后路扩张通道下手术具有更为独特的优势。颈椎后路无重要结构，无须担心前方毗邻的重要脏器（如食管、气管、颈动脉、喉上神经、喉返神经等）的损伤，无术后气管痉挛、切口内血肿等并发症。具有创伤小、保留脊柱活动度、术中出血少、术后颈部疼痛发生率低、住院费用低等优点。此技术无椎体融合术后内固定物松动断裂、假关节形成、邻近节段椎间盘退变等并发症发生。其次，后路颈椎扩张通道下手术能更直接处理增生的关节突及脱出的髓核，具有与后路开放手术相同甚至更广泛的减压效果。此外，与腰椎相比颈椎后方椎板更为平坦，有利于工作通道的安放。但穿刺过程应在C臂X线机透视下进行。在随访中，突出椎间盘已去除，神经根无明显压迫，椎间孔已经扩大，未发现颈椎失稳病例的发生，而且患者术后颈椎生理曲度较术前有所改善，可能与患者术后根性症状减轻后逐步进行颈椎后仰功能训练有关。

（4）本手术方法注意事项：①要清楚颈神经根解剖特点，神经根进入神经孔时与脊髓的夹角随脊髓节段下降而逐渐增加，C_5神经根为45°，而C_8实质上是以直角进入神经孔。可能存在一个无名的、分为腹侧和背侧神经根袖的二分神经根（35%）。如果遇到分隔为腹侧和背侧神经根袖（35%）的二分神经根，夹杂在中间的破碎间盘组织通常会使位于较大感觉神经根下方的运动神经根显示不清。此外，覆盖于较小运动神经根表面的硬膜较薄，如果没有到认识到这一点，在切除破碎的间盘组织时可能损伤到运动神经根。②当间盘组织较硬时，可以用弯的和直的小刮匙切除来自椎间隙的骨赘和来自Lushka关节的腋侧骨赘。但是，不要沿椎间隙切除位于硬膜囊前方坚硬的骨赘或骨嵴，那样会因过度牵拉脊髓而造成脊髓损伤。

本联合方法不需要特殊的内镜设备，无须严格的镜下操作训练，初学者易于掌握。在通道内直视下完成椎板切除、椎间孔减压、髓核摘除，术后保留了运动节段，具有安全性高、创伤小、疗效满意的优点。短期内能取得满意的临床疗效，是一个有推广价值的手术方法。但需要更多医院应用考察和更远期疗效随访观察。

第五节 康复

一、康复评定

对颈椎病患者进行颈椎情况（包括活动度范围的测定、颈椎病试验、颈椎的感觉、运动、反射等方面）、日常生活活动能力、心理及社会支持状况、健康知识等方面的评定。日本骨科学会（JOA）颈椎功能评定标准（表 8-3）。

表 8-3 日本骨科学会（JOA）颈椎功能评定标准

		内容	得分
A. 运动功能	Ⅰ. 手指	不能使用任何餐具（包括筷子、汤匙或叉子）自己进食，和（或）不能	0
		能扣上纽扣，能用汤匙或叉子自己进食，但不能用筷子	1
		能使用筷子进食或能写字，但不实用，和（或）能扣大的纽扣	2
		能使用筷子进食或能写字，但动作较笨，和（或）能扣上袖口的扣子正常	3
	Ⅱ. 肩关节和肘关节	使用六级肌力计分法（MMT）评估三角肌和肱二头肌骨力，选择较弱的一块记录 GANJUE	4
		MMT2 或以下	－2
		MMT3	－1
		MMT5	0
	Ⅲ. 下肢	不能站起来和走路	0
		能站起来但不能行走	0.5
		在平地上没有手杖或其他支持物不能行走	1
		用支持物能行走，但步态较笨	1.5
		能在平地上独立行走，但上楼时必须要有支持物	2

续表

		内容	得分
		能独立上楼，但下楼需要支持物	2.5
		能快速行走，但步态较笨	3
		正常	4
B. 感觉功能	Ⅰ. 上肢	触痛觉完全丧失	0
		仅有正常感觉50%或50%以下和（或）严重的疼痛或麻木	0.5
		仅有正常感觉60%或60%以下和（或）中度的疼痛或麻木	1
		除主观麻木外没有任何客观感觉的丧失	15
		正常	2
	Ⅱ. 躯干	触痛觉完全丧失	0
		仅有正常感觉50%或50%以下和（或）严重的疼痛或麻木	0.5
		仅有正常感觉60%或60%以下和（或）中度的疼痛或麻木	1
		除主观麻木外没有任何客观感觉的丧失	1.5
		正常	2
	Ⅲ. 下肢	触痛觉完全丧失	0
		仅有正常感觉50%或50%以下和（或）严重的疼痛或麻木	0.5
		仅有正常感觉60%或60%以下和（或）中度的疼痛或麻木	1
		除主观麻木外没有任何客观感觉的丧失	1.5
		正常	2
C. 膀胱功能		尿潴留和（或）尿失禁	0
		尿潴留和（或）尿淋漓不尽感和（或）尿流变细和（或）不全失禁	1
		排尿受阻和（或）尿频	2

二、功能锻炼

（一）呼吸功能

（1）缩唇呼吸训练：指导患者在嘴唇半闭时呼气，类似于吹口哨的口型。呼吸按节律进行，吸气与呼气时间比为 1 ∶ 2 或 1 ∶ 3，尽量将气体全部呼出。呼吸频率较平时减慢，每分钟 8 ～ 10 次为一组。每组训练 10 ～ 20 分钟，每天 3 ～ 4 组。

（2）咳嗽训练：鼓励患者积极咳嗽、咳痰，咳嗽时按住胸部，嘱患者深吸气，用爆发力咳出肺深部痰液，每天 3 次。

（二）手的握力练习

脊髓型颈椎病患者相当一部分会有手的握力减弱及精细动作不稳的问题，术后可选择保健球或握力器（圈）。通过指掌运动，可以使手指、手掌、手腕弯曲伸展灵活，促进指、腕、肘等上肢肌肉的运动，可防止和纠正退行性疾病所致的上肢麻木无力、颤抖、握力减退等症状。

（三）颈肩部肌肉锻炼

主要针对颈肩部沉重酸痛为主的轻症颈椎病患者和颈椎术后内固定良好恢复期的患者，一般术后 2 周开始。

（1）肌肉等长对抗练习（颈阻抗锻炼）：

①方法一：上身直立，头略后仰，立位或坐位均可，双手交叉放在枕后，用力向后仰头，同时双手用力抵住枕部使头不能后仰，即头和双手对抗。每次持续对抗 5 ～ 10 秒，放松，重复 3 次，每日 2 次。

②方法二：坐在椅子上背部靠在椅背上，颈椎保持中立位，双手交叉顶住前额，与此同时颈部尽可能地向前移动，两个动作互相对抗 10 秒，放松，重复 3 次，每日 2 次。

③方法三：坐在椅子上背部靠在椅背上，颈椎保持中立位，手掌置于头部侧面，尽可能地推移头部，带动颈椎用力，颈部向反方向与手掌做对抗 10 秒，两边交替进行，放松，重复 3 次，每日 2 次。

（2）拉伸颈部肌肉：主要是针对胸锁乳突肌、斜角肌、斜方肌上束。

①拉伸胸锁乳突肌具体方法：A. 坐位或者站位，颈部向对侧侧屈、仰头 30 秒，放松，重复 3 次。B. 对侧手臂扳住头部、向同侧仰头，旋转牵拉 30 秒，放松，重复 3 秒。

②拉伸斜角肌具体方法：坐位或者站位，一侧手臂屈曲背后，对侧手臂扳住头部，向对侧侧屈颈椎，伸展，向同侧回旋 30 秒，放松，斜方肌两侧交替进行，重复 3 次。

③两组拉伸动作注意区分：拉伸胸锁乳突肌时是仰头，而拉伸斜角肌是手臂屈曲背后，伸展颈椎。

（3）俯卧位抬头练习：俯卧位，双肘撑于坚实的垫子上，脖颈向前，向下充分伸展，下巴贴近胸口，保持向前伸展，缓慢向上仰头，逐步能看到天花板，并坚持 5 ～ 10 秒，如此反复 5 次，每日 2 次。

（4）肩胛骨回缩拉伸练习：除了颈部固有的肌肉组织，肩胛部位的肌肉也会对颈椎和肩带产生影响。

具体方法：站立时，头颈保持中立位，目视前方，挺胸缓慢双臂向后，向下伸展挤压后背并保持30秒，每日2组，每组5次。

（5）颈部旋转练习：站位和坐位都可以，中立位时，保持上半身不动，头部缓慢分别向左向右，转到颈部最远同时最舒服的位置保持5～10秒，重复5次，每日2次。

三、康复指导与预防

（一）卧位

每个人每日至少有1/4～1/3的时间是在床上度过的。如睡眠的姿势不当，也容易引起或加剧颈椎病。一般情况下，理想的睡眠体位应该是头颈保持自然仰伸位，腰背部平卧于床，双腿略屈曲。对于不习惯仰卧休息者，则可采取侧卧位。但头颈部及双下肢仍以此种姿势为佳。俯卧位从生物力学、保持呼吸道通畅来看，都是不科学的，一个良好的体位，既能保持整个脊柱的生理曲度，又能使人感到舒适，从而达到松弛全身肌肉、消除疲劳和调整关节生理状态的作用。

（二）颈托的使用

（1）颈托的主要作用：

①限制颈部的过度活动。

②缓解与改善椎间隙压力。

③减轻椎节前方对冲性压力。

④增加颈部支撑作用。

（2）使用颈托注意事项：

①使用时间：术后下床即需要佩戴颈托，保持颈椎的稳定性。一般情况下如无不适，应经常佩戴，不要随便取下。如病情较轻，可于外出时戴上，尤其是需要乘车外出者，因工作需要不宜在公共场合使用者，可在家中使用，一般连续使用2～3个月。

②颈部活动：使用颈托时，同时要坚持颈部的正常活动，即日常生活及工作中的一般活动，这样既可缓解患者精神上的压力，又可锻炼颈部肌肉。对手术后的患者颈部活动应适当限制，活动时间由短到长，活动幅度由小到大，或按医嘱进行。

③佩戴颈托松紧适宜，维持颈椎的生理曲度，过松影响制动效果，过紧颈托边缘易压伤枕骨处皮肤，并影响呼吸；颈托内垫棉质软衬垫，以利于汗液吸收，每日更换内衬垫1～2次，确保颈部舒适、清洁；加强颈部皮肤护理，向患者及家属详细讲佩戴颈托期间皮肤护理的重要性，指导、协助并教会家属定时检查颈托边缘及枕部皮肤情况，并定时按摩。

④注意观察：患者在开始使用的2～3天可能会有不适，数日后即可消失。

（三）枕头的选择

枕头的高低直接影响着能否在睡眠时保持颈椎生理性前凸的体位，防止引起或加速健康人颈椎的退变，尤其是在颈椎病患者的治疗过程中，更要根据病情的变化，随时适当调整枕头的高低。一般来说，以运动障碍为主，提示脊髓前方形成压迫，枕头可略低些；以四肢麻痛等感觉障碍为主，提示脊髓后方形成压迫，枕头可略高些。枕头除了质软、透气性好等要求，枕头的上、下径以 10 ～ 11cm 为宜，睡眠时枕头放在颈后为佳，高枕、低枕及不枕枕头都是应当避免的。枕头的形状，以中间低、两头高的元宝形最好。其优点是：用中间低的部分维持颈椎的生理曲度，两头高的部分可固定、制动头颈部。

使用枕头的注意事项如下：

（1）切忌高枕：不仅在睡眠中不能高枕，即使在床上看书、斜卧在沙发上休息时亦不可高枕，尤其对中年以上的人群切忌高枕，以防因硬脊膜囊后方拉紧而对脊髓造成压迫，同时也减轻椎间盘内的压力，从而缓解椎节的退变。

（2）不可无枕：无枕可使头颈部处于仰伸位，此状态易使后方的黄韧带向椎管内突出，压迫、刺激脊髓，尤其是对椎管矢状径狭窄者，更易引起压迫症状。

（3）枕头禁放枕部上方，枕头的最佳位置应放在后项部，头后上部仅放一薄枕即可，或不放也可。

（四）颈部保暖与防潮

低温及潮湿亦与颈椎病的发生密切相关，因此，平时应避免这些不良刺激，需注意以下两点。

（1）防止颈部受凉：初夏或晚秋时，由于气温多变，颈部容易受凉而引起肌肉痉挛或风湿性改变，同时也应避免在空调环境下冷风持续吹向身体。特别是头颈部，以免造成颈椎内外的平衡失调而诱发或加重症状。

（2）避免潮湿环境：室内环境过于潮湿，必然引起机体排汗功能障碍，导致人体内外平衡失调而诱发颈椎病及其他骨关节疾患。

（五）颈部活动

长时间低头工作者，由于颈椎长时间前屈，椎间盘内的压力随着时间的延长而骤然升高，一旦超过其代偿能力则必然产生髓核后移，乃至后凸。因此应设法避免在某一种体位持续工作时间过久。在保质保量完成工作的前提下，应注意以下几点。

（1）定时改变头颈部体位：如确因工作需要，被迫体位也不可维持时间过久，如伏案书写或在自动流水线上装配等长时间低头工作，连续工作 15 ～ 20 分钟，即应抬头向窗外平视数秒至半分钟，以便使颈部肌肉放松。对那些需长时间向某一方向转动颈部者，可每间隔一段时间向相反方向转动、活动头颈部。

（2）定时远视：长时间近距离视物工作者，每隔半小时应抬头远眺半分钟左右，待眼睛疲劳消除后再继续工作，这样有利于缓解颈椎的慢性劳损。

（3）调整桌面或工作台的高度与倾斜度：工作时原则上应使头、颈、胸保持正常生理曲度，防止头颈部长时间处于仰伸位或屈曲位，应适当调整桌面或工作台的高度与倾斜度。

（4）活动：任何工作都不宜长时间固定于某一种姿势，至少每小时能够全身活动 5 分钟左右。个人根据自身具体情况采取相应的活动，这对颈椎及全身骨关节系统均有帮助。

（5）自我颈项按摩与活动：工作一段时间后，可对颈项部肌肉进行自我按摩捏拿，做头前屈、后伸、左右侧屈、旋转活动。

第九章 关节置换术

第一节 髋关节置换术

髋关节置换术不仅可以矫正髋关节畸形、消除疼痛、改善关节功能，而且大大提高患者的生活质量。

现代人工关节置换技术是20世纪骨外科学的一次革命性进展。虽然髋关节置换术显示出优良的效价比，由于其是高风险、高技术特点，随着置换关节使用时间的延长，一部分不可避免地会出现磨损和松动等并发症，必须严格掌握手术适应证和禁忌证。接受髋关节置换术的老龄患者越来越多。老龄患者全身功能衰退，同时常有重要脏器的功能损害或失代偿，手术耐受性差，增加了围术期的风险和处理难度。围术期的康复指导有助于提高术后关节功能和减轻术后疼痛，促进全身尽快恢复健康。

一、手术适应证

（一）髋关节骨关节炎

这是目前临床上常见的采用人工髋关节置换术治疗的老年性髋关节疾病之一。当髋关节骨关节炎患者无痛行走距离小于500m，保守治疗效果不佳，影响工作和生活时，即可考虑手术治疗。

（二）髋部骨折

是一种老年人常见的创伤，也是人工髋关节置换术的又一大类适应证。据统计，美国每年有25万髋部骨折患者，直接经济损失为200亿美元。髋部骨折的类型众多，概括起来，需要关节置换手术的有以下几种情况：

（1）老年股骨颈移位骨折，骨愈合可能性较小。

（2）老年股骨颈移位骨折，全身情况差，不宜久卧床者。

（3）股骨颈陈旧骨折，因各种原因延误治疗或治疗后出现骨折不愈合或股骨头缺血坏死者。

（4）股骨颈骨折、转子间骨折或髋臼骨折前髋关节已有病变，如骨关节炎、类风湿关节炎或股骨头缺血坏死等，且病变已具备关节置换指征。

（5）股骨颈骨折、转子间骨折或髋臼骨折愈合后，出现继发骨关节炎、骨坏死和关节畸形引起疼痛和功能障碍。

（三）股骨头缺血坏死

其病理机制尚有待研究。老龄患者中常见的病因有激素性、乙醇性、外伤性或特发性，对于晚期股骨头已经塌陷的患者，人工髋关节置换术是消除疼痛、改善功能的有效措施。

（四）髋关节发育不良或先天性髋关节脱位

是一种较常见的髋关节疾病，国内平均发病率为3.9‰。尽管在新生儿期有专科医师进行普查，但仍有漏诊，直至成年后出现不可逆的假臼骨关节炎方来院就医。对于这类患者，若出现患髋疼痛伴腰部疼痛或健侧髋或膝关节疼痛者，人工髋关节置换术不失为一种有效的治疗方法，但手术难度较大。

（五）类风湿关节炎

侵犯的下肢关节以膝关节为主，髋关节受累的程度往往相对较轻。晚期类风湿髋关节炎患者可出现股骨头中心型脱位和严重骨质疏松，人工髋关节置换术的远期效果较差。

（六）强直性脊柱炎

其发病率为0.5%～2.3%，发病的高峰期在30～40岁，老年发病者少见。若髋关节病变药物效果不好，出现髋关节畸形、功能障碍者，可考虑手术治疗。

（七）由于髋关节感染、外科手术后残留关节强直

在老年阶段出现下腰痛、同侧膝关节疼痛或对侧髋、膝关节出现疼痛，可考虑行人工全髋关节置换术。另外，髋关节融合术后出现假性融合伴疼痛或非功能位融合，也是人工全髋关节置换术的适应证。

（八）老年髋部骨肿瘤

患者有以下两种情况可以采用人工全髋关节置换术。

（1）低度恶性肿瘤患者，或转移性肿瘤，但预期寿命较长的患者。

（2）瘤样病损，如嗜酸性肉芽肿、色素绒毛结节性滑膜炎。对于色素绒毛结节性滑膜炎，术中滑膜切除应力求彻底，同时术后要采取放疗，否则瘤样病变会很快复发，破坏骨质，造成假体早期松动。

二、手术禁忌证

（一）绝对禁忌证

全身或局部的任何活动性感染；关节主要运动肌瘫痪或肌肉肌腱等组织破坏造成主动屈伸功能丧失者；各种原因引起的骨组织严重缺损，估计术后假体难以保持稳定者；老年衰竭患者，无法耐受手术。

（二）相对禁忌证

神经性关节病变；老年性精神障碍，不能有效配合治疗；老年体弱，内科疾病复杂，

手术耐受性差；过度肥胖。

三、围术期处理

（一）合并常见内科疾病的术前处理

1. 高血压

对于合并有高血压的老龄患者，适度控制血压可以尽可能避免术中血压出现大的波动。但不主张行大幅度降压治疗，以保证较高灌注压，满足重要脏器的供血和供氧。一般而言，将舒张压控制在80mmHg左右是较理想的状态。但是术前血压经常维持在160/100mmHg左右的病例，术后心血管意外发生率低，不刻意将血压降得过低。

抗高血压治疗必须持续到手术当天，可以于术日晨用少量清水将当天的药物吞服。但使用某些降压药物的高血压患者，术前应采取停药措施。例如，使用利舍平类药物控制高血压者，术前应停药3d。因为利舍平类药物可以减弱心肌和血管对儿茶酚胺的反应性，在麻醉时可能导致心动过缓和低血压，术前注射阿托品可防止上述不良反应。术前使用单胺氧化酶抑制药如帕吉林者，术前也需停药，因此类药物可能加重麻醉药、安眠药的降压作用。

对于难以控制的重度高血压或需要急症手术、但未正规治疗的高血压患者，可静滴硝普钠控制血压，其药效快、作用强、持续时间短，能直接扩张小动脉及静脉血管。在给药过程中，须严密监测血压和心率，随时调整用量。

2. 心脏疾病

对于有冠心病病史的老龄患者，术前应详细询问近期有无病情加重，表现为不稳定性心绞痛或是心前区疼痛时发时愈。如果冠状动脉疾患已经稳定，心电图重复检查无变化，无心绞痛症状或者心绞痛发作后经过了3个月以上已稳定者，可施行择期手术。如患者长期接受β肾上腺能阻滞药治疗心绞痛，不能术前突然停药，因为心脏的部分阻滞作用需要继续维持数天，一旦手术后发生心绞痛，患者非但得不到药物的有效治疗，且停药还可导致一段时间的β肾上腺能活性增高，可能因此产生不良的临床后果。对伴有冠状动脉供血不全的患者，术前应用双嘧达莫和吲哚美辛，不但能扩张冠状血管，而且对处于高凝状态的老年患者，能防止和减少深静脉栓塞及肺栓塞的发生。

手术前3个月曾有心肌梗死者，再发生率高达33%；手术前4～6个月曾有心肌梗死者，再发生率为16%；心肌梗死后6个月以上手术者，再发生率为5%；手术前无冠心病临床表现者，围术期心肌梗死发生率低于0.2%。因此如果不是挽救生命的急症手术，应尽可能推迟至少3周，纯属择期手术尽可能推迟半年以后。

大多数室上性快速心律失常，可用洋地黄类控制；而室性快速心律失常，可用利多卡因控制。偶发期前收缩或阵发性室上性心动过速对手术耐受力无影响，频发室性期前收缩者在麻醉和手术时因缺氧会使期前收缩增多，宜及时治疗。心房纤颤一般经洋地黄类药控制心室率在80～90/min，可耐受手术，危险性并无明显增加，但应随时警惕发生栓塞性并发症的可能。无症状的一或二度房室传导阻滞一般可耐受手术，但在麻醉及手术时须防止迷走神经张力增高而传导阻滞发展为三度。三度房室传导阻滞者，有发生阿斯综合征或心源性休克的可能，若非紧急情况，不宜手术。右束支传导阻滞而心功能良好者对手术无明显影响，完全性左束支传导阻滞发生于严重心脏病，需加注意，双侧束支传导阻滞者危险性增大。凡三度房室传导阻滞、有阿斯综合征病史、完全性左束支传导阻滞、完全性右束支传导阻滞并左束支分支传导阻滞者，当必须手术治疗时，需做充分准备，如术前、术中用异丙肾上腺素或阿托品以提高心室率，或最好先安置临时起搏器，使心室率稳定于生理水平或传导改善，以防止可能的意外发生。

3. 肺功能障碍

若最大通气量和肺活量低于预计值 60%、动脉氧分压低于 6.67kPa、动脉二氧化碳分压高于 7.20kPa、血氧饱和度低于 90%，耐受外科手术的能力就显著下降。

对有慢性支气管炎、肺气肿及呼吸功能不全的老年患者应做积极的手术前准备。①手术前戒烟，术前戒烟 2 周能降低肺部并发症的发生率，术前戒烟 8 周能使气道黏膜充分恢复功能；②指导患者做深呼吸训练和咳嗽、咳痰练习，每小时不少于 10 次，有利于扩张肺组织，增加气体交换量，排除分泌物及痰液；③每天做雾化吸入治疗，可根据病情适当加入抗生素、解痉药物和蛋白溶解药；④口服祛痰药物，如碘化钾溶液或祛痰剂等；⑤手术前应做痰培养，参考药物敏感实验结果选用广谱预防性的抗生素；⑥对有哮喘患者，应定期吸氧，应用 β- 受体兴奋药物解除支气管痉挛，必要时可加用地塞米松等激素类药物；⑦有阻塞性或限制性通气损害的患者，可用支气管扩张药和间歇正压呼吸作为术前准备；⑧对有大量脓痰患者，除使用全身抗生素之外，应帮助患者体位引流，3/d，每次 15min，必要时于手术前做好预防性气管切开。肺功能障碍患者，其手术危险性与肺功能损害程度相平行。术后多数肺部并发症发生于原有肺部疾病。休息时尚不能维持足够通气的患者，只允许行紧急抢救生命的手术。呼吸功能代偿不全患者，择期手术应延至肺功能已最大限度恢复时施行。

4. 糖尿病

无论择期手术还是急症手术，对 60 岁以上的老龄患者应把血糖与尿糖的检查作为常规。对有糖尿病史或正在治疗中的老龄患者要全面了解患者的糖尿病控制情况，特别是要掌握有无老年糖尿病急、慢性并发症发生，以便制订合理的手术计划。老龄糖尿病患者大手术治疗中不仅要防止出现高血糖，而且更要防止低血糖发生。一般认为老龄糖尿病患者血糖控制在 6.0 ～ 11.1mmol/L（110 ～ 200mg/dL），施行择期大手术是比较安全的。术前用口服降糖药物或用长效胰岛素来控制血糖的老龄糖尿病患者，如需接受大型手术，则要在围术期数日内改用短效胰岛素，这样比较容易控制血糖水平。用胰岛素控制的患者，手术日早晨测定空腹血糖后，小手术停用胰岛素，大手术可用平时胰岛素用量的一半；术中需要 1h 测血糖 1 次，术后每 6h 测 1 次血糖。关节外科患者常常术后很快即能进食，因此没有必要在术后使用大量葡萄糖液。如果需要使用则根据 1 ∶ 4 或 1 ∶ 6 胰糖比在葡萄糖溶液中直接加入短效胰岛素，然后逐步恢复至患者术前的糖尿病治疗和控制状态。老龄患者病情波动很大，因手术的应激反应，胰岛素的需要量可能增加，也可能突然下降。因此，需要胰岛素控制的老龄糖尿病患者，术后要定时测血糖和尿糖，以便及时调节胰岛素的用量。老龄糖尿病患者，特别是伴有各种急慢性并发症者，原则上应尽量避免急诊手术。如必须急诊手术同时又对患者过去的病情了解较少时，除要急查禁食血糖、尿糖外，还要检查血钠、钾、氯化物、PH 和 HCO_3^-、酮体等项。如血糖控制在 11.1 ～ 13.9mmol/L 范围内，pH 超过 7.3，HCO_3^- ＞ 20mmol/L 尿酮阴性，才能比较安全地施行急诊手术。

5. 血小板减少

对血小板减少的老龄患者，术前应详细询问患者的皮肤瘀点瘀斑、牙龈出血以及外伤出血史，查全血图、肝肾功能，备血及浓缩血小板，必要时请血液科会诊。患有血小板减少的老龄患者，使用腰麻或硬膜外麻醉时存在血肿形成压迫脊髓的风险，且瘫痪一旦出现，即使立即行椎管减压手术也不能完全避免永久性神经损害的可能性。因此，有凝血功能障碍的血小板减少的患者应选择全身麻醉。血小板（80 ～ 99）$\times 10^9$/L 患者按正常患者处理；（50 ～ 79）$\times 10^9$/L 患者术中补给全血或血浆即可，术前不需要特殊处理；血小板＜ 50×10^9/L 患者术中输入血小板 1 ～ 2U、全血 400 ～ 800mL，渗血明显时给予止血药，在不影响疗效的情况下，手术力求轻、柔、快、简。

对于全髋关节置换，当血小板＜ 50×10^9/L 时，患者所需输入的全血及血小板量明显增加，因此建议全髋置换术中及术后 48h 内的血小板应保持在 50×10^9/L 以上。目前血小板减少的治疗方法主要有丙种球蛋白疗法、激素疗法、输入浓缩血小板等。术前及术中输入浓缩血小板是一种重要的治疗方法，对绝大多数血小板减少的老龄手术患者，输入血小板能提高患者的血小板水平，防止术中及术后出血。唐孝明等人的研究发现，血小板减少患者接受 1 ～ 2U 血小板输注治疗后，血小板计数平均上升 25×10^9/L，并且无明显的不良反应发生。

6. 低蛋白血症

当总蛋白＜ 52g/L、白蛋白＜ 25g/L 时，临床上即可诊断低蛋白血症。低蛋白血症是判断营养不良的最可靠指标之一，而营养不良又与手术后并发症和死亡率的增高密切相关。手术前如发现低蛋白血症时，应予纠正。对于拟行大型手术的老龄患者，可选用 5% 等渗白蛋白溶液或 20%、25% 的浓缩白蛋白溶液。

7. 肾功能障碍

血清肌肝测定及 24h 内生肌酐清除率是评价肾功能较可靠的指标。当肌酐测定值为 185.6 ～ 291.7μmol/L，24h 肌酐清除率为 51 ～ 80mL/min 表示肾功能轻度损害，对手术耐受力的影响不大；当肌酐测定值为 362.4 ～ 512.7μmol/L，24h 肌酐清除率为 21 ～ 50mL/min 为中度肾功能损害，手术可能加重肾功能损害，手术后容易发生感染、切口愈合不良等并发症，手术前需接受适当的内科治疗；当肌酐测定值为 627.6 ～ 733.7μmol/L，

24h 肌酐清除率＜ 20mL/min 为重度肾功能损害，手术后并发症的发病率高达 60%，病死率为 2%～4%，手术前需进行有效的透析处理。

对于老龄患者合并有肾功能障碍，手术前应努力设法改善肾功能，进低盐、优质蛋白饮食；及时纠正水、电解质紊乱；选用对肾脏损害最小的抗生素，如青霉素类和头孢菌素类；慎用血管收缩药，一般血管收缩药均可使肾内小动脉收缩，导致肾血流量显著减少、加重肾损害，尤其是剂量较大、使用时间较长则肾损伤更为严重。

严重肾功能损害的患者由于促红细胞生成素分泌减少，一般都有贫血。治疗时首先应纠正贫血，通过多次输血使血红蛋白维持在 10g/dl，血浆白蛋白维持在 30g/L。具有血液透析指征时（血清肌酐水平＞ 600μmol/L，肾小球滤过率＜ 5mL/min），一般在手术前 1d 透析 1 次，使肌酐、尿素氮等指标接近正常水平，血液酸碱平衡矫正，电解质浓度接近正常，再行手术治疗。手术中须注意补充失血量，防止低血压，保持水、电解质、酸碱平衡，禁用对肾有毒性作用的药物。避免大量失血。

8. 长期使用肾上腺皮质激素患者

有些老龄患者由于治疗某些疾病的需要（如类风湿性疾病、结缔组织病等），较长时间使用肾上腺皮质激素类药物，从而抑制了下丘脑、垂体合成和释放促皮质激素释放激素（ACTH），对这类患者在施行外科手术时应特别注意。因为较长时间使用肾上腺皮质激素治疗的老龄患者将会出现肾上腺皮质的反应性降低，特别是应激反应较大的大、中型关节手术后，将会出现肾上腺皮质功能不全的一系列临床表现，包括嗜睡、乏力、顽固性低血压、高热、心动过速、恶心、呕吐，严重的患者可出现昏迷、休克。

对于曾较长时间使用肾上腺皮质激素或者术前短期内曾大量使用过肾上腺皮质激素的老年关节外科患者，术中术后处理包括：①术中和术后当天静脉内滴注氢化可的松各 100mg，术后第 1 天 100 ～ 200mg，术后第 2 天给 100 ～ 200mg，术后第 3 天改为 50 ～ 100mg，随后可以停药或转为患者手术前长期用药剂量。②当临床上出现肾上腺皮质功能不全危象时，立即静脉滴注氢化可的松 100mg，以后每 8h 再滴入 100mg；第 2 天用量可在 300 ～ 500mg，待病情稳定后 3d 可开始逐渐减量。③为减少激素对切口感染和愈合的负面影响，该组患者应选择较广谱、高效的预防性抗生素，并适当延长切口拆线时间。

（二）术后处理

1. 休克

当手术后患者出现烦躁不安、心率增快、脉压缩小、尿量减少，即可诊断为休克。若神志淡漠、反应迟钝、面色苍白、呼吸浅快、脉搏细速、血压下降（收缩压＜ 90mmHg）时，患者已进入休克抑制期。因失血而引起的低血容量休克，治疗以补充血容量和止血为主。正常人血容量 5 ～ 7L，发生中度休克时，失血量为全身血容量的 20%～ 40%；严重休克时，失血量约为全身血容量的 40%以上。观察血容量是否补足的重要指标是动脉血压、中心静脉压及尿量。当中心静脉压升至0.98mmHg（$10cmH_2O$），脉压差＞4mmHg，尿量＞30mL/h，说明休克好转，血容量已补足；若中心静脉压已升至1.47mmHg（$15cmH_2O$）而血压仍偏低，应考虑心力衰竭或静脉血管床过度收缩，需用强心药物治疗。根据实验研究，在毛细血管处的氧运送，血细胞比容为30%时的效果要优于血细胞比容为50%时。因此，在补充血容量的时候，应组合交替输入红细胞悬液、胶体液和晶体液，使血细胞比容控制在30%～35%范围。在补充血容量同时，应该尽快止血。否则，尽管积极输血、补液，血容量仍不会恢复，休克也不能有效纠正。

此外，休克的治疗还有赖于纠正酸碱平衡失调，改善微循环，防止DIC和多器官衰竭。休克能降低患者对感染的抵抗力，应该在抢救开始时，即加大抗生素剂量，预防手术部位和肺部发生感染。

2. 深静脉血栓形成

深静脉血栓形成常见于老龄患者关节外科手术后，其中髋部手术后的发生率为40%～80%，发生于近躯干部的深静脉者占20%～30%。深静脉血栓形成后的最大危险是血栓脱落、循环至肺引起肺栓塞，发生率在4%～8%，其中1%～3%的患者可因抢救无效而死亡。

深静脉血栓形成约50%发生在术后第1天，约30%发生在术后第2天。深静脉血栓形成发生的机制是手术后血液处于高凝状态，静脉血液回流缓慢，以及血管内膜的直接损伤。深静脉血栓形成多发生在下肢深静脉，尤其是好发于小腿腓肠肌静脉丛，以左侧多见。Dauer等通过静脉造影检查发现血栓起源于小腿静脉者占80%。Kakkar应用放射性纤维蛋白原试验，也证实绝大多数的血栓形成起源于小腿。

如果血栓形成体积小，仅阻塞腓肠肌内小静脉，则表现为踝以下肿胀，皮肤苍白，伸直患肢、患足背屈时小腿肌肉深部疼痛（Homan试验阳性），挤压腓肠肌时疼痛加重并有紧张痉挛感（Neuhof试验阳性）。当血栓阻塞胫静脉时，小腿1/3以下部位肿胀，皮肤苍白及凹陷性水肿，腘窝内腘静脉呈条索状的轻压痛。当血栓形成体积大、阻塞股静脉及股深静脉时，典型的表现为整个下肢肿痛、苍白、皮肤发凉、表浅静脉怒张、Homan试验阳性、腓肠肌和沿股静脉有压痛、远端动脉由于肢体水肿和动脉痉挛而搏动减弱，即通常所说的股白肿。当下肢发生大量静脉血栓形成，髂内、外静脉，有时下腔静脉均受累时，肢体明显水肿及青紫，压痛广泛，在青紫区出现瘀点，发凉、紧张疼痛感，远端动脉搏动消失，下腹部也可有疼痛及压痛，还可能有心率加快、呼吸急促、体温升高、血压下降，甚至发生休克，此即所称股青肿，属急性暴发型深静脉血栓形成。

深静脉血栓形成的诊断依据除临床表现（肢体肿胀、皮肤苍白、Homan试验阳性、静脉呈条索状、有压痛等）以外，为了进一步明确诊断及阻塞部位、范围，可进行Doppler超声、静脉造影、电阻抗体积描记、放射性核素等检查以帮助诊断和治疗。

已发生静脉血栓形成的患者，应卧床休息、抬高患肢、限制活动。对病程不超过

72h者，可给予尿激酶或链激酶溶栓，链激酶有抗原性、致热性，不理想；尿激酶系人体衍化物，无抗原性、无毒性，应首选。为促使血栓加速溶解，可给人体纤溶酶。但纤溶酶可引起出血、发热及变态反应，使用时须注意。在溶栓治疗的同时，可加用肝素抗凝治疗，抗凝疗法的作用是防止血栓蔓延及再发生而不是消除血栓。

小腿腓肠肌静脉血栓形成的治疗以非手术疗法为主。髂—股段静脉血栓形成，血栓易脱落并发肺栓塞；下肢静脉血液回流发生障碍，严重者，肢体末端坏死或发生顽固性血栓静脉炎，故除用抗凝、祛聚治疗外，应争取早期手术摘除血栓。早期，血栓尚未与静脉壁附着，易于摘除，手术效果较好；晚期，血栓引起炎症，致血栓与静脉壁黏着、静脉瓣受损，手术效果差。为防止血栓脱落，引起肺栓塞，可经皮置入腔静脉滤器或将栓塞静脉的近心侧结扎。

深静脉血栓形成的治疗应以预防为主。对好发的患者，手术后应抬高患肢，早期开始肌肉等长收缩训练，促进静脉和淋巴回流。对于不能主动活动的患者，应协助患者早期活动，经常翻身及变换体位，鼓励患者咳嗽、深呼吸，防止下肢血液淤滞。或以电刺激腓肠肌、使之收缩等均有利于促进静脉血液回流，从而降低深静脉血栓形成的发病率。对于深静脉血栓形成的高危人群，手术后短期内可考虑使用小剂量肝素抗凝及静滴低分子右旋糖酐祛聚。用抗凝药过程中，应定时监测凝血时间及凝血酶原时间，如发现有出血倾向，立即停药。

3. 肺栓塞

肺栓塞是血栓堵塞肺动脉或其分支引起肺循环障碍的临床综合征。手术后突然发生原因不明的胸痛、呼吸困难、心率增快、血压低，甚至休克等表现时，应想到肺栓塞的可能性。胸部X线摄片对小的肺栓塞诊断帮助不大。当胸部X线摄片正常时，可做肺扫描检查，如为肺栓塞，可见患处血流灌注减少，但非特异性检查，不过，肺扫描正常时，可除外肺栓塞。最可靠的诊断方法是肺血管造影，可显示不同大小的肺血管截断或充盈缺损。

预防肺栓塞的根本方法是预防下肢深静脉血栓形成。肺栓塞一旦发生，应及早进行正确的治疗，否则，可能有生命危险。肺栓塞的治疗应根据发病时间、栓塞的部位、范围及临床表现而定。除一般治疗包括吸氧、辅助呼吸、纠正低血压、止痛及给抗生素以外，选择溶栓、抗凝，或手术治疗，包括肺动脉血栓摘除术、下腔静脉滤器置入术、血栓动脉切除术。一般而言，根据血压和右心室动力学改变来选择肺栓塞的治疗方案：正常血压和右心室动力正常时，可考虑单纯抗凝和下腔静脉回流的控制。低血压或低右心室动力学时，可选择抗凝加溶栓治疗或用导管和外科行去栓子治疗。

4. 急性肾功能不全

一般来说，在尿量减少同时，每日血肌酐增加8.4～176.8mmol/L（1～2mg/dL），血尿素氮升高3.6～10.7mmol/L（10～30mg/dL），则急性肾功能不全的诊断可以成立。老年人肌肉萎缩、肌酐生成减少，因此在肾功能不全时，血肌酐可能正常或仅轻度增高。

此时可参考血—尿尿素氮比值，手术后早期发生的急性肾功能不全，血—尿尿素氮的比值常在1：15～1：8。

急性肾功能不全的治疗根据临床进程的不同而各有侧重。在积极治疗原发疾病的基础上，少尿期应严格控制水、钠摄入，“量出为入”；注意饮食和营养，控制蛋白摄入量；纠正代谢性酸中毒和高钾血症；对于经积极治疗并使用利尿药后，仍持续少尿或无尿，氮质血症进行性加重，出现意识障碍者，应果断采取透析治疗。透析的方法依病情及手术性质而定。非腹部手术或血液循环不平稳的患者，选用腹膜透析，透析液中可加入抗生素，由于腹膜吸收性能强、经肾排泄慢，故剂量宜小。刚做过腹腔内手术或发生过腹腔内并发症的患者，宜选用血液透析，其缺点为对心血管稳定性有一定影响。连续性肾脏替代疗法（又称血滤）可以24h连续进行，对人体的生理功能影响较小，不仅溶质清除能力优于常规血透，而且克服了后者所具有的血流动力学不稳定。多尿期的治疗重点是维持水、电解质和酸碱平衡，控制氮质血症，防治各种并发症，进入多尿期1周后，肌酐、尿素氮逐渐降至正常范围。此时可适当增加蛋白质摄入，以利于肾细胞的修复和再生。恢复期的患者已有活动能力，要避免过度劳累，定期随访监测肾功能，严格限制肾毒药物，防止肾再次受损。

非少尿型急性肾功能不全的病理生理基础尚不清楚，患者尿量正常，甚至增多，与氮质血症的升降呈平行关系，手术后第10天最多，第20～22天恢复至正常。病情较少尿者为轻，如处理及时，往往预后良好。治疗方法包括限制进水量；给予低蛋白高热量饮食，根据氮质血症下降的程度递增蛋白质摄入量；按照血、尿电解质浓度补充钠盐及钾盐，维持水电解质及酸碱平衡。

急性肾功能不全的老龄患者发生感染时，很少出现炎性疼痛。例如，发生溃疡穿孔并发弥漫性腹膜炎者，仅表现肠麻痹而无腹痛。对此特点，临床医师应有足够的重视。

5. 尿路感染

尿路感染是老年人关节外科术后较为常见的并发症，尿路感染的致病菌中最常见的是大肠埃希菌，其次为变形杆菌、葡萄球菌和铜绿假单胞菌等。慢性及有并发症的感染，可由衣原体或支原体引起。急性膀胱炎的临床表现是尿频、尿急、尿痛，偶有排尿困难，体检可有耻骨上区压痛。尿液浑浊或呈脓性，镜检可见较多的红细胞及脓细胞。感染自膀胱上行可引起急性肾盂肾炎，多见于女性患者。主要表现是高热、寒战、全身疼痛、食欲缺乏、恶心呕吐，体检常有肾区压痛、叩击痛。尿镜检可发现大量白细胞和细菌，尿培养阳性，菌落计数每毫升感染尿液细菌数在10万以上。

尿路感染的治疗包括：①全身支持治疗，大量饮水，维持每日尿量在1500mL以上，有利于炎性物质排出；②根据致病菌，选用敏感抗菌药物，用药时间需持续至症状好转，尿中脓细胞消失，连续2次尿培养阴性；③对症治疗，口服颠茄类药，以解除膀胱痉挛，口服碳酸氢钠碱化尿液，降低酸性尿液对膀胱的刺激，全身疼痛者可适当使用解热镇痛药。老龄患者预防尿路感染的关键，首先在于保持足够尿量的同时防止尿潴留；其次术中导尿时，需严格执行无菌操作；术后留置导尿时，应保持尿袋处于低位，防止尿液倒流引发感染，同时应定期冲洗膀胱及更换尿袋。

6. 肺部感染

老年人手术后很容易并发肺部感染，肺部感染的早期症状多表现为体温轻度升高，由于咳嗽不明显，容易被术后正常吸收热所掩盖，导致漏诊，但此期肺部听诊可闻及少量湿啰音。如治疗不及时，病情进展，多发展为支气管肺炎，患者呼吸增快、体温升高、咳嗽咳痰症状加重，但有时痰液黏稠不易咳出。肺部听诊，呼吸音变粗糙，双侧中下肺可闻及哮鸣音和干湿啰音。X 线摄片检查可见肺纹理增粗。血常规检查显示白细胞总数和中性粒细胞分类计数均增多。

肺部感染的治疗原则是全身支持治疗的同时，积极去除发病原因，治疗肺部炎症。抗生素的治疗应首先针对临床常见致病菌，足量有效用药，待细菌培养结果明确后再做调整。痰液黏稠不易咳出时，给祛痰药和雾化吸入。肺部感染的预防应从手术前开始，方法是注意保暖、避免受凉，加强口腔护理；鼓励患者进行咳嗽及深呼吸训练，增加肺泡通气量；严格呼吸治疗器械的消毒；鼓励患者术后早期坐起，拍背咳嗽，必要时雾化吸入，以保持呼吸道湿润，痰液稀释易排出。

7. 急性呼吸窘迫综合征

急性呼吸窘迫综合征是由多种肺内外病因导致的一种以急性呼吸窘迫和难治性低氧血症为特点的严重的肺部并发症。其共同的病理生理改变是弥漫性肺损伤，造成肺毛细血管通透性增加和肺表面活性物质减少，肺泡萎缩，导致肺内通气 / 血流比例失调，生理无效腔增加，功能残气量减少，肺顺应性降低。

急性呼吸窘迫综合征的临床表现除原发病如创伤、休克感染等相应症状和体征外，主要表现为突发性、进行性呼吸困难，气促，发绀，常伴有烦躁、焦虑。急性呼吸窘迫综合征的典型病程可分为四期：损伤期、相对稳定期、呼吸功能衰竭期、终末期。诊断依据为有发病的高危因素，且排除心源性肺水肿；突发性进行性呼吸困难，呼吸频率加快＞30/min，心率加快，一般氧疗无效；血气分析显示在给氧条件下 PaO_2＜8kPa（60mmHg），$PaCO_2$＞6.66kPa（50mmHg）；胸部 X 线片检查可见两肺弥散性浸润阴影。

急性呼吸窘迫综合征的治疗方法包括基础疾病治疗和呼吸功能支持两部分。基础疾病的治疗指去除致病原因，维持足够能量供应，纠正水电解质、酸碱失衡，改善微循环，要求每日出入液量呈轻度负平衡（入量少于出量 500 ～ 1000mL）。呼吸功能支持包括：①给氧，吸气中氧含量应维持在 40%～ 50%，以免氧中毒，多数患者将 PaO_2 保持＞ 8kPa（60mmHg）即可。②如鼻导管给氧不能缓解缺氧状态，呼吸窘迫症状加重，PaO_2 持续降低，则应采用呼气末正压通气。呼气末正压通气（0.49 ～ 0.98mmHg，5 ～ 10cmH_2O）能有效地扩张萎缩的肺泡和小气道，改善肺内通气 / 血流比例。但是，呼气末正压会影响上下腔静脉血回流，在患者血容量偏低时，可导致左心室排血量减少，血压下降。因此临床应用呼气末正压通气时首先要保证有效循环血容量足够，同时呼气末压力不应过高（0.49 ～ 0.98mmHg，5 ～ 10cmH_2O）。其他常用治疗包括应用大剂量皮质类固醇，保护毛细血管内皮细胞，缓解支气管痉挛，抑制后期肺纤维化；应用支气管扩张药，降低气道阻力。为了防止弥散性血管内凝血，可给予肝素。预防感染和治疗感染引起 WARDS，应使用敏感性强的抗生素。

8. 多器官衰竭综合征（MODS）

多器官衰竭综合征系指同时或序惯性发生 2 个或 2 个以上器官或系统不能进行正常的功能活动而产生的一种综合征。

MODS 的临床表现可以归纳为两个方面，全身炎症反应的表现和器官功能不全的表现。全身炎症反应的表现包括：体温高于 38℃或低于 36℃；心率＞ 90/min；呼吸频率＞ 20/min，过度通气，PaO_2 ＜ 30mmHg；白细胞＞ 12×10^9/L 或幼稚细胞＞ 10%。各器官功能不全的特点如下：①心力衰竭：气急、端坐呼吸、咯血性泡沫痰、颈静脉怒张、心界扩大、心率快、肝大；②循环衰竭：面色苍白、四肢发凉、心排血量减少、血压低，需要血管活性药和（或）机械方法来维持；③呼吸衰竭：呼吸困难、急促，肺容量减小，血 PaO_2＜ 6.6kPa（50mmHg），需用机械辅助呼吸来维持气体交换；④胃肠道衰竭：呕吐或由鼻胃管吸出大量的棕褐色胃液、肠麻痹、腹胀、黑粪；⑤肝衰竭：持续性黄疸，血总胆红素＞ 34.2μmol/L，且有进行性加深趋势，SGPT 超过正常值 2 以上，晚期可发生肝性脑病；⑥肾衰竭：少尿或无尿，尿 Na^+＞ 40mmol/L，血肌酐＞ 176.8μmol/L，需要透析治疗；⑦凝血系统衰竭：皮肤黏膜有广泛出血点或瘀斑，切口渗血，弥散性血管内凝血，血小板减少，纤维蛋白原降低，纤维蛋白降解产物增加；⑧免疫系统衰竭：中性粒细胞的吞噬及杀菌能力减退，可导致全身性感染；⑨中枢神经系统衰竭：患者神志模糊、感觉迟钝、谵妄、昏迷。

MODS 的治疗主要包括四个方面的内容：积极治疗原发疾病，消除综合征的诱发因素；积极支持或替代衰竭器官的生理功能，减轻器官负荷；营养支持，维持能量正平衡；针对炎症介质的治疗。

四、康复

（一）术前功能锻炼

术前功能锻炼与术后功能锻炼同样重要，通过术前功能锻炼一则可以增强老龄患者的体质、增加关节周围肌的力量；二则可以帮助患者了解术后康复的一般程序，术后尽快适应功能锻炼，恢复关节功能。

术前功能锻炼计划主要包括肌力训练、关节活动度锻炼、负重和行走锻炼。由于关节结构异常和疼痛，关节疾病患者术前多存在患肢不同程度的肌力下降或肌肉萎缩，因此进行关节周围肌的肌力锻炼非常重要。锻炼方法以关节主动屈伸、展收、旋转为主（抗阻或不抗阻），若是下肢关节，则还需辅以负重和行走锻炼，包括助行器的模拟使用。被动锻炼对于增加关节活动范围有所帮助，但如果不结合主动锻炼，则不仅肌力无恢复，而且增加的活动范围也很容易因为新生胶原组织的沉积而丢失。

少数老年性智能障碍患者，如果术前不能在医师指导下完成锻炼和学会使用助行器，则手术应暂缓进行。对于关节屈曲挛缩的患者，一般不主张进行术前牵引。术前皮肤牵引会干扰肌力锻炼和关节活动度锻炼的时间，术前骨牵引则还存在针孔潜在感染的可能性，是关节置换手术的禁忌。

（二）术后早期功能锻炼

术后功能锻炼的目的一则在于促进老龄患者增强肌力、增加关节活动度、恢复体力和动作协调性；二则在于帮助患者早日下床，避免老龄患者长期卧床可能出现的并发症。在术后功能锻炼中，应遵循早期主动、因人施教、循序渐进和全面锻炼四大原则。早期主动原则是指术后麻醉作用消失后即可开始指导患者进行肌肉的等长收缩活动。有研究表明，术后如不早期锻炼关节，新生胶原组织在术后第 2 天即开始迅速沉积在关节周围，这种随意沉积的胶原纤维将限制关节的运动。机械应力可调节新生胶原纤维的沉积方向，术后立即开始关节运动可使胶原纤维沿应力方向沉积，从而将瘢痕对关节活动度的限制降低到最低。多数学者认为，在术后立即进行功能锻炼，有利于患者关节功能恢复和减少并发症。

规律的功能锻炼可增加患者下肢的血液循环，预防血栓形成，保持髋部正常的肌力和关节活动度，并逐渐恢复日常活动能力，这对于老龄患者的完全康复非常重要，在手术结束麻醉清醒后患者应立即开始功能锻炼，应告知患者，早期功能锻炼在开始可能会引起一些不适，但将有利于后期的恢复。

床上练习动作包括：踝关节屈伸练习，膝关节伸直练习，髋关节屈曲、外展练习。以上动作 1h 做 10 ～ 15min，每天锻炼 8h。

站立练习从术后次日开始，老龄患者在初次下床站立时很容易出现直立性低血压，因此需要主管医师或护士在场指导监护。以后当患者体力重新恢复后，就可以独自站立练习。站立练习动作包括站立位直腿抬高练习、站立位髋关节屈曲练习、站立位髋关节外展练习。以上站立练习每天做 3 次，每次重复 10 遍。

行走练习在站立练习成功后即可开始。对于老龄患者，术后 1 周内以每天 3 ～ 4 次，每次 10 ～ 15min 的行走练习为宜。考虑到老年患者的记忆力减退，因此在行走练习的指导方法上应注意简洁。助行器和拐杖的使用方法都可总结为：助行器（拐杖）先向前移动一小段距离，先迈患肢，再迈健肢。上下楼梯练习时，应记住“好上坏下”，即上楼梯时健肢先上，下楼梯时患肢先下。上下楼对于锻炼肌力及耐久度是一个非常好的练习。

第二节 膝关节置换术

一、膝关节的功能解剖

（一）骨性结构

膝关节由股骨远端、胫骨近端和髌骨共同组成，从而形成髌骨关节、内外侧胫股关节，即膝关节的三间室。

股骨远端形成内外侧股骨髁，中间为髁间窝。外侧髁髌面较大而凸起，能阻止髌骨向外脱位。股骨两髁侧面凸起部分形成内外上髁，内外上髁连线（Insall 线）与股骨滑车的前后线（Whiteside 线）垂直，两者均可作为术中股骨截骨的参考线。

胫骨上端关节面形成胫骨平台，后倾 3° ～ 7°、内翻约 3°，胫骨平台的这种结构对于胫骨截骨及假体的安装都有重要意义。胫骨外侧平台前 1/3 为一逐渐上升的凹面，后 2/3 则呈逐渐下降的凹面，内侧平台则呈一种碗形凹陷，胫骨平台这种特殊的凹面结构允许膝关节在水平面上有一定的旋转活动。

胫骨平台中央为髁间隆起，可限制膝关节的内外移动并避免股骨在胫骨上过度旋转。胫骨上端前方有一三角形隆起，称为胫骨结节。髁间隆起及胫骨结节均可作为胫骨截骨时的定位标记。

髌骨是人体最大的籽骨，与股骨形成髌股关节，起着增加股四头肌力臂和做功的作用。髌股关节由静力和动力两种结构维持。髌骨两侧有内外侧支持带，它是维持髌骨的静力性平衡机制。股四头肌内侧头附着于振骨内缘 1/3 ～ 1/2，有对抗髌骨外移的动力性稳定作用。股内侧肌与股外侧肌的同步性收缩是维持动力性稳定的关键，因而股内侧肌的起点异常或肌肉收缩失同步可以引起髌骨轨迹异常。股四头肌肌腱、髌骨及髌韧带构成伸膝装置。

（二）肌肉

膝关节周围肌分为伸膝肌和屈膝肌两大群。

1. 伸膝肌

主要为股四头肌，其中股直肌越过髌骨表面后延伸为髌韧带，构成伸膝装置的重要部分；股外侧肌沿髌骨上缘 2 ～ 3cm 处延续为腱性组织，组成外侧支持带的一部分；股内侧肌组成内侧支持带的一部分，膝关节伸直最后 10° ～ 15° 时股内侧肌起主要作用，内侧髌旁入路人工膝关节置换术时由于股内侧肌受损因而患者术后早期常出现伸膝无力；股中间肌肌纤维向下止于股直肌深面和髌骨上缘，其下深部有少许肌束止于关节囊，起伸膝和牵拉关节囊的作用。

2. 屈膝肌

包括股二头肌、半腱肌、半膜肌、缝匠肌、腘肌、股薄肌和腓肠肌。半腱肌越过内侧副韧带，同缝匠肌、股薄肌一起互相重叠交织形成鹅足，止于胫骨上端内侧，与内侧副韧带形成一个鹅足囊。半膜肌腱增强关节囊的后内角，部分纤维反折形成腘斜韧带，起屈膝、内旋胫骨及稳定膝关节后方的作用。

（三）韧带组织

1. 前交叉韧带

上端附着在股骨外髁内侧面，下端附着在胫骨髁间前方，并与内外侧半月板前角相连接，其纤维分为前内侧和后外侧两部分。前交叉韧带在膝关节屈曲时松弛，完全伸直时紧张，屈曲约 45° 时，前交叉韧带最松弛。其作用在于防止股骨向后脱位、胫骨向前脱位及膝关节的过度伸直和过度旋转。

2. 后交叉韧带

上端附着在股骨内髁外侧面，下端附着在髁间后缘中部，部分纤维与外侧半月板后角相连。屈膝时，后部纤维松弛，而其他部分紧张。其作用在于防止股骨向前脱位、胫骨向后脱位及膝关节过度屈曲。

3. 内侧副韧带

分为浅深两层，浅层由前方的平行纤维和后方的斜行纤维组成，起于股骨内上髁，前部纤维向前下止于胫骨上端内面，与鹅足止点后方相邻。后部纤维在膝关节内后方与半膜肌交织，止于胫骨内侧髁后缘，参与形成腘斜韧带。充分伸膝时，内侧副韧带浅层的平行纤维及斜行纤维紧张；屈膝时，斜行纤维松弛而平行纤维紧张并在深层纤维表面向后移动从而维持关节的稳定。因此，人工膝关节置换术中纠正内侧挛缩时应首先松解内侧副韧带浅层的后部。膝关节内侧关节囊在内侧副韧带浅层深面时增厚形成内侧副韧带深层。内侧副韧带深层、鹅足各肌腱与内侧副韧带浅层之间均有滑囊形成以利于活动。

4. 外侧副韧带

位于膝关节外侧后 1/3，起自股骨外上髁，止于腓骨茎突。充分伸膝时，外侧副韧带紧张，屈曲时则松弛。

5. 腘斜韧带和弓状韧带

腘斜韧带为半膜肌的反折部，自胫骨后上方斜向上外，止于股骨外上髁后方，与关节囊后部融合防止膝关节过伸。腘斜韧带表面有腘动脉经过。关节囊后外侧部纤维增厚，形成弓状韧带，越过腘肌腱，向上附着于股骨外上髁的后面，向下附着于腓骨小头和胫骨外侧髁的边缘。

（四）半月板

半月板是关节内唯一没有滑膜覆盖的组织，周缘厚，内侧薄，下面平坦，上面凹陷，切面呈三角形，半月板的前后角借纤维组织连接固定于髁间棘周围。内侧半月板较大，呈“C”形，前窄后宽，与关节囊紧密结合，其后角与半膜肌相连，故有一定活动度。外侧半月板较小，呈2/3环形，前后角大小相当，半月板周围与关节囊的紧密结合被腘肌腱所打断，并在后关节囊上形成腘肌裂孔，故外侧半月板较内侧板的活动性更大。在它的后端，有一坚强的斜行纤维束附着于股骨内侧髁，与后交叉韧带相邻，根据其与后交叉韧带的关系，分别称之为半月板股骨前后韧带，又称第3交叉韧带。位于前面者又称之为Humphry韧带，位于后面者又称为Wrisberg韧带。在两板的前方有膝横韧带。半月板只有外缘10%～30%由邻近关节囊及滑膜的血管供血，损伤修复后可愈合，其他部位血供较差。

（五）关节囊、滑膜、脂肪垫及滑囊

膝关节关节囊薄而松弛，本身对关节的稳定无多大作用，周围有韧带加强。

膝关节滑膜是全身最大的滑膜，内衬在关节囊内侧。关节内多数无血管组织依赖关节滑膜分泌的滑液获得营养，部分滑膜隆起形成皱襞。

膝关节内脂肪垫充填在髌骨、股骨髁、胫骨髁和髌韧带之间，将关节囊的纤维层与滑膜分开，具有衬垫和润滑的作用。

膝关节周围有很多肌腱，因此滑囊也较多。

（六）血管及神经

膝关节由股动脉、腘动脉、胫前动脉和股深动脉发出的分支构成动脉网。旋股外侧动脉降支、膝最上动脉均发自股动脉，分别行于膝关节外侧和内侧，参加膝血管网；膝上内侧和外侧动脉均由腘动脉发出，与其他动脉吻合；膝中动脉从腘动脉发出，供应腓肠肌和关节囊，不参加膝血管网。膝下内外侧动脉均发自腘动脉，与其他动脉吻合。股深动脉第3穿支也发出分支参与膝关节血管网的血供。膝关节前部由股神经的肌皮支、闭孔神经前支及隐神经支配。部分患者全膝关节置换术后可出现髌骨外侧局部皮肤麻木，与隐神经至髌骨外侧的分支受损有关。

二、膝关节的生物力学

（一）膝关节的力学稳定

膝关节面表浅、匹配度小，其稳定机制主要包括三个方面：关节面和半月板提供的几何稳定性；关节囊、关节周围韧带提供的外在稳定性；膝关节周围肌肉提供的动态稳定性。其中，膝关节最大的稳定结构是提供动态稳定的肌肉和提供外在稳定的韧带组织。

1. 内侧稳定结构

包括内侧副韧带（MCL）、后内侧关节囊、内侧半月板和交叉韧带组成的静力稳定结构以及半膜肌、股内侧肌和鹅足构成的动力稳定结构，其中，MCL是最重要的静力稳定结构。

2. 外侧稳定结构

包括外侧副韧带（LCL）、外侧和后侧关节囊、交叉韧带组成的静力稳定结构和股二头肌腱、腘肌腱、髂胫束、股外侧肌扩张部组成的动力稳定结构。

3. 对抗胫骨前移的结构

包括股四头肌、前交叉韧带、内侧副韧带和后关节囊以及半膜肌腱和腘肌腱。膝关节后方稳定主要有后交叉韧带和关节囊维持。

膝关节旋转稳定由上述结构共同维持，膝关节伸直位时，股骨在胫骨上内旋，股骨胫骨关节面匹配最好、侧副韧带和交叉韧带紧张，从而使膝关节获得最大的稳定性。在人工膝关节假体设计中，稳定性与关节的活动度是一对矛盾，但两者均是膝关节正常功能所必需的，人工关节置入后的稳定更多地依赖于关节周围的结构，尤其是侧副韧带的平衡。

（二）膝关节的运动

1. 膝关节的屈伸活动

膝关节正常屈伸范围约为 145°。在矢状面，膝关节的屈伸活动并非围绕着同一个旋转中心，而是在运动过程中产生多个瞬时旋转中心。在不同的屈伸角度描出的瞬时旋转中心可在股骨髁上形成一个“J”形曲线。

在膝关节屈伸活动中，由于交叉韧带的存在，膝关节屈曲时，胫骨和股骨之间不仅存在滑动还存在滚动。屈膝时股骨和胫骨的接触面相对后移、股骨在胫骨上发生后滚运动，伸膝时接触面则发生前移、股骨在胫骨上发生前滚运动。一般认为，膝关节从伸直到屈曲 20° 的运动方式主要是滚动，而从屈膝 20° 到完全屈曲则主要是滑动。

2. 膝关节的旋转活动

膝关节在完全伸直前具有一定的旋转活动。不同的屈膝角度下膝关节的旋转程度不同。如果以股骨髁为参照，膝关节屈曲 90°，胫骨可出现 20° 的内旋；反之，伸膝时，伴有胫骨外旋 20°。胫骨棘对阻止膝关节旋转有一定的作用。当股骨试图越过胫骨棘时，膝关节的软组织张力将明显增加，从而组织膝关节的进一步旋转。

3. 膝关节的侧方活动

除屈伸、旋转运动外，作用于足部的力量还可以使膝关节产生轻度侧方运动。伸膝位，关节内外翻活动范围约 2°，屈膝时增至 8° 左右。

4. 髌骨的活动

髌骨的活动和其与胫骨结节的位置、Q 角、下肢力线及骨性解剖有关。在膝关节整个屈曲活动过程中，髌骨滑动范围为 7 ～ 8cm。

在日常生活中，膝关节具有一定的屈伸范围才能完成相应的动作。步行时，约需 70°，上下楼梯需 100°，从椅子坐起需 105°，坐低沙发需要 115°，地下拾物 117°，上下台阶时所需活动度还与身高和台阶高度有关。行走时，膝关节外展约 8°。

综上所述，膝关节的运动不是一个简单的屈伸运动，而是一个包含屈伸、滚动、滑动、侧移和轴位旋转的复杂的多方向的运动模式。所以，模仿膝关节生物学运动的假体设计是极其复杂的。

（三）膝关节的负荷与磨损

日常生活中，膝关节承受着很大的负荷，膝关节的受力与体重、肌力、活动、膝关节解剖异常（如内外翻畸形等）等有关。

平地行走时，膝关节作用力主要有：地面反作用力、髌韧带拉力和胫股关节压力。膝关节站立位的静态受力为体重的 0.43 倍，行走时可达体重的 3.02 倍，平地快速行走时可达体重的 4.3 倍，上楼梯时则可达体重的 4.25 倍，下楼梯时可达体重的 4.9 倍。

髌骨受力包括股四头肌肌力、髌韧带拉力和髌股关节压力，它们形成一个平衡系统。髌股关节压力随膝屈伸程度和受力发生变化。站立位屈膝 30° 时，髌股关节压力与体重相当，屈膝 60° 时，髌股关节间压力升至体重的 4 倍，屈膝 90° 为体重的 6 倍。上台阶时髌股关节受力可达 3.3 倍体重，下台阶时重力使股骨有向前移动的倾向，这主要靠髌股关节的反应力和后交叉韧带的张力来对抗。Q 角的改变会使髌股关节面受力发生改变。

膝关节磨损与关节面接触面积大小等密切相关。膝关节借关节软骨、半月板、滑液等完善关节面匹配、减少接触应力，并均匀分布负荷。人工膝关节虽能模拟正常膝关节部分结构与功能，但仍有很大差距。

（四）下肢轴线

1. 解剖轴

为股骨和胫骨的中心纵轴。

2. 机械轴

为膝关节伸直位髋关节、膝关节、踝关节中点的连线。生理条件下，此轴线为一直线，与站立时的负重线一致。股骨机械轴是股骨头中心与膝关节中心的连线，胫骨机械轴为膝关节中心与踝关节中心的连线，胫骨机械轴与解剖轴基本一致，股骨和胫骨解剖轴形成一向外 170° ～ 175° 的角，即胫股角。股骨解剖轴与机械轴形成 5° ～ 10° 的生理外翻角。外翻角与股骨颈干角、股骨颈长短、股骨内外翻等几何结构有关。

3. 膝关节线

股骨关节线为股骨远端的切线，股骨关节线与股骨解剖轴形成一向外约 81° 的角。正常情况下，胫骨平台关节线与股骨关节线平行，因此胫骨关节线与胫骨轴线向外形成约 93° 的角。站立时双脚并拢，关节线与地面平行，机械轴向内倾 2° ～ 3°。把脚略向外移，使机械轴与地面垂直，则关节线内端下移，形成 2° ～ 3°。行走时关节线与地面平行。

4. 股骨髁上线

即通过股骨内、外上髁的水平线，相当于内外侧副韧带止点的连线。股骨髁上线与股骨解剖轴形成平均约 84° 的角，与关节线成 3°。股骨髁上线与下肢机械轴几乎垂直。

（五）膝关节置换术后的生物力学

人工全膝关节置换（TKA）的目的主要包括：消除疼痛畸形，恢复关节的正常功能，要求置入的人工关节能长期存活。具体来说，就是要求能替代病变结构、下肢负荷有合适的机械传导、尽可能恢复运动功能等。

从外表看，TKA 术后的膝关节和正常的膝关节相似，但实际上二者有很大的区别。一方面，TKA 术后的膝关节是发生了病理改变的膝关节；另一方面，虽然膝关节假体的表面与正常的股骨和胫骨关节面相似，但它们的几何学是完全不同的。

生理状况下，膝关节周围韧带上的负荷仅相当于它们所能承受负荷的 30%。正常的韧带可被拉伸 3%，并能恢复到原始长度，如果进一步拉伸，韧带将发生变形；当被拉伸到 9%时，韧带将发生断裂。TKA 术中，关节面和半月板几何形状提供的膝关节内在稳定性被破坏。如果切除交叉韧带，那么交叉韧带的机械力学功能及神经功能（本体感觉）也将被破坏。术中，肌肉也不可避免地遭到部分破坏。因此，TKA 术后膝关节原有的内在稳定性和部分外在稳定性被破坏，这就需要利用假体本身的内在稳定性和必要的软组织平衡技术来重建膝关节的稳定。TKA 术后膝关节的稳定性来源于假体的几何形状和它们的位置，如果通过假体的设计来获得膝关节稳定性，负荷就不可避免地被传导到骨 — 假体界面上。所以，设计者应该设法使传导到骨 — 假体界面上的负荷变小。

当膝关节的关节面和交叉韧带被切除后，正常膝关节的滚动 — 滑动机制就不复存在。目前，后稳定型假体一般是采用各种后稳定装置来重建膝关节的后滚运动，但如果某个运动是由假体产生的，就会有更大的负荷传导到界面上，假体就更容易松动。

总之，关节面提供的内在稳定性和交叉韧带提供的外在稳定性被破坏得越多，对假体的内在稳定性要求越高，这对于假体的长期固定来说是有害的。因此，TKA 术后的膝关节稳定性最好由关节外的稳定结构来提供（肌肉、韧带和关节囊等）。

三、适应证及禁忌证

（一）适应证

人工全膝关节置换术的主要适应证为膝关节重度疼痛和功能障碍，相对适应证包括畸形和不稳定，但只有在正规保守治疗（包括理疗、药物治疗以及改变日常生活方式等）无效时，才可考虑手术。其具体适应证包括以下五点。

1. 骨关节炎（OA）

站立位 X 线片上膝关节间隙明显狭窄和（或）伴有膝关节内外翻畸形，其症状已明显影响关节活动和生活的病例，经保守治疗不能缓解者。

2. 类风湿关节炎（RA）、强直性脊柱炎（AS）及其他炎性关节病的膝关节晚期病变

RA 及 AS 患者的平均年龄较 OA 小，但关节周围结构挛缩。因此对 RA 及 AS 患者的疗效不应期望过高。

3. 血友病性关节炎

血友病性关节炎晚期患者，膝关节功能障碍和（或）畸形明显，对工作生活影响很大，X线片上骨质破坏严重者。

4. 创伤性关节炎

如胫骨平台骨折后关节面未能修复而严重影响功能的病例。

5. 其他

如膝关节或股骨、胫骨干骺端的感染、膝关节骨软骨坏死不能通过常规手术方法修复、膝关节周围肿瘤切除后无法获得良好重建的病例。

（二）禁忌证

（1）膝关节周围或全身存在活动性感染为手术的绝对禁忌证。

（2）膝关节肌肉瘫痪或神经性关节病变如帕金森综合征等。

（3）膝关节周围软组织缺损行TKA术后假体可能外露，必要时在整形手术之后或同时进行膝关节置换术。

（4）其他无症状的膝关节强直、过高的生理或职业要求、一般情况差、严重骨质疏松、依从性差不能完成功能锻炼等。

四、膝关节置换术的术前准备

（一）术前教育

术前对患者进行系统的指导是术前准备的重要环节。首先要向患者做好自我介绍，向患者告知术前生理和心理准备、术后处理措施和术后恢复过程，这样有利于患者对医师产生信赖、促进患者功能恢复、提高患者满意度。根据患者病因学情况、病变程度、并发的疾病，向患者告知手术风险及可能的预期效果。如果不对患者进行这些教育，患者的期望值过高或患者对医师失去信任，那么无论多么成功的手术也不能使患者满意，另外，术前还需指导患者行股四头肌功能锻炼以促进术后康复。

（二）体检

全面检查脊柱、髋关节、踝关节等以排除这些部位同时患病的可能。

体检时还应注意有无牙龈炎、皮肤破溃等可能引起感染的病灶。应注意检查膝关节有无陈旧性伤口、慢性蜂窝织炎、下肢足背动脉搏动情况。记录患者膝关节活动度、稳定性、伸膝装置张力和股四头肌肌力。

（三）放射学检查

TKA术患者的放射学检查应包括：站立位双下肢负重全长像、患膝正侧位、髌骨轴位像。下肢全长相有助于正确判断下肢的机械轴和解剖轴，并有利于判断下肢有无畸形，包括关节外畸形。膝关节正位片上应评估内侧和外侧间隙的关节面、有无骨赘及软骨下骨的情况。侧位片上，观察髌股关节情况及关节内有无游离体。髌骨轴位像能更好地评估髌股关节的对线、关节间隙和关节面的情况，有利于观察髌股关节是否存在髌骨脱位等。

五、人工膝关节假体的选择

随着技术进步及运动等研究的发展，现已设计出多种类型的膝关节假体。人工膝关节假体可有多种分型方法。

（一）固定方式

按固定方式分型，膝关节假体可分为骨水泥型、非骨水泥型和混合型。

骨水泥固定始于20世纪60年代末，至20世纪80年代取得了飞速发展。骨水泥的聚合过程需数分钟，可分为液体期、面团期和固体期。骨水泥的液体期和固体期不易受外界因素的影响，而面团期则对外界因素比较敏感。降低温度可延长液体期到面团期的时间，湿度也有同样的作用，但作用有限。真空技术和离心技术可将骨水泥的疲劳寿命提高到136%。对于TKA骨水泥鞘，多数文献认为骨水泥鞘的理想厚度是2mm，但并没有明确的规定，而且股骨和胫骨侧的骨水泥厚度也是不一样的。胫骨侧由于存在很大的应力，因此需要骨水泥提供坚强的支撑。

非骨水泥型和骨水泥型一样可以取得良好的长期效果，而且没有骨水泥并发症，对骨骼的损伤较小，但主要适用于年轻、活动量较大的骨关节炎患者，而且对手术的要求较高。非骨水泥型TKA中，仅股骨侧的固定是成功的，因而目前很少采用。

混合型TKA目前尚缺乏长期随访资料。在混合型TKA中，一般推荐采用骨水泥型胫骨和髌骨假体、非骨水泥型股骨假体。

（二）限制程度

按限制程度可将膝关节假体分为全限制型、高限制型和部分限制型。全限制型假体术后膝关节只限于单一平面活动，容易引起假体—骨水泥—骨界面应力集中，中远期假体松动、感染等并发症的发生率很高，常用的为人工铰链式膝关节假体，仅适用于膝关节翻修术、骨肿瘤重建术或有严重骨缺损及关节稳定性差的病例。高限制型假体以CCK、TC3等为代表，主要用于侧副韧带严重受损的初次置换或关节不稳定的翻修术。部分限制型假体以后稳定型（PS）或称后交叉韧带替代型（CS）及后交叉韧带（CR）保留型假体为代表。后交叉韧带替代型假体通过胫骨垫片中央的凸起和相应的股骨髁间凹槽替代后交叉韧带的功能，其优点是适应证广，对于后交叉韧带功能不全或因膝关节屈曲挛缩无法保留后交叉韧带的病例无疑是最好的选择。后交叉韧带（CR）保留型假体保留的后交叉韧带维持了关节稳定性，因而允许胫骨关节面采用低限制设计从而获得更大的关节活动度。

（三）后交叉韧带保留型和替代型假体

1. 后交叉韧带保留型假体

其优点在于，后交叉韧带能增强膝关节的稳定性、分散应力、控制股骨在胫骨上的后滚运动并保留其本体感觉。但后交叉韧带保留型TKA中，胫骨平台后倾角度偏小或屈曲间隙过紧会产生杠杆作用，导致胫股关节之间应力过大，增加聚乙烯的磨损。如果胫骨平台后倾过大或PCL功能丧失，伸膝时胫骨将会向前发生半脱位，屈膝时则会发生胫骨后侧半脱位。后交叉韧带保留型TKA中，关节线升高或降低都会对TKA的手术效果产生明显影响。另外，老年患者的后交叉韧带往往发生了退变或强度降低，对于这些患者不应该选择保留后交叉韧带。

2. 后交叉韧带替代型假体

后交叉韧带替代型TKA软组织平衡更简单，可以很好地矫正膝关节严重畸形，不强调恢复关节线的高度，且膝关节的运动力学更接近正常、垫片磨损较小。

（四）固定垫片和活动垫片假体

固定垫片假体已有30年的历史，效果确切。人体膝关节除了屈伸运动以外，还有旋转、滑移、内外翻等多种形式的运动，从而使应力传导至胫骨假体的金属底座与聚乙烯垫片之间，引起聚乙烯垫片的下表面磨损。磨损产生的微小聚乙烯颗粒会引起明显的骨溶解，从而损害TKA的长期疗效。因此，假体设计必须解决胫股关节的高匹配度与旋转自由度之间的矛盾。

活动垫片型假体体现了人体膝关节的运动力学特点。聚乙烯垫片与胫骨和股骨假体形成双面关节，垫片上关节面与股骨假体部分或完全匹配下关节面平坦可在胫骨假体上旋转及前后左右移动。因而同时具有活动性与限制性，解决了假体胫股关节间轴向旋转和内外翻运动的问题，减少了传递至假体—假体或假体—骨水泥界面的应力，延缓了假体松动。体外模拟实验表明，与固定垫片假体相比，活动垫片假体接触面积较大，磨损较小；静态及动态分析提示活动垫片假体聚乙烯表面压力较小；模拟扭转压力或假体旋转不良时，活动垫片假体压力分布较固定垫片假体均匀，压力峰值较小。但需要说明的是，活动垫片假体可再分为很多类型，并不是所有的活动垫片假体都是一样的。根据不同的分类方法，活动垫片假体可进一步分为旋转平台和活动半月板假体、旋转平台膝和高屈曲旋转平台假体等。年轻患者术后功，要求高，我们建议采用高屈曲旋转平台膝。

六、膝关节置换术的手术入路

（一）皮肤切口

人工膝关节置换术的皮肤切口包括：膝正中切口、偏内侧弧形切口和偏外侧弧形切口。其中以膝关节正中切口最为常用，它可以方便手术显露，术后切口愈合也很好。如果患者膝关节局部有陈旧性切口，则尽可能利用原切口。自髌骨上极近端约5cm，止于髌骨下极远端约3cm，切开皮肤后，沿切口进一步向下切开皮下脂肪层和浅筋膜层，直达伸膝装置，然后在浅深筋膜之间向两侧适度游离内外侧皮瓣。不要过多剥离，也不要在皮下脂肪层进行剥离，因为皮肤的血供是由深部组织到深筋膜再到皮肤的，所以皮瓣要有一定厚度，否则，可能会引起皮肤坏死、感染，影响伤口愈合和术后功能锻炼。

（二）关节囊切口

1. 内侧髌旁入路

该入路优点是难度小，切口延长方便，显露充分，神经血管创伤小，大多数膝关节手术都可经此切口完成。不足之处在于不利于显露膝关节后方结构，也不宜于膝关节外侧手术。但并发症较少，最常见的是切口愈合不良，其次是隐神经髌下分支损伤，患者术后出现膝关节前外侧皮肤麻木。内侧髌旁入路切断了股四头肌肌腱的内 1/3，术后早期患者伸膝功能受一定程度的影响，尤其是伸直最后 20°。较严重的并发症是髌韧带断裂，常在勉强翻转髌骨时发生。

沿股中间肌肌腱和股内侧肌之间切开，向下距离髌骨内缘约 5mm 切开关节囊及髌支持带至髌韧带内侧，延伸至胫骨结节内侧约 1cm 处。髌骨内缘保留 0.5 ～ 1.0cm 的腱组织，使两侧有足够坚强的软组织便于缝合伤口。必要时，为进一步显露可作股四头肌腱近端斜行劈开以便于翻转髌骨。切开内侧支持带、关节囊和滑膜，进入关节腔。

内侧关节囊切开后，清理髌上囊、髌下脂肪垫和内外侧间隙内的纤维性粘连组织，暴露胫骨近端。一般首先做胫骨近端内侧结构的骨膜下剥离。适度屈膝，将内侧支持带从胫骨表面剥离，向后直达后内侧半膜肌肌腱附着处。当内侧胫骨解剖到半膜肌止点附近时，屈曲外旋胫骨有利于减轻伸膝装置张力，方便膝关节的显露并避免髌韧带撕裂。可通过剥离内侧副韧带浅部、扩大胫骨内侧骨膜下解剖范围进行膝关节的内侧松解。

处理外侧胫骨时，应由里向外，从股外侧肌延伸到胫骨近端做外侧松解，这样可以游离和延长影响髌骨翻转的髌骨外侧索，减小翻转髌骨时髌韧带的张力。

伸膝位翻转髌骨，然后缓慢屈膝，注意观察髌韧带止点的张力情况，如果太紧，将切口向股四头肌近端延伸。如果暴露已经很充分，也可以不翻转髌骨，也有作者认为，翻转髌骨时过度牵拉股四头肌，可能造成患者术后股四头肌肌力下降、影响术后功能恢复，因此建议将髌骨向外侧脱位而不翻转髌骨。

切除内外侧半月板和前（后）交叉韧带，向前将胫骨平台脱位。咬除股骨、胫骨和髌骨骨赘，如果滑膜增生严重，尽量予以切除，从而减少周围软组织张力并避免术后假体撞击和软组织嵌入。

如股四头肌挛缩或膝关节强直，传统切口显露膝关节困难，可采用股直肌离断、股四头肌 V-Y 成形术或胫骨结节截骨术。

（1）股直肌离断：这种方法是在传统的内侧髌旁入路的基础上，将近端切口 45° 斜向股直肌外上方，在靠近股直肌腱腹联合处，离断股直肌。这种方法简单易行，不会伤及外侧膝上动脉，不影响术后康复和股四头肌功能。但该入路改善膝关节的显露效果有限，对于严重膝关节僵硬患者，可能需要采用显露效果更为良好的股四头肌 V-Y 成形术等其他方法。

（2）股四头肌 V-Y 成形术（Coonse-Adams 入路）：主要适用于股四头肌长期挛缩、

膝关节强直、其他手术入路无法满足要求的膝关节。此入路要求股四头肌功能基本正常，肌肉收缩能力良好，否则改行胫骨结节截骨入路。自股四头肌肌腱切口顶端接近股四头肌腱腹联合处另做一个与肌腱切口方向成45°夹角的向外下方的延伸切口，切断股四头肌，此时股四头肌腱连同髌骨、髌韧带，向远端翻转，完全显露膝关节前方结构。

关闭切口时，在允许膝关节有90°屈膝的前提下，尽可能将软组织在解剖位缝合，防止伸膝装置的过度延长，对髌骨外侧支持带的斜形切口，可根据髌股关节对合情况，只做部分缝合，这对髌骨外脱位或半脱位可起到外侧松解作用。

（3）胫骨结节截骨术（Whitesides）：胫骨结节截骨入路可用于伸膝装置重新对线、髌股活动轨迹异常、需要充分显露僵直膝关节、纠正胫骨结节位置异常、松解挛缩伸膝装置。膝前内侧髌旁内侧入路切口，向远端延伸，止于胫骨结节下8～10cm。骨膜下显露胫骨内侧近端腔前嵴，用电锯自内向外截取一块包括胫骨结节和胫骨前嵴近端在内的长约7cm、近端厚度约2cm，远端宽度1.2～1.5cm，厚度约1cm的骨块。骨块外侧缘仍与小腿软组织、筋膜、股四头肌扩张部相连，以保留血供。截骨完成后将整个骨块向外翻转，手术完成后骨块复位，可用2～3枚皮质骨螺钉固定或用钢丝结扎固定。但螺钉可能造成植骨块局部应力异常，容易出现骨折，所以通常采用钢丝捆绑固定截骨块。从胫骨内后穿入3根钢丝，其中1根经截骨块近端穿出，防止截骨块移位，另外2根从胫骨外侧穿出，出孔位置要高于内侧入孔。

2. 股内侧肌下方入路（Southern 入路）

该入路最大的优点是保护了伸膝装置。其次，该入路有利于保护髌骨血供。走行在股内侧肌中的膝上内侧动脉，是构成膝关节血管网的重要组成，内侧髌旁入路常损伤该动脉。该入路适应证与内侧髌旁入路一样，但不适用于翻修术、胫骨近端截骨史和肥胖患者。另外，该入路对外侧间室的暴露不如内侧间室，所以严重畸形或关节僵硬的患者也不适用。

屈膝90°，自距髌骨上极约8cm处，沿膝前向下至胫骨结节内侧旁开1cm处，切口皮肤、皮下脂肪、浅筋膜层，钝性分离股内侧肌与其下方肌间隔，然后向前牵开股内侧肌肌腹。在髌骨中部水平，横断股内侧肌肌腱关节囊移行部2～3cm。接着，向前外侧提拉髌骨，从髌上囊、经髌下脂肪垫、向下至胫骨结节，切开关节囊。伸膝位向外翻转髌骨，然后逐渐屈曲膝关节。如果髌骨翻转困难，可进一步松解髌上囊或向近端分离股内侧肌肌腹与股内侧肌间隔的连接。

3. 前外侧入路（外侧髌旁入路）

前外侧入路主要适用于严重外翻畸形患者。因为严重外翻畸形时，常规内侧髌旁入路对膝外侧结构暴露不充分，对膝外侧挛缩组织松解不彻底使外翻畸形矫正不足。另外，内侧髌旁入路切断了髌骨的内侧血供，而且膝外侧支持带松解会进一步破坏髌骨血供，造成髌骨血供障碍或坏死。该入路不利之处在于手术技术要求高，膝关节内侧结构保留不充分，髌骨翻转较困难，膝关节外侧需用髂胫束或筋膜修复外侧组织缺口。

膝前稍外侧做皮肤弧形切口，胫骨结节处旁开 1.5cm，远端止于胫骨结节 5cm 处。切口皮肤、皮下组织和浅筋膜层，向内侧剥离髌骨支持带浅层纤维直至伸膝装置边缘，切开深筋膜进入关节腔。切开深筋膜时距离髌骨外缘 1 ～ 2cm，经 Gerdy 结节内缘，距胫骨结节外 2cm，向下进入小腿前肌筋膜。截除胫骨结节并连同髌骨一起向内翻转，保留髌下脂肪垫，屈膝 90°，显露关节。

4. 经股内侧肌入路

该入路的优点在于不损伤股四头肌腱和股内侧肌的附着，保护伸膝装置的完整。主要缺点在于术中显露较内侧髌旁入路差。肥胖、肥大性关节炎、胫骨高位截骨史和屈膝 ＜ 80° 的患者，不宜采用该入路。

屈膝位，采用标准的膝前正中切口，依次切口皮肤、皮下组织和浅筋膜，向内侧分离，显露髌骨和股内侧肌与股四头肌肌腱交界的位置，钝性分离股内侧肌，然后距离髌骨内缘 0.5cm 向下，远端止于胫骨结节内侧 1cm，切开关节囊。

七、膝关节置换术的手术要点及软组织平衡

显露后，膝关节手术的要点在于截骨和假体的安装及软组织平衡。

TKA 手术包括 5 个截骨步骤。不管采用骨水泥型还是非骨水泥型固定，这 5 个步骤是相同的。对于常规 TKA，在截骨并去除骨赘后，根据韧带的平衡情况决定是否还做其他处理。

TKA 的 5 个基本截骨步骤包括：胫骨近端截骨，股骨远端截骨，股骨前后髁截骨，股骨前后斜面截骨，髌骨截骨。对于后交叉韧带替代型假体，需进行髁间截骨并去除后交叉韧带。

股骨与胫骨截骨的先后顺序无明确要求。如果膝关节相对较松弛、胫骨平台显露容易，则可先行胫骨截骨，此时可参考胫骨的截骨面确定股骨假体的外旋。如果膝关节紧张或后倾较大，胫骨平台难以充分暴露，则先行股骨截骨。

（一）胫骨截骨

一般认为，术中只要能做到准确运用，髓内、髓外定位的临床效果应该是完全一致的。髓内定位的关键是准确选择髓腔入点，通常在前交叉韧带止点的外侧缘与外侧半月板前角附着部之间或胫骨结节中内 1/3 对应的位置。确认方向正确后即可钻孔开髓。开髓口应比髓内定位杆的尺寸略大，以利于髓腔引流。髓腔定位杆插至合适位置后，固定截骨模块。此时，取出定位杆，保留截骨模块。髓外定位时，定位杆沿胫前肌向下，与胫骨前缘平行，指向距骨中心。需要注意的是，胫骨平台中心与距骨中心的连线为力线方向，而距骨中心位于内外踝中点偏内侧 3 ～ 5mm。因此，在采用胫骨髓外定位时，不要将定位杆远端直接对准内外踝连线中点，而应稍偏内侧，并处于第二趾上。

胫骨截骨的厚度应与胫骨假体的厚度相等。大多数情况下，胫骨垫片的厚度可选择 10mm，因此，截骨的位置应在正常胫骨平台下 10mm。存在骨缺损时，一般不应为了消

除骨缺损而任意加大截骨的厚度，残留的缺损根据情况做相应处理。如果残留的缺损仅有 1 ～ 2mm 时，可增加截骨厚度以消除缺损；但对较大的缺损，应先按 10mm 厚度截骨，然后根据残留缺损情况决定进一步处理方法。对内外侧胫骨平台都有骨缺损的患者，不能一味强调截骨量和替换假体厚度对等的原则，因为随着截骨厚度的增加，胫骨骨质的强度减弱，还会损伤侧副韧带的附着结构，影响关节线的位置。此时，应根据具体情况，采用自体、异体植骨或垫片加强等方法来进一步处理。

在冠状面上，胫骨截骨有两种方法。最常用的一种是胫骨截骨面与下肢力线垂直。由于正常胫骨平台存在 3° 左右的内翻角度，因此这种方法切除的平台外侧骨量要多于内侧。另一种方法是，使截骨面与胫骨关节面相平行、与下肢力线呈 3° 内翻，此时胫骨平台内外侧截骨量相等。但临床研究发现，内翻造成的不良后果要远远超过外翻者，而且，胫骨近端 3° 的内翻截骨并不能明显改善临床效果。因此，大多数学者倾向于垂直于下肢力线行胫骨近端截骨。需要注意的是，无论胫骨采取哪种截骨方式，股骨截骨必须与其相对应。如胫骨采取垂直下肢力线的方法截骨，那么股骨截骨时应有 3° 外旋或股骨假体具有相应外旋角度。如果垂直于胫骨平台截骨，则股骨截骨时无须外旋。临床上最常见的是胫骨截骨时过度内翻，胫骨定位系统安装不当是其主要原因。

正常胫骨关节面有一 3° ～ 7° 的后倾角，因此术后假体关节面同样应有一向后 3° ～ 7° 的倾斜角，以便膝关节屈曲活动的完成。如果假体不带后倾，胫骨近端截骨时需有一定的后倾角度；如果假体本身具有后倾角度，则垂直下肢力线截骨即可。

胫骨假体应尽可能多地覆盖胫骨截骨面，这样假体获得的支撑就越大。但临床上，假体很难完全与截骨面匹配。如果假体前后径较截骨面略小，应将假体偏后放置，因为胫骨后方骨质强度大，但如过度偏后，可能加重对后交叉韧带磨损及增加关节周围软组织张力。胫骨假体内外旋及内外侧位置的安装，可依据股骨假体的位置为参考，也称为自定位法。方法是，首先确定股骨假体试模的位置，然后安装胫骨假体试模，屈伸膝关节，胫骨假体会顺应胫股关节面的几何形状自动对合股骨髁。然后根据胫骨假体试模的位置在胫骨皮质上做好标记，供制作胫骨骨槽参考。

（二）股骨截骨

股骨截骨一般选用髓内定位系统，也可选用髓外定位，但不如髓内定位准确。髓腔入点位于股骨髁间切迹中点、后交叉韧带止点前缘约 10mm 处。将手指放在股骨干前方有助于估计钻孔的方向。为保证髓内定位杆的准确性，定位杆近端必须抵达股骨干峡部。髓内定位杆表面带有纵向减压槽，或者呈中空，使脂肪组织能顺利流出髓腔，防止髓内压过高造成脂肪栓塞。另外，髓内定位杆入点较定位杆直径大，也有利于脂肪组织流出、防止脂肪栓塞。

1. 股骨远端截骨

安装髓内定位杆并固定于外翻 4° ～ 6°。一般情况下，对于内翻或中立位膝关节，可选择 5° 外翻截骨，而对膝外翻患者可选择 70° 外翻。取出髓内定位杆，以外侧髁为基准，要求截骨的厚度与假体的厚度相等，通常为 8 ～ 12mm。一般认为，截骨水平位于髁间切迹最低点，与髓内入孔处平齐时即可获得合适的截骨厚度，截骨合适时，截骨块一般呈横“8”字形。在骨质硬化时，摆锯锯片偏离骨面的趋势，并因此导致对线不良和安装假体试模困难，因此截骨时必须注意这一点。

2. 股骨前后髁截骨

股骨前后髁截骨决定了旋转程度，直接影响屈膝时的内外翻稳定性和髌骨轨迹。前髁截骨面过高会增加髌骨支持带张力，阻碍膝关节屈曲或导致髌骨半脱位；截骨面过低会引起股骨前侧切迹，造成局部应力增加导致骨折的发生。

绝大多数股骨假体要求有 3° ～ 5° 外旋。一般估计，内侧后髁比外侧后髁多截 2 ～ 3mm 就能保证术后屈膝间隙内外对称、内外侧副韧带平衡。在胫骨平台假体垂直下肢力线的前提下，术前胫骨平台的内外翻程度决定了股骨假体的内外旋方向及程度。术前胫骨平台内翻的患者，要求股骨内侧后髁多截一些，使股骨假体处于外旋位。不过，原则上外旋应不超过 5°，否则会引起关节内外旋失衡。相反，当胫骨平台外翻时，则要求股骨假体处于内旋位。但在实际中，由于膝外翻患者存在髌骨外侧支持带紧张，此时如将股骨假体内旋将会加重股骨脱位倾向。因此，对于膝外翻患者，股骨假体也应置于轻度外旋位。

目前有四种评价股骨假体外旋的方法：

（1）3° 外旋测定法：参考股骨后髁连线，以此线为参考，再作一条 3° 外旋线，后者即为假体的外旋角度。如后髁有明显骨缺损，该参考线的正确性就值得商榷。

（2）张力下四方形屈曲间隙法：在股骨髁截骨前，先完成胫骨平台的截骨，然后在屈膝位，在关节间隙内置入撑开器，使关节内外侧软组织保持一定张力，然后根据屈膝间隙“四边形”成形原则，调整股骨内外后髁的截骨量，这样也因此确定了股骨假体的外旋程度。该方法要求充分平衡好膝关节内外侧支持带，松解挛缩的关节囊，但临床上有时不容易做到这一点。

（3）经股骨内外上髁连线（Insall 线）：在实际操作中，准确确定股骨内外上髁的最高点有一定困难，但在股骨前后髁均有破坏的情况下，该连线成为唯一的可参照依据。

（4）股骨髁前后轴线（Whiteside 线）：即髌骨滑槽最低点与股骨髁间窝中点连线，该线的垂线即为股骨假体的外旋角度。该参考线术中容易确定，其准确性有赖于髌骨滑槽结构的完整，严重髌股关节炎的患者局部结构常有破坏。各种方法各有利弊，为保证假体准确地旋转，通常综合运用多种方法。

确定股骨假体外翻和外旋角度后，就要测量其型号。常用的方法有前参考和后参考两种方法。

前参考法就是以股骨前方皮质为参考，先切割前髁，然后以此截骨面为参考确定假体大小及内外后髁的截骨量，前髁截骨量为已确定的厚度。这种方法的优点是可避免前髁截骨过多出现股骨髁上骨折的可能。当股骨髁测量大小介于两种型号之间时，如果选择小一号的假体，则后髁多截骨，屈曲间隙相对增加；如果使用大一号的假体，则后髁截骨减少，屈曲间隙减小。不过，目前大部分膝关节假体相邻型号的差距只有2～3mm，因此对屈膝间隙的影响不是非常明显。

后参考法时首先确定后髁截骨厚度，通过调整前髁截骨厚度调节与股骨假体的匹配关系。这种方法屈膝间隙稳定，但存在股骨前方皮质切割的问题。

3. 股骨前后斜面及髁间截骨

在截骨模块的引导下，这些截骨相对较容易。

安装股骨假体时，在允许的情况下，应尽可能将股骨假体适当外移，从而减少髌骨外侧脱位的倾向。

（三）髌骨截骨

翻转髌骨，去除其边缘的滑膜和脂肪组织及增生的骨赘，显露髌骨边缘。要注意正确掌握髌骨截骨厚度。大多数髌骨的厚度为25m，一般常用的假体厚度为10mm。因此，截骨后的髌骨应保留15mm。髌骨过厚会使支持带紧张，增加外侧半脱位的风险；髌骨过薄会增加骨折的风险。髌骨截骨分两步进行，第1步截除中央嵴，然后调整髌骨厚度，第2步截骨面应与髌骨前面及股四头肌肌腱止点处平行，同时应检查股四头肌肌腱与髌骨上极的关系，截骨面应在股四头肌肌腱止点上1mm并与之平行。修整髌骨边缘、钻孔。

髌骨假体应尽可能多地覆盖髌骨截骨面，但在某些情况下，当截骨面大于髌骨假体时，宜将圆弧形假体偏内放置。如果允许假体在髌骨截骨面上下移动一定范围，应向上安置髌骨假体，这样假体就可以获得更多的骨组织的支撑。

（四）内翻畸形的软组织平衡

膝关节内翻畸形主要表现为内侧或内后方稳定结构的挛缩，外侧稳定结构多无明显松弛。因此，软组织平衡以松解挛缩的结构为主。其中，内侧副韧带的松解通过骨膜下剥离胫骨内上止点。

根据内翻畸形的严重程度，可以逐步松解内侧副韧带的浅层、深层、鹅足，必要时可以松解比目鱼肌深层、半膜肌胫骨干骺端附着点。松解过程中，反复做外翻应力实验检查松解是否满意。

（五）外翻畸形的软组织平衡

膝关节外翻畸形的软组织平衡是人工膝关节置换的难点，一方面外侧稳定结构的解剖构成复杂；另一方面，膝关节外翻时常伴内侧稳定结构的松弛。不过，膝关节外翻的软组织平衡同样以松解挛缩的软组织结构为主。膝关节外翻时，可能需要松解的软组织结构包括：髂胫束、弓形韧带、外侧副韧带、腘肌、股二头肌、腓肠肌外侧头、外侧髌旁支持带、后交叉韧带等。与内翻畸形的软组织平衡一样，术中应该边松解边评估软组织平衡情况，以逐步进行松解。

（六）屈曲畸形的软组织平衡

膝关节屈曲挛缩时应该分步进行软组织松解，边松解边检查伸膝间隙的情况。第一步，首先平衡膝关节内侧或外侧软组织，使膝关节在冠状面上线达到平衡。在合并内翻畸形的患者，膝关节侧方平衡后屈曲畸形也可获得明显矫正。第二步，松解后方挛缩结构。切除半月板和交叉韧带后，极度屈曲膝关节，沿股骨后髁及髁间窝后上缘向上骨膜下剥离后方关节囊。第三步，松解腓肠肌在股骨上的起点。第四步，如果经以上处理后，伸膝间隙仍然很紧，应考虑增加截骨。但要注意，增加截骨会影响关节线的位置，从而改变关节的机械力学，因而应慎重。

八、术后并发症及防治

（一）术后疼痛

TKA 的手术目的是获得一个无痛、稳定、功能良好的关节，因此，疼痛的缓解程度是评价手术成功与否的一个重要指标。术后早期疼痛多由于手术创伤、软组织组织炎性反应等引起。针对术后早期疼痛，可有多种处理方法，如硬膜外置管给药、静脉止痛泵、术中关节腔药物注射、神经阻滞、哌替啶、非甾体类药物等。目前，有人提出超前镇痛的概念，即术前即开始给予止痛药物以降低痛阈。

（二）深静脉血栓栓塞（DVT）

DVT 是人工关节置换术后的主要并发症之一。邱贵兴等报道，关节置换术后 DVT 的发生率增高，未预防组为 30.8%，预防组为 11.8%。但绝大多数是无症状性 DVT，体检时发现小腿、踝部软组织肿胀、腓肠肌压痛。DVT 严重者可发生肺栓塞，甚至可造成死亡。临床中怀疑 DVT 时常进行下肢静脉彩超以明确诊断。目前常规给予低分子肝素预防性抗凝，常用药物有速碧林、克赛等。此外，可使用足底静脉泵或下肢脉冲加压装置以促进静脉回流，以减少 DVT 的发生。术后早期下地活动也有助于预防 DVT。但已经发生 DVT 的患者不能采用以上加压装置，并应限制活动、将患肢抬高、增加抗凝药物剂量。

（三）切口愈合不良

切口愈合问题与手术技术直接相关。因此，注意手术细节及仔细关闭伤口非常重要。一般而言，避免伤口缝合过紧，切口边缘要整齐以便于对合并恢复组织的解剖层次。

（四）对线不良

由于对下肢力线重要性的认识的提高及手术器械的改进，目前，对线不良的发生率较以前明显减少，但严重的对线不良会导致假体磨损和松动。

（五）假体松动

假体的松动与磨损是一个长期的并发症。临床主要表现为活动后疼痛；X 线检查出现透明带或透明带增宽，有时与低毒感染所致松动很难鉴别。常与手术技术相关，如对线不良、软组织平衡缺陷、骨水泥技术不到位。此外，亦与肥胖、活动量及负荷量过大等有关。

（六）假体周围骨折

TKA 术后可发生胫骨干、股骨干骨折，也可发生胫骨平台、股骨髁的骨折，其发生率为 0.3%～2.5%。大部分骨折发生在术后 3 年左右。摔倒等外伤是骨折的常见原因。保守治疗适用于骨折无移位或轻度移位但通过手法复位能维持稳定的病例。骨折断端＜5mm、成角畸形＜10° 或骨折粉碎程度较轻者，也可考虑非手术治疗。对保守治疗无效或无保守治疗指证者，应行切开复位内固定。

（七）感染

文献报道 TKA 术后感染发生率为 2%～4%，常引起关节的疼痛和病废，一旦发生，将给患者带来灾难性的后果。发生感染的高危因素中，宿主的免疫系统最为关键，服用免疫抑制药的患者容易发生感染。其危险因素还包括肥胖、糖尿病、类风湿关节炎，口服激素、免疫抑制药、抗凝药等也是术后感染的危险因素。另外，手术时间延长、术后血肿形成等都容易促使感染发生。

感染分为浅部和深部感染。浅部感染指的是皮肤、皮下组织的感染，及时外科干预，包括伤口换药、引流、清创等可防止深部感染的发生。深部感染指的是感染进入关节腔。革兰阳性菌是最常见的致病菌，包括葡萄球菌、链球菌和肠球菌等。

急性感染的临床表现与一般化脓性感染一样，患膝局部红肿热痛明显，诊断不难。但临床上，很多患者其临床表现不是很明显，疼痛是最常见的关节感染症状。常用的诊断感染的检查项目有：血白细胞、血沉（ESR）、C- 反应蛋白（CRP）、关节穿刺培养、放射学检查、核素扫描等。白细胞、ESR、CRP 敏感性强，但特异性差。关节穿刺培养是诊断感染的最直接依据，而且有助于选择敏感抗生素。X 线片上出现假体松动、局灶性骨溶解、骨透亮线范围进行性扩大等应怀疑感染的可能。核素扫描对诊断感染有较高的特异性和准确性。目前用于临床的放射物质主要有：亚甲基二磷酸 99m 锝、枸橼酸 67 镓、111 铟白细胞。

TKA 术后感染的治疗方法包括：保留假体的长时间抗生素抑菌治疗、切开或关节镜下引流清创；更换假体的一期 / 二期再置换；挽救性的关节切除成形术、融合术甚至截肢术。在所有术式中，以二期假体再置换效果最肯定。抗生素长期抑菌治疗不确切，治愈率只有 6%～10%，仅适用于病情严重、无法耐受手术治疗者。关节镜下冲洗清创术成功率只有 16%～38%。切开冲洗清创治疗适用于感染持续时间在 2～4 周以内，没有皮肤窦道、致病菌对抗生素敏感、假体固定良好且放射学没有骨组织感染征象（骨髓炎或骨溶解）的患者。如果严格筛选患者，该方法的成功率可达 60%～83%。与保留假体的方法相比，再置换术临床效果相对可靠，因此应用最为广泛。二期再置换术成功率可达 97%，感染复发率低。目前多数主张在首次清创后使用抗生素 6 周，两次手术的间隔常为 3 个月。关节切除成形术适用于下肢多关节受累，术后功能要求低或身体条件差无法耐受再次手术的患者。膝关节融合术是术后感染的传统治疗方法，适用于伸膝装置严重破坏、持续性感染、骨缺损严重关节周围软组织条件差等患者。截肢术是治疗感染的最后措施。

九、膝关节置换术的康复治疗

（一）术前康复治疗

（1）术前康复教育对病人了解手术、手术并发症、术后康复具有重要的意义。

（2）增加患肢及其他肢体的肌力训练。

（3）教病人学会深呼吸及咳嗽，预防卧床引起肺部感染。

（4）教病人术后应用的训练方法，床上及转移活动，各关节的主动—助力主动活动，助行器的使用等。

（5）指导患者使用必要的辅助器具，如手杖等，能够相对缩短术后康复训练时间。

（二）术后康复治疗

1. 消肿、镇痛

（1）冰疗：采用骨水泥固定的关节置换术后，因骨水泥固定后会释放热量，使得周围软组织温度升高，并可持续数周，可采取冰疗。冰疗不仅能降低软组织的温度，同时减轻术后关节周围软组织肿胀，并能进一步减轻疼痛。术后第 1 天即可使用冰袋，置于手术的关节周围，每日 1～2 次，每次 30～60min，7～10d 为 1 疗程，至关节消肿、疼痛减轻。

（2）经皮神经电刺激：关节置换术由于软组织及骨的手术创伤相对较大，造成的疼痛是甚为严重的。临床常采用静脉或口服止痛药镇痛。经皮神经电刺激作为药物的辅助止痛治疗在临床被广泛证明。可采用频率为 100Hz 的双通路四电极分别置于手术伤口两侧治疗时间 30～60min，强度为 2 倍的感觉阈。每日 1～2 次，7～10d 为 1 疗程。

2. 体位的摆放

对于髋关节置换术，有四种危险而应避免的体位：

（1）髋能屈曲超过 90°。

（2）下肢内收超过身体中线。

（3）伸髋外旋。

（4）屈髋内旋，根据手术入路，体位有不同限制。后外侧入路于术后，应避免屈曲超过 90°、过度旋转和内收；前外侧入路手术后，应避免外旋。所以患者避免伸髋外旋。

用枕头使病人的髋关节外展是为了防止患肢内收、内旋，在患者术后睡觉或休息时使用，该枕头通常使用 6 ～ 12 周，12 周后，髋关节的假囊形成，此时的肌力也足以控制髋关节的稳定。全髋关节置换术 4 ～ 6 周后，患者髋关节能够完全伸直，屈曲 80° ～ 90°，轻度内旋（20° ～ 30°）和外旋（20° ～ 30°），并且可以在忍受的范围内被动外展。膝关节置换术无特别的体位摆放要求。

3. 预防并发症的训练

为预防手术后伤口感染、肺部感染、深静脉血栓等并发症，在术后病人应尽早开始深呼吸训练、咳嗽训练、踝关节“泵”式往返训练、床上活动。

4. 增强肌力训练

（1）肌力训练可作为术前教育的一部分，并持续到手术后的康复训练中。

（2）手术后 1 ～ 2d，进行手术一侧关节周围肌肉（如髋关节，包括梨状肌、臀中肌、臀小肌、髂腰肌、股四头肌、臀大肌、股二头肌；膝关节，包括股四头肌、腘绳肌）的等长收缩，以及非手术关节下肢和双上肢主动活动和抗阻训练，以保持它们的力量和柔韧性。保持 5 ～ 10s，每组 20 次，每天 2 ～ 3 组。

（3）手术 1 周后，可进行关节周围肌肉力量的主动收缩和抗阻训练。例如，髋关节屈肌的主动活动和渐进性抗阻训练，患者取仰卧位，屈髋不能超过 90°，治疗者施加阻力于患侧膝关节上方。髋关节外展肌的主动活动和抗阻训练：患者取仰卧位，双腿伸直，外力施加于膝外侧或踝外侧；或取健侧卧位，患腿保持在水平线上，令患者向上抬患腿。可增加臀中肌、臀小肌、阔筋膜张肌、缝匠肌肌力。对于臀中肌、臀小肌的力量训练，卧位比站立位训练更安全有效。髋后伸肌群抗主动活动和抗阻训练：患者取仰卧位，髋关节后伸，当膝关节屈曲时阻力施加于膝关节上部；当膝关节伸展时阻力施加于踝关节上部，可增加臀大肌、股二头肌肌力。髋关节外旋肌群主动活动和抗阻训练：患者取仰卧位，髋外展约 5°，施加阻力于膝上部前外侧，令患者外旋大腿，可增加梨状肌、缝匠肌的肌力。

膝关节屈肌的主动活动和抗阻训练：患者取坐位，双膝自然下垂床边，阻力施加于踝关节后上部可增加腘绳肌的力量；膝关节伸肌的主动活动和渐进抗阻训练：患者取坐位，双膝自然下垂床边，阻力施加于踝关节前上部可增加股四头肌的力量。

肌肉力量训练需要注意几个问题。首先，离心性收缩比向心性收缩训练更符合生理需求。其次，抗阻训练可采用渐进抗阻，此训练是指抗阻运动强度逐渐增加的运动锻炼方法。一般它是先测定锻炼肌肉的最大收缩力，然后按最大收缩力的 50%、75% 和 100% 的顺序进行肌肉收缩，每一强度 10 次收缩为一组，间隔休息 2 ～ 3min。多点等长渐进性抗阻训练可增加肌肉在关节不同角度时的肌肉收缩能力，特别是膝关节屈曲 30° 时股四头肌和腘绳肌力量的训练可增加步行的稳定性和平衡能力。

随着康复阶段的进展，患者可进行循环抗阻训练。循环抗阻训练是指系列中等负荷抗阻、持续、缓慢、大肌群、多次重复的运动锻炼，以增加肌力和耐力，增强心血管素质。方法即运动强度为40%～50%最大一次收缩，每节在10～30s内重复8～15次收缩，各节运动间休息15～30s，10～15节为一循环，每次训练2～3个循环（20～25min），每周训练3次。逐步适应后可按5%的增量逐渐增加运动量。强调单侧缓慢的全关节范围的抗阻运动。避免两侧肢体同时运动，以减少过分的心血管反应。采用单侧肢体轮流进行抗阻运动还可以使运动后的肌肉得到充分恢复，避免乳酸积累，从而有利于进一步运动。

训练后可以有一定程度的肌肉酸胀，但必须在次日清晨全部恢复，否则可能为运动量较大，应在第2天减少运动量。心血管疾病患者和老年人注意训练时的心血管反应。运动训练时主张自然呼吸，不要憋气。

（4）增加上肢的肌力以帮助病人自理及转移。

5. 关节活动范围的训练

（1）持续被动运动：1975年，Salter等首次报道应用持续被动运动（CPM）机在兔子身上的关节活动的效果。根据这一研究，Coutts等首次将CPM机应用在全膝关节置换术后的病人身上。之后，对于全膝关节置换术后是否应用CPM机引起了广泛争论。目前临床常用的方案：术后第2天可开始使用。每日2次，每次1h，每日增加5°～10°。虽然应用CPM机的早期关节活动范围明显改善，许多学者发现膝关节活动范围在术后6周与未用CPM机者比较无显著性差别。也曾报道使用CPM机以减轻水肿，预防术后下肢深静脉血栓形成，并有可能减少住院时间。

（2）关节助力—主动、主动活动及CPM机：术后2～3d，病人可先借助外力，如毛巾、绳、悬吊装置等，帮助活动膝关节，逐渐过渡到自行做主动屈、伸关节的训练。每日1～2次，每次30～60min。

（3）牵伸练习：以膝关节置换术为例，术后2～4周膝关节屈曲度达到90°。如果有膝关屈曲或伸展挛缩，可以开始对膝关节进行屈曲和伸展的牵伸训练。牵伸训练可以应用病人自身体重、治疗师或外界的力量。牵伸力量的方向应与肌肉软组织挛缩的方向相反。在关节可动范围内，先主动、后被动活动关节到受限处。牵伸时，固定关节近端，牵伸关节远端。牵伸不可强力使关节超过正常活动范围。每次牵伸持续5～10min，5～10次为1组，每日1～2组。

6. 髋（膝）关节控制训练

髋（膝）关节的稳定对行走至关重要，增强髋（膝）关节周围软组织的生理功能可大大提高其稳定性。

（1）仰卧位。

1）骨盆下降训练，患侧下肢外展约10%保持上身不动，令患者做髋关节下蹬动作，治疗师在足部施加适当阻力，每组20次，每天2组。

2）搭桥训练，令患者以双下肢和双肩为支点，做臀部上抬的动作，每组20次，每天2组。

（2）坐位训练。

1）抬小腿可在不同的角度，维持 5 ～ 10s，作为 1 次，每组 10 ～ 20 次，每天 2 组，小腿放下时慢放。

2）分别抬前足和足跟，进行踝关节的背屈和跖屈训练，维持 5 ～ 10s，作为 1 次，每组 10 ～ 20 次，每天 2 组。

7. 转移能力的训练

（1）卧位 — 起坐转移：鼓励患者借助双臂支撑力量起坐。对于髋关节置换术后的患者，切忌借助床头系带，双臂用力牵拉起坐。这是因为双臂支撑力量起坐便于控制屈髋角度，为借助步行器或双拐行走做准备。当用床头系带双臂用力牵拉起坐时，尤其对长期卧床或年长者，因腘绳肌紧张，患者不易控制屈髋角度，屈髋较大易伴屈膝和髋关节内旋，以致髋关节脱位。

（2）长腿坐 — 床旁坐位转移：向患侧转位移动（后跟进的健侧不能过中线），便于控制患侧髋关节内收，同时利于提高髋外展肌力。方法：先移近患侧至床边，同时将身体前移和将双脚搬离床，用手支撑床边，缓慢向前移动，直至双脚接触地面，谨记患腿在前。

（3）翻身活动：双侧均可。鼓励向在患侧翻身，在确保安全情况下独立完成。若向健侧翻身，必须在他人的帮助下维持患髋于外展中立位，以免因外展肌力不足受重力的影响而髋屈曲、内收和内旋，导致脱位。

（4）坐 — 站的转移：健侧膝、足在后，患侧膝、足在前，双手支撑扶手，保持在起立时躯体重心移动过程中患侧屈髋不能超过 90°，防止脱位。切忌利用辅助架将自己拉起。坐位时，膝关节水平高度不能超过髋关节。由站立到卧床的步骤刚好相反。注意在卧床前，患脚必须有足够支撑。

（5）洗手间的转移方法：向后移动，直至足跟接触硬物，伸手紧握扶手，将患腿放前，缓慢坐下。坐下时，患侧伸直放前，健侧屈曲。站立时，步骤相反。

8. 负重训练和步态训练

假体的固定方式与负重的影响目前尚未得知。这是由于固定方式的生物力学的研究均来自动物实验。在人体上，固定的效果也可由医学影像（X 射线）或重建手术来作为评测。有研究显示，大多数 2 年之后，股骨假体下沉 2.7mm 以上。最常见发生股骨下沉的时间为手术后 6 个月。有报道肢体的功能状态、疼痛缓解与下沉程度和固定方式无关系。

限制负重的时间长短仍未明确。动物实验显示骨内生长发生在手术后 3 周内。最大的拉力产生于手术后 8 周。尽管 6 周后人体的骨折可以愈合，重塑的过程可以持续 1 年或更长时间。临床上负重限制在 6 周，之后病人可以逐渐达全负重状态。有些学者仍认为较长时间的负重限制仍是必要的。

当病人具有一定的肌力和平衡能力时，可进行部分负重训练，可采取阶梯负重：患肢 2 个月内负重 0%；3 个月达 25%，即足尖着地；4 个月达 50%，即足前部踏地；5 个月达 75%，足跟离地；6 个月达 100%，全足着地。一般可在术后的 3 ～ 7d 开始训练。负重训练可借助平衡杠、助行器从部分负重开始，5 周后可微蹲，逐步过渡到手术后 6 ～ 8 周负重。

步态训练可分为站立相和摆动相。在站立相，训练病人的髋伸展，膝关节屈、伸控制，髋、膝、踝的协调运动，以及患肢的负重训练。在摆动相，训练病人摆动时屈髋屈膝，伸髋屈膝，足跟着地时伸膝和足背屈。除此之外，骨盆的移动和旋转，行走时各关节的配合协调运动和行走姿势要仔细观察和分析，必要时进行训练和矫正。

获得一定步行能力后，病人开始进行上、下楼梯的训练。如一侧关节手术，上楼时非手术肢体先上，下楼时手术肢体先下。

9. 功能性独立能力的训练

术后鼓励病人立即进行床上的功能性活动，如桥式运动及翻身练习。病人尽早从卧位转为坐位，良好的躯干旋转是病人完成床上功能活动的重要基础。术后 1 周，鼓励病人自行穿衣，如厕，行走。日常生活活动仍需注意避免特殊的体位，以防假体脱位或磨损，例如，不能交叉脚，不能坐低椅，不能使劲向前弯腰拾物品。术后 5 ～ 6 周，训练上、下楼梯，骑自行车和乘车等功能性活动。避免任何会增加下肢关节负荷的运动，如跑步、跳跃和举重等。

让患者了解日常生活活动中如何保护关节，如何使用能量节约技术。保护关节的要点：维持良肢位，减轻对关节的压力；避免同一姿势长时间负荷；保持良好的肌肉力量和关节活动范围；维持正常的关节和骨的对线；在疼痛时避免继续负重；调整工作环境，以适应身体正常解剖结构。能量节约技术的要点：生活中注意休息、劳逸结合；保持良肢位；对不宜负重的关节应不负重；急性疼痛时减少活动量。

10. 平衡与本体感觉训练

训练患者负重时的平衡能力及本体感觉是非常重要的。肌肉力量的增加、反应性神经肌肉练习、关节动力性稳定和有氧步行训练等均可有助于平衡能力及下肢的本体感觉的加强。特别是源于关节与肌肉韧带结构的神经反馈机制对维持关节功能的稳定性起到了重要作用。促进关节动力性稳定的反应性神经肌肉练习，可以改善脊髓反射通路的功能，从而有利于平衡和本体感觉的重建和恢复。

11. 运动速度及耐力训练

在不同环境下，如室内和室外、地平和坡度等，增加行走的速度、行走的距离，从而进行运动速度和耐力的训练，能使患者获得良好的运动技巧，能够最大程度地完成各种功能性活动（表 9-1）。

表 9-1　举例说明全髋及全膝关节置换术的具体康复计划

康复时间	髋关节置换术康复（单侧）	膝关节置换术康复（单侧）
术后 1 ～ 2d	1. 卧床 2. 消肿镇痛：电疗，冰疗 3. 正确体位摆放 4. 辅助髋、膝关节屈曲、伸展 5. 髋外展肌、伸肌、屈肌和股四头肌的等长收缩 6. 踝、足和趾的主动活动	1. 卧床 2. 消肿镇痛：电疗，冰疗 3. 踝部、脚趾的主动活动 4. 股四头肌、腘绳肌、臀肌的等长收缩 5. CPM：术后第 1 天 0° ～ 45° 开始，每天增加 ROM5° ～ 10°
术后 3 ～ 6d	1. 继续第 1 天的训练 2. 床上活动练习（翻身，坐起，移动，坐到床边），注意避免髋关节过度屈曲内收 3. 坐高椅 4. 从高椅或高床沿座位站立	1. 膝关节主动活动 2. 直腿抬高 3. 床上活动练习（翻身，坐起，移动，坐到床边） 4. 桥式运动：每天 3 遍，每遍 10 次 5.CPM：每天增加 5° ～ 10° 6. 尽早开始站立练习（患肢部分负重）
术后 7 ～ 12d	1. 髋周围肌肉渐进性肌力抗阻训练 2. 部分负重训练 3. 尽可能用辅助器行走训练，达到部分负重（步行车 → 四角拐 → 肘拐 → 手杖） 4. 上、下楼梯训练（患肢部分负重） 5. 发展独立生活能力，能自我起床、转移和行走 6. ADL 训练：穿衣、如厕等训练	1. 股四头肌、腘绳肌渐进性肌力抗阻训练；膝、髋、踝协同训练 2. 部分负重行走训练（步行车 → 四角拐 → 肘拐 → 手杖） 3. 楼梯、坡度行走（患肢部分负重） 4. 腘绳肌牵伸、股四头肌被动牵伸，增加膝的弯曲度 5.ADL 训练：穿衣、如厕等训练
术后 3 周	1. 增加肌力、平衡、本体感觉、步态、行走速度、耐力、楼梯、坡度练习 2.ADL：洗澡、如厕、乘车等，注意坐、卧时避免交叉双腿 3.3 个月后，可适当开始散步、游泳等活动 4. 功能训练达到重归社会 5. 出院宣教 6. 制订随访时间及计划	1. 增加肌力、平衡、本体感觉、步态、行走速度、耐力、楼梯、坡度练习 2.ADL：洗澡、如厕、乘车等。如需要，进行被动牵伸、水疗等 3. 功能训练达到重归社会 4. 出院宣教 5. 制订随访时间及计划

第三节　踝关节置换术

一、概述

踝关节又称胫距关节，位于下肢的远端，是足后半部关节中最重要的关节，它使足在空间内可处于任何位置，可以适应任何不规则的地面情况。人体在站立、行走、下蹲等动作中，踝关节的稳定性和灵活性有着非常重要的作用。而踝关节的稳定性和灵活性的特点是由它的骨性结构、关节囊与韧带以及踝关节周围的肌肉的动力作用而共同完成的。

（一）骨性结构

踝穴由胫腓骨下端组成，外踝较内踝低1cm左右，并偏后方1cm，在矢状面胫骨下端后缘较前缘更向下延伸，下胫腓横韧带加深了这个延伸，从而可以防止距骨在踝穴内的后移，加强了踝关节的稳定性。距骨体前宽后窄，平均相差2～4mm，形成向前开放的25°。距骨体滑车内侧与外侧的曲率半径不同，此解剖上的特点决定了踝关节在屈伸活动中同时还有水平位的旋转活动。胫骨下端关节面承重面积为11～13cm^2，而髋、膝关节关节面的承重面积比踝关节小，故单位面积上的负荷踝关节比髋、膝关节小。若用单足负重时，踝关节关节面受到的应力相当于体重的2.1倍，在负重期的推进期时，关节面受到的应力相当于体重的5倍左右。若距骨在踝穴内有轻度倾斜，关节面所受到的应力由于承重面积的变小而明显增加。

外踝不仅构成了踝穴的外侧壁，而且当踝关节背伸活动时，外踝向外后方旋转并轻微上移。此时下胫腓联合增宽，以适应相对较宽的距骨体前部进入踝穴。腓骨可以传导体重的1/6。

（二）韧带与关节囊

1. 内踝（三角）韧带

自前向后分为胫距前韧带、胫跟韧带和胫距后韧带，其中胫距前韧带向远侧延为胫舟韧带。三角韧带呈扇形与关节囊紧密相连，非常坚固，故当外伤时常发生内踝骨折而不发生三角韧带断裂。

2. 外踝韧带

自前向后分为腓距前韧带、腓跟韧带和腓距后韧带。腓距前韧带较薄弱，在踝跖屈位有限制足内翻活动的作用，腓跟韧带较坚强，在踝关节90°位时限制内翻活动，腓距后韧带最强。腓距前、后韧带加强关节囊，而腓跟韧带位于关节囊外。

3. 下胫腓韧带

胫骨下端的腓骨切迹与腓骨下端构成下胫腓联合，胫腓骨之间，由下胫腓韧带与骨间膜相连，骨间膜由胫骨斜向外下方止于腓骨，踝关节背伸活动时，腓骨轻微上移并向外后方旋转，骨间膜由斜形变为水平，踝穴增宽，正常下胫腓联合增宽为 0.13 ～ 1.8mm。下胫腓韧带又分为下胫腓前韧带、骨间韧带、下胫腓后韧带和下胫腓横韧带，骨间韧带是骨间膜的延续，最坚固。

4. 关节囊

前侧关节囊由胫骨下端前缘至距骨颈、后侧关节囊由胫骨下端后缘至距骨后结节，前后关节囊松弛、薄弱，两侧关节囊由侧副韧带加强。

（三）肌肉

踝关节的运动主要是屈伸运动，使踝关节跖屈的肌肉主要是小腿三头肌（腓肠肌和比目鱼肌），其次为胫后肌、屈趾长肌、屈拇长肌和腓骨长肌。在跖屈踝关节的运动中小腿三头肌所做的功约为其他肌肉总和的 13 倍。踝关节背伸肌为胫前肌、伸趾长肌、伸拇长肌和第三腓骨肌，它们所做的功只相当于跖屈肌的 1/5 ～ 1/4。

当以全足放平站立时，在矢状面身体的重力线经过踝关节前方，足有外翻趋势，所以踝关节跖屈肌的肌力与足内翻肌的肌力强于踝背伸肌与足外翻肌，即对抗踝背伸肌与足外翻活动以达到踝关节与足的稳定和平衡。

（四）踝关节的运动

距骨体滑车关节面的角度值为 90° ～ 105°，胫骨下端关节面的角度为 50° ～ 55°，因此踝关节在矢状面的屈伸运动范围为 45° ～ 55°。其中背伸活动约为 1/3（10° ～ 20°），而跖屈活动约为 2/3（25° ～ 30°）。踝关节在矢状面的屈伸运动轴，自内踝顶端至外踝顶端，即由内上向外下倾斜，其与胫骨纵轴之夹角为 68° ～ 85°（平均 79°），由于踝关节屈伸运动轴是倾斜的，当踝背伸时足尖朝向外，当踝跖屈时足尖朝向内，即在水平方向上发生足外旋及内旋的旋转活动，为 13° ～ 25°（平均 19°）。踝关节运动的方式是由距骨体滑车关节面的形状来决定的。距骨体滑车是圆锥体，其基底在腓侧，腓侧的曲率半径大于胫侧，故屈伸活动时腓侧运动范围比胫侧长，而发生水平方向上的旋转活动。

此外，踝关节的运动与距下关节及足的运动是联合的。当踝关节跖屈时，足内翻、内旋，足内侧缘抬高、外侧缘降低、足尖朝内，称为旋后；当踝关节背伸时，足外翻、外旋，足外侧缘抬高、内侧缘降低，足尖朝外，称为旋前。

在下台阶时，踝关节屈伸活动最大，走上坡路（约 10°）时展收活动最大，其次是走 15° 下坡路时，而旋转活动不因地面情况不同而有差异。

（五）步态周期中踝关节的运动

负重期（从足跟触地到足尖离地）占步态周期的 60%，其中第 1 期为抑制期（足跟触地），踝关节轻度跖屈；第 2 期为中期（全足放平），踝关节在此期开始时为跖屈，当重心超过负重足后立即转为背伸；第 3 期为推进期（从足跟离地到掌部着地，进而到足趾离地），踝关节跖屈。

摆动期占步态周期的40%，第1期即加速期（足趾离地），踝关节跖屈；第2期为中期，踝关节背伸；第3期为减速期（足跟触地之前），踝关节轻微跖屈。

二、假体设计原理及假体类型

严重的踝关节疾患，使患者难以支持体重和步行，采用踝关节融合术似乎是天经地义的治疗金标准，几十年来无人提出异议。但在20世纪70年代初，髋、膝关节的疾患而引起关节畸形、疼痛、功能障碍的患者，得到了人工全髋关节和人工全膝关节置换术的治疗，取得成功，效果满意，从而解决了患者关节畸形、疼痛及功能障碍。在这项成功经验的鼓舞下，为了解决髁关节疾患而进行了踝关节人工假体的设计和研究。踝关节假体与人工髋、膝关节假体的设计有很多共同之处，因此高分子聚乙烯 — 金属的组合同样是人工踝关节假体的重要首选材料，人们期待着人工全踝关节置换术既可以缓解踝关节疼痛、矫正畸形，同时又可以保留踝关节的活动功能。

第1个采用现代材料制成的踝关节假体，是由Lord和Marotte在1970年开始使用的，其设计逐渐与踝关节生物力学相结合，以得到临床更好的效果。

Richard Smith提出以人工踝关节置换来重建踝关节功能，是最早介绍踝关节置换的人。他试图通过球 — 窝假体保留踝关节的位置和后足的活动，替代踝关节融合术。然而临床发现这种假体本身很不稳定，影响行走时的稳定性。Kirkup继续这项研究，采用Bath和Wessex假体，通过高分子聚乙烯和金属关节组合，依靠距骨体圆顶的平均厚度（2～6mm），使踝部韧带紧张，为假体的稳定性提供保证。

目前采用的踝关节假体多种多样，既有两个部分组成的限制性关节、半限制性关节，以及非限制性踝关节假体；又有由三个部分假体，带有一个可自由滑动的垫组成的踝关节。前者限制性关节，如Mayo踝；半限制性踝，如Mayo踝；伦敦皇家医学院医院踝及非限制性踝，如Bath和Wessex踝。后者是北欧型全踝关节假体（STAR），由三部分组成，解决了踝关节滚动的问题并已取得优良结果，它克服了假体对踝关节旋转运动的限制，防止骨与假体界面或骨与骨水泥界面的应力增加和集中。看来踝关节置换只适合采用带有滑动衬垫的全踝关节假体，目前两部分设计的假体已不再应用。

踝关节假体的设计要求如下：

（一）活动度

屈伸活动范围至少达到70°，轴向旋转活动超过12°，否则踝关节假体会由于本身限制程度较高而出现术后假体松动。

（二）稳定性

要求踝关节假体必须有良好的内在侧方稳定性。

（三）关节面的顺应性

正常踝关节除屈伸活动外还可轴向旋转，因此要求关节面顺应性不宜太高，极少限制性，这样减少关节扭力传到假体固定界面，减少假体松动需关节周围有较完整的韧带和骨组织结构保护以防止关节半脱位，关节面顺应性小的假体，载荷易集中，假体磨损增加。反之，关节面磨损明显减少，但是假体固定界面承受应力增大，使术后假体容易松动。因此设计出带活动负重面高分子聚乙烯衬垫的三部件组成的假体以减少术后松动。

在过去的10年里，非骨水泥型踝关节置换已被采用，从1990年起人们已开始使用非骨水泥型假体。通过骨水泥型假体（TPR）和非骨水泥假体的随诊比较，骨水泥型的翻修率和关节融合率明显高于非骨水泥型假体，结果表明非骨水泥型踝关节置换优于骨水泥型假体。其原因有三：其一，对踝关节采用骨水泥固定方法比其他负重关节更难，由于解剖特点向胫骨内压入骨水泥几乎是不可能的；其二，骨水泥可能进入关节后侧从而影响关节活动，若游离可引起关节表面的磨损；其三，只有胫骨最远端的1～1.5cm能用于施放骨水泥，在其上均为脂肪性骨髓。

由于踝关节置换术不断改进，临床疗效不断提高，缓解了疼痛，矫正了畸形，保留了踝关节的功能活动，因此大部分踝关节疼痛、有退行性变的踝关节不再行踝关节融合术了。

踝关节置换术在缓解疼痛、改善功能、较低的感染率及未继发距下关节骨性关节炎等方面有更出色的临床表现。通过几十年的不断实践不断改进，踝关节置换术已经从实验室和偶然的成功阶段发展到有使用价值并能耐久使用的阶段。但我们也必须清醒地看到我们仍然正处在踝关节置换的起步阶段，需要我们再接再厉地继续工作、实践。

三、适应证与禁忌证

（一）适应证

（1）类风湿关节炎踝关节疼痛残留功能极差者。

（2）踝关节疼痛和退变者，活动严重受限。

（3）距骨骨质尚好，踝关节周围韧带稳定性完好者。

（4）内、外翻畸形＜10°者。

（5）后足畸形可以矫正者。

（二）相对禁忌证

（1）踝关节区域的深部感染或胫骨感染。

（2）有严重功能障碍的类风湿关节炎患者中发现有严重后足外翻畸形，踝穴严重破坏，踝穴有严重的内外翻畸形，严重的骨质疏松和关节骨性破坏。

（3）难以控制的活动期关节炎，如牛皮癣性关节炎等。

（4）对术后运动程度要求较高者，如参加慢跑、网球等运动。

（三）绝对禁忌证

（1）距骨缺血性坏死（尤为坏死范围超过距骨体一半以上者），无法重建的踝关节复合体力线。

（2）Charcot 关节炎。

（3）神经源性疾病导致足部感觉丧失。

（4）小腿肌肉功能丧失。

（5）退行性骨关节炎造成骨质严重丢失或踝关节侧副韧带缺损。

（6）胫距关节畸形超过 35°。

（7）患者对术后康复没有信心。

（8）不能配合术后康复训练者。

（9）对术后运动程度要求极高者，如进行跑跳等剧烈运动。

四、手术操作及注意事项

（一）术前准备

（1）最新的踝关节 X 线片（正侧位）。

（2）确认跟距关节的退变范围。

（3）通过 X 线观察了解胫骨和距骨的骨质情况。

（4）观察并记录步态及疼痛情况、功能和活动情况。

（二）手术操作

（1）患者仰卧位，使用气囊止血带，患侧臀部垫高，有利于踝关节持续处于轻度内旋位。

（2）取踝关节前内纵行弧形切口。

（3）自踝上 10cm 经踝关节中点延向第一跖骨，自胫前肌腱与拇长伸肌腱间显露踝关节，使用固定器，使力线对位杆在前后和侧位上与胫骨长轴平行。

（4）胫骨远端安置选定的胫骨截骨板并用钢钉固定。

（5）之前将截骨板与 5mm 的 sizer 连接。

（6）sizer 的表面应与胫骨远端的关节面对齐。

（7）定位杆固定于胫骨中线上。

（8）必要时可调整钢钉的位置。

（9）首先在截骨板内侧用往复锯自关节面向近端截骨。

（10）注意截骨深度为 5mm。

（11）取下 5mm 的 sizer。

（12）用摆锯贴紧截骨板。

（13）垂直于胫骨截骨。

（14）取下胫骨截骨块。

（15）将 4mm sizer 安装到胫骨截骨板上。

（16）使踝关节背伸 90°。

（17）尽量使距骨贴紧胫骨远端。

（18）贴紧 4mm 的 sizer 垂直向下在距骨上截骨。

（19）取下距骨上的截骨块。

（20）根据距骨的大小和左右选择匹配的距骨截骨板。

（21）于距骨的中央位置贴截骨面放入截骨板。

（22）用固定钉将距骨截骨板固定。

（23）沿距骨截骨板用往复锯截骨。

（24）外侧截骨切入距骨 1 ～ 5cm，内侧仅 1cm。

（25）用持物钳夹住另一截骨板。

（26）将其放置在距骨截骨面的中央。

（27）分别截除距骨后方、前方骨质。

（28）放置并固定相应的距骨 milling 板。

（29）用直径 3mm 钻头打出一个沟槽。

（30）距骨的截骨面已准备完毕。

（31）用测深尺测出胫骨远端的前后径。

（32）用直径 6mm 的定位钻头通过胫骨截骨板上的孔钻入胫骨远端。

（33）用一特制的半圆凿将胫骨远端的孔打开。

（34）注意避免劈裂性骨折。

（35）距骨和胫骨准备完毕。

（36）安装距骨假体（距骨帽）。

（37）用专用打入器打入并打紧。

（38）打入胫骨假体。

（39）注意打入方向应与胫骨长轴垂直。

（40）胫骨假体的前缘不要低于胫骨截骨面的前缘。

（41）放入滑动核试模。

（42）检查踝关节活动度和紧张度。

（43）选择合适厚度的滑动核假体。

（44）整个假体安装完毕。

（45）胫骨端假体：①有 3 个型号：小、中、大号，材质为钴铬钼合金；②超高分子聚乙烯有 5 个型号（6 ～ 10mm）。

五、并发症与预防

（一）感染

手术切口皮肤坏死而致浅层或深层的感染。

1. 浅层感染

可通过伤口换药处理。

2. 深层感染

处理较为困难，往往需采用伤口换药及皮瓣移位术。若出现踝关节假体周围的感染，需行假体取出，踝关节融合术。

（二）伤口皮肤愈合不良或延迟愈合

如下所述：

（1）踝关节周围的解剖特点是皮下组织较少，切开皮肤，深层便是腱鞘、肌腱和韧带，血运较差，术中需剥离软组织，术后患肢可发生肿胀，因而引起血液循环障碍。

（2）手术采用前方正中纵形切口，从伸拇长肌外侧剥离进入，很容易导致皮肤切口出现坏死和潜在皮肤坏死，若稍向内移在伸拇长肌和胫骨前肌之间进入，可使皮肤切口愈合不良或坏死率明显降低。

（3）对伤口皮肤愈合不良或延迟愈合及潜在皮肤坏死处理起来颇为棘手，有时需几周换药，或必要时行植皮或皮瓣转移术。若处理不当，易引起踝关节假体部位的继发感染。此外，出现伤口皮肤愈合不良或坏死时，由于需要减少和控制功能锻炼而影响到术后的功能康复。

（4）如何避免发生伤口皮肤愈合不良和坏死：①手术切口的选择要合理，切口长度要合适，避免术中过度牵拉软组织而损伤血管；②术中要轻柔，无创操作，尽量少行皮下剥离，少用电刀电切或电凝，避免损伤血管及皮缘，尽量多地保留足背静脉，以减轻术后下肢肿胀；③在缝合时要一丝不苟，层层缝合，缝皮时一定要皮缘对皮缘。

（三）腓骨撞击

人工踝关节置换术可缓解疼痛、改善功能，但术后可并发腓骨撞击，可引起踝关节剧烈的疼痛。其原因可能是由于后足进行性外翻，而后足外翻既可能存在距下关节畸形，也可能存在踝穴的楔形成角和距骨外翻而引起的与腓骨（外踝）的撞击。通过远侧胫腓联合融合术，或切除外踝的远端可使症状得到缓解或暂时性缓解。若要彻底解决疼痛，需从根本上找出原因：行三关节融合术，矫正后足的外翻畸形。若选择胫骨基板过大顶撞腓骨引起外踝部肿胀、疼痛，甚至可造成骨折。

（四）胫骨基板松动倾斜

当胫骨基板置入时偏于一侧，或基板未能落在胫骨皮质骨壁上，在负重或行走剪力的反复作用下，使其倾斜度增加，造成逐渐倾斜或内陷。

手术完成时或术后未负重时，假体位置良好，当负重行走练习后，逐渐出现移位。踝关节扭伤、跌倒是造成基板后期松动的主要原因。发现问题，应早期修复，摆正位置，延迟患者落地负重时间，患者落地负重时足跖部均衡着地，不宜提踵行走。

（五）距骨假体松动或移位

对距骨截骨欠严谨，距骨血运欠佳或过早负重于前足跖屈位时，距骨假体有可能松动。到后期，踝关节的扭伤、跌倒、撞击是最多见的踝关节假体松动、移位的主要原因。

X线片示踝关节距骨侧假体倾斜、移位，与基板间缺乏平整或顺应感，或顶压外踝，应高度怀疑距骨假体松动。早期松动影像学征象不易发现。

（六）踝部骨折（外踝或内踝）

由于类风湿关节炎骨质疏松和放入滑动衬垫时强力牵拉而引起内、外踝骨折，此外也可在截骨中损伤内、外踝面骨折。发生踝部骨折后可采取内固定术或更改手术方案，行踝关节融合术。

六、康复

（一）系统康复原则

人工踝关节置换手术后的康复是一个系统工程，不仅要全面照顾，长期坚持，而且还要因人而异，因此，康复中的每个阶段都应当有明确的康复目标。

1. 住院期间康复目标

住院期间的康复主要分为两个阶段。术前阶段主要是对患者进行康复指导，熟悉手术及康复的过程，消除术前的恐惧及焦虑情绪，并进行初步的康复训练和评估，为术后的康复训练奠定基础。术后阶段主要是在确保假体稳定的情况下，应用各种手段消除疼痛、肿胀，恢复关节的活动度，维持神经对肌肉的控制。注意住院期间术后康复训练中不能影响切口的愈合。

2. 出院后康复目标

出院后要继续维持和加强关节活动度训练，并增加肌肉力量及协调性训练，使人工关节逐渐适应日常工作和生活的需要。

（二）康复过程的原则与方法

1. 康复原则

包括：全面康复训练和治疗、循序渐进、因人而异。

2. 康复方法和技术

人工关节置换术后康复的方法和技术主要包括：关节活动度训练、肌肉力量训练、步态训练，以及冷热疗、电疗、光疗等物理因子治疗等。

（三）术后早期住院康复

踝关节置换术后患者早期康复的重点是在保证植入假体稳定的情况下，恢复并维持良好的关节活动度。

1. 术后4天以内康复要点和方法

术后患者一般首先到苏醒室，待患者完全清醒，各项生命指标及患肢感觉和运动功能许可后转回病房。此时，患者会发现自己的踝关节有白色敷料包裹切口，还有一根管子（引流管）连接到一个密闭的负压吸引装置中。患者应注意不要将敷料打湿，如果血液浸透敷料，要及时告诉医生等待处理。引流管一般会在 2 天左右拔掉。此阶段患者在床上的时间较长，要注意每 2h 改变体位 1 次，缓解术后的不适感觉，并预防皮肤压迫、破溃。

（1）疼痛控制：疼痛的控制是人工关节术后早期康复的重要内容。此阶段的疼痛主要来源于手术，切口疼痛尤其明显。这时医生常用镇痛泵、止痛针、口服止痛药物等方法缓解患者的疼痛。冷疗有明显的止痛效果，还兼有消肿作用。

（2）关节活动度训练：踝关节置换的患者术后 4 天主要是训练足部及髓、膝关节，避免长时间制动所导致的关节僵硬。坐和站起：患者术后 6h 后可以坐起。健肢先下地，双手扶患侧小腿，帮助患肢下地。站起时双手扶椅，健肢屈膝着地，由健肢完成由坐位转换为站立位。

（3）肌肉力量训练：术后早期下肢肌群力量的训练以静力性收缩为主。重点训练股四头肌，恢复股四头肌的神经支配，帮助下地站立。

①主动压膝动作：患者面向上平躺，自己用力，绷紧臀部和大腿前方的肌肉，尽可能地使腘窝贴近床面，可以训练伸展髋关节的臀大肌和屈髓伸膝的股四头肌。每次用力坚持 1 ～ 6s，训练 10 ～ 20 次，每天坚持训练 3 组。②直腿抬高训练：可以用膝关节支具保持膝关节伸直，抬高至足跟离开床面 10 ～ 15 cm 以上，或每次保持 1 ～ 6s。每天锻炼 3 组，每组 20 ～ 30 次。

（4）全身功能训练：为预防便秘、肺部感染等并发症，深呼吸和咳嗽练习很重要。经鼻深吸气，然后由嘴深呼气。重复 3 次并咳嗽 2 次，可以辅助应用呼吸刺激器。呼吸训练要尽早开始，不但可以预防坠积性肺炎等并发症，而且可以增强患者的体质，使患者加速恢复体力。一旦患者体力许可，应当教会患者正确上下床，并逐渐开始进行下地训练，以恢复正确的站姿为主。站立训练过程中，要循序渐进，避免出现体位性低血压，预防跌倒。

2. 术后 4 天至 1 周

此期患者的伤口疼痛还较重，另外，由于停用镇痛药物，患者可能会感觉疼痛更明显。这时可以通过训练缓解疼痛的症状。冷敷可以有效缓解这个阶段的疼痛。引流管拔掉后，在维持踝关节稳定的基础上，进行步行训练。何时能够下地要咨询医生，一般装置为骨水泥型假体者此时可以足部负重步行，而骨长入型假体者则需要将下地时间推迟到6周后。下地时要应用助行器或拐杖，减轻患侧下肢的负重，预防跌倒。患者情况许可的情况下逐渐开始上下楼梯的训练。骨水泥型假体的踝关节的活动度训练可以逐渐由被动到主动，逐渐开始。

3. 术后 1 周至出院（2 周）

此期许多患者已经可以出院，训练的重点在巩固床上肌肉力量、关节活动度训练和步行训练的基础上，重点进行日常生活和工作能力的训练。上下楼梯：遵循“好腿上天堂、坏腿下地狱”的原则。例如，上楼时，健肢先上，然后患肢跟进。下楼时，患肢先下，健肢支撑，然后跟下。

七、术后居家康复

出院后继续术后1～2周的训练内容，重点进行关节活动度的维持训练，并进行增加肌肉力量的练习。针对手术后组织粘连或肌肉痉挛而导致的关节功能障碍，逐渐增加步行的距离与时间。出院后要保持与医生的联系，在医生的指导下改造居家环境，并重新适应居家环境，进行居家的上下床、坐、站、下蹲、上下楼梯等动作的训练。康复训练过程中要避免过量，如果训练后或第二天早晨醒来后有明显的肌肉酸痛，身体疲乏，一般是训练量较大所致，应当适当减量。植入骨长入型假体6周后开始关节活动度的训练，由被动开始逐渐过渡到主动训练。这时候虽然切口已经拆线，患者许多活动已能自如完成，且逐渐开始参加工作，但康复过程远远没有结束，必须按照要求进行随访，生活中还要对关节活动范围进行适当限制。出院后如果出现以下情况需及时就医：手术刀口发红、肿胀或渗出液体增加；发热高于38℃；刀口裂开；腿部疼痛、瘙痒、麻木或发冷；腿部发白或发青。

第四节　肩关节置换术

一、概述

虽然肩关节不是负重关节，但肩关节的结构复杂，它是由盂肱、胸锁、肩锁和肩胛骨胸廓四个不同的关节组成，相互间有很好的功能补偿能力。肩关节是人体活动度最大的关节。肩部大部分活动由盂肱关节和肩胛骨胸廓关节担当。其他关节则只是参与肩关节的极限活动。它的基本功能是将上肢连接于躯干，成为上肢的活动底座，并且为上肢活动和受力起到支点作用。肩部为上肢提供了广泛的活动范围、多平面的回旋活动，从而充分发挥手的抓握功能。肩部的稳定性可保证上肢完成托举、提携重物或下压动作，还可以在水平位快速将物体推向前或外方。

盂肱关节是1个由较大的肱骨头与1个较小的肩胛盂组成，缺乏内在的稳定性，而其关节囊松弛，允许它有充分的自由活动度。因此，肩部节的稳定和运动主要取决于关节囊及其周围的肌肉和肌腱韧带组织，尤其是完整的肩袖结构。

二、肩关节假体设计演变和发展

人工肩关节置换术从数量上及普及程度上均不如人工髋关节、膝关节置换术。但随着医学科学技术的飞速发展，人工肩关节置换术逐渐成为一种成熟的治疗技术，更多地应用于治疗严重肩关节疾患的患者。肩关节假体设计应遵循以下原则：在解剖上重建关节解剖结构，恢复正常力学关系，提供良好的关节稳定性；生物力学上避免假体撞击征，假体耐磨且可以承受正常生理活动的应力；手术上，软骨下骨一定尽可能得到保护，有利于肩袖的保护和修复；手术安装简便，假体固定牢靠，生物相容性好，不妨碍术后的早期训练康复；需翻修时假体取出方便，不会进一步破坏骨组织和肩袖强度，翻修时可替换部分假体。

（一）非限制型假体

假体没有内在的机械连接装置，尽可能贴近正常肩关节的几何形状：肱骨头与盂臼相互匹配，接近正常解剖尺寸，关节活动不受假体限制。关节稳定性来自肩周软组织，这类假体中，Neer Ⅱ全肩关节假体是目前最为成功的假体之一。这类假体之所以能沿用至今，原因在于合理的设计。

（1）假体接近正常解剖形态，肱骨头和肩胛盂关节面的弧度相对一致，假体的盂肱关节面之间无机械性连接和限制，最大限度避免了盂肱关节之间的应力集中而减少了肱骨头假体及盂肱假体的松动，而获得最大活动度。

（2）术中要求切除少量肱骨头及盂肱关节面，有助于恢复正常肩关节的解剖结构，也为今后可能的翻修术或肩关节融合术创造条件。

（3）尽可能保证了周围软组织的完整性。

Neer 型假体基本上满足了肩关节假体设计的原则要求，该假体已成为评判其他肩关节假体的金标准。

（二）限制型假体

限制型假体的优点是假体本身具有很好的稳定性，适用于肩袖等肩关节周围软组织严重缺损破坏，术中无法修补的患者，但术中需切除较多的骨组织以置入此类假体。其缺点在于关节活动受限，大部分限制性假体外展时很少超过 90°。限制型假体不符合正常肩关节的生物力学解剖，术后关节活动无应力，失去在肩关节周围软组织中的传导作用，而只是由假体、假体 — 骨水泥界面或在骨水泥 — 骨界面传导。故容易发生假体断裂、松动等并发症，目前临床适应证有限。

（三）半限制型假体

与非限制型假体最大的区别是这类假体的肩胛盂部件，其上缘附有唇状挡板，用于终止肱骨头假体上移，其他类同于非限制型假体。可避免完全限制型假体术后的高失败率。半限制型假体中短期临床效果尚令人满意，长期效果有待继续观察。

三、术前评估与放射学检查

对患者做出及时、完全、充分和准确的术前评估是手术成功的关键之一。术前准备越充分，手术成功率越高。

（一）病史采集

关键在于详细了解疾病的基本发展过程，做出正确的诊断。

首先我们的思路循着先天性或后天性，根据主要病因分为血液性、感染性、代谢性、创伤性、内分泌性。应注意全身各系统的病史资料，而肩部症状有可能只是全身其他疾病的局部表现之一。在治疗肩关节前，还需要先行解决其他关节的病症，手术顺序上多采用下肢优先于上肢的原则。其他合并有肩部病变的全身系统疾患还包括系统性红斑狼疮，长期激素治疗导致的肱骨头缺血坏死，糖尿病引起的多发性神经病导致的肩关节疼痛、Charcot神经性肩周炎等。

对患者年龄、职业、特殊工作要求、教育程度、心理素质也是关节置换术必须重视的病史资料。对于疼痛需注意描述疼痛发生部位、频率、持续时间、强度，加重或减轻时的原因，有无放射性疼痛等。需了解既往手术史、过敏史、精神健康情况等以行鉴别诊断。

（二）体格检查

在骨科检查的基础上，重点检查双侧肩关节的肌力，关节活动度和稳定性。关节部位肌肉有无萎缩、肌力等级、肌肉有无压痛、痉挛及有无臂丛神经麻醉。详细检查关节活动范围，检查肩袖周围软组织，有无关节挛缩；是否需行软组织松解、有无增生；检查关节稳定性，肱骨头有无后方半脱位；有无其他疾病引起关节不稳定。对有手术史的患者要检查是否有关节囊挛缩。

（三）影像学检查

术前通过病史的采集，体格检查的情况，应准确地评估与肩关节疼痛、活动受限等相关部位，如颈椎、肩锁关节、神经及其所支配的关节周围的肌肉功能，并拍摄分析肩关节不同位置的放射线影像学改变，如肩关节前后位、斜位、侧位、腋位和肩关节内外旋位等。

（1）前后位片：不能反映盂肱关节间隙的变化，但可观察肱骨头骨赘生成情况。肱骨头上移程度；肩锁关节病变情况；肩峰下骨刺；肱骨髓腔大小；皮质骨厚度及肱骨干有无畸形等。

（2）侧位片：用于观察肱骨头前后像的半脱位程度，肱骨结节位置。

（3）斜位片：便于观察肩关节间隙和附近骨结构是否正常。

（4）肱骨头内旋位片：便于显现肱骨头圆弧外形。

（5）肱骨头外旋位片：便于观察肱骨大小结节、肩峰下方磨损，常提示伴有严重的肩袖病变，肱骨头上移多数情况下提示患者有严重的肩袖病变。

（6）腋位片：有助于判断肩盂磨损的部位、范围、内移程度以及肱骨头位置，看肩盂前后侧有不对称性磨损，术中需要考虑植骨。

（7）关节造影：是判断肩袖撕裂的金标准，诊断价值优于磁共振检查。

（8）CT 检查：CT 提供的图像较 X 线片更为精确清晰。由于术中肩盂不易显露，故术前必须对肩盂后侧的磨损情况有确切的了解，避免假体发放位置不满意。

（9）轴位片或 CT 扫描片：测量肱骨头后倾角，肱骨头关节前后缘，连线正中垂线为肱骨头轴线，该轴线与肱骨髁横轴的夹角即为肱骨头的后倾角。

四、适应证

关节疼痛，经休息、药物、保守治疗未见缓解的盂肱关节炎患者。主要适应证是关节疼痛。人工关节置换术可以减轻关节疼痛，但无助于改善长期病变造成的肩袖功能减退。

（1）术前准确分析判断疼痛来源是手术成功的重要因素。

（2）若有肩关节疼痛，但放射影像学检查没有严重关节破坏的，可选用简单的肩锁关节切除成形术或滑囊切除术即可缓解，取得较好治疗效果。

（3）若肩袖组织完整，无明显关节面塌陷的，可选择简单的肩峰成形术或肩峰修补术。

（4）若肩胛盂软骨下骨完整，骨松质结构良好，无明显骨缺损，则只行人工肱骨头置换。而肩胛盂侧有较大的囊性病灶，磨损时才考虑人工全肩关节置换。

非限制型全肩关节置换术的适应证：

（1）骨性关节炎、类风湿关节炎、创伤性关节炎、肱骨头和对侧肩盂关节面均有严重破坏。

（2）关节反复脱位，肱骨头压缩骨折范围超过 40%。

（3）肱骨头缺血坏死、肱骨头塌陷变形，未累及肩盂者。

（4）肩盂侧严重破坏骨缺损，残留骨量无法安置假体。

（5）肱骨外科颈骨折不愈合的老年患者。

（6）肿瘤重建。

（7）某些伴有肩袖撕裂退变者。

五、禁忌证

（1）活动性感染或近期有过感染史。

（2）三角肌和肩袖肌肉麻痹。

（3）神经性关节炎。

六、相对禁忌证

无法进行术后长时间康复训练或训练意愿不高者。

七、手术技术

（一）麻醉体位

临床常用全身麻醉或斜角肌间阻滞麻醉，患者取半卧位，双髋屈曲 30°。

（二）手术入路和技术要点

1. 手术入路

取肩关节前内侧入路，切口起自喙突顶端沿三角肌胸大肌间沟，向远端延伸至三角肌肱骨止点外侧，长约 17cm，切口略偏外防止术后瘢痕，处理头静脉（结扎或保留），向外牵开，显露打开三角肌胸大肌间沟，向下至胸大肌在肱骨之附着处，向内向外牵开三角肌和胸大肌。沿着联合肌腱（喙肱肌和肱二头肌）的外侧缘切开胸锁筋膜，向内牵开联合肌腱，显露肩胛下肌的上缘和喙突韧带，保护联合肌腱的喙突韧带，紧贴喙突切断喙肩韧带，扩大视野，扩大肩关节显露，外展、外旋肩关节，通过喙肱韧带和旋前肱动脉来确定肩胛下肌的上下缘。在分离松解肩胛下肌时，应使肩关节处于外旋、内收和轻度屈曲位，以保护腋神经，肩胛下肌切断处做挂线标记，便于术后缝合。同时切开肩胛下肌和关节囊，可维持软组织瓣强度，利于伤口缝合和术后早期关节康复锻炼。向远端轻轻牵拉上臂，外展、外旋肩关节，做肩关节前脱位，脱位时切忌暴力，防止肱骨干骨折。

2. 切除肱骨头

是此手术关键性步骤。清理关节下方骨赘十分关键。由于对这部分骨赘的误判，常发生肱骨颈切除过多，时而伤及腋神经。因此在切除肱骨头之前，需伸直上臂，外旋内收肩关节，充分显露肱骨头，以辨认正常的骨皮质和骨赘，切除骨赘。在切肱骨头前要正确掌握与切割面相关的两个角度，即额状面上的颈干角，通常在 45° ～ 50°，水平截面上的前倾角，通常正常肱骨头前角为 30° ～ 40°。切割肱骨头方法是：首先屈肘 90°，上臂外旋 30° ～ 40°，由前向后切割肱骨头关节面。这样切除的肱骨头截面，当上肢处于旋转中立位时，肱骨头关节面刚好正对关节盂。

当肩关节后方不稳定的患者，应减少前倾角，如陈旧性肱骨头脱位；当有肩关节前方不稳定的患者，则需要适当增加前倾角。

用摆锯切除肱骨头时，注意避免伤及大结节和肩袖，尤其在大结节前方的冈上肌腱和肱二头肌长头肌腱，使术后肱骨头假体关节面略高于大结节水平，避免上臂外展时发生肩峰与肱骨大结节碰撞。

3. 扩髓后假体的置入

用由小到大的髓腔钻逐级扩大髓腔，深度等长于假体柄长，髓腔钻插入点多在肱骨头截骨面中心点之外侧，二头肌结节间沟后方，入点选择不当，可引起肱骨假体柄的内翻。

4. 肩胛盂侧准备和假体安置

在肩胛盂前、后、下方放置牵开板，保护腋神经，外展手臂松弛三角肌，并适当旋转手臂，以便充分显露关节盂，清除关节游离、滑膜和后方盂唇，显露肩胛盂，及喙突根部。沿喙突基底部正下方与肩盂下结节连线，在关节盂上凿一长槽，槽长度与选定假体固定柄一致。

加深骨槽时注意方向。原则上，整个骨槽应正好生于肩胛盂颈部骨松质中央部位。

假体安置前大量生理盐水冲洗肱骨髓腔、肩胛盂，清理血凝块、骨碎屑，根据术中情况选用非骨水泥或骨水泥假体。如果肱骨假体与髓腔紧密搭配，结节完整，能防止假体旋转，可考虑使用非骨水泥固定，尤为青少年患者。而老年患者，类风湿关节炎、骨质疏松、肩关节不稳定者，可考虑使用骨水泥固定。

5. 缝合伤口

关节囊一般不缝合，大量抗生素盐水彻底冲洗后，再次检查肩关节前举和内外旋功能，三角肌和肩袖间隙留置引流管，逐层缝合伤口。包扎于上臂中立位，上肢悬吊巾固定，根据不同病种，类风湿关节炎或肩袖修复后患者，可用外展支具固定。若后关节囊松弛，伴后脱位，则选用肩关节外旋支架，待软组织自行修复和紧缩。术后要拍 X 线片以检查假体位置是否满意。

八、康复

（一）卧位

1. 术后当天

由于早期置换的肱骨头周围的软组织尚未修复，关节未稳定，如患者体位不正确，肢体活动不当均可造成肩关节脱位，术后可给予平卧位，使用外展支架，使肩关节位于外展 50° ～ 60°，前屈 45°，旋转中立位。

2. 术后 1 个半月内

术后可采取半卧位或侧卧位，可给予前臂吊带悬吊，上臂垫软枕，保持患侧肩呈中立位，屈肘 90°。

（二）康复锻炼

此阶段主要是清除病灶，解除病痛，矫正畸形和改善肩关节的活动，提高生存质量。PSA/TSA 术后肩关节的康复治疗对关节的功能恢复至关重要，因此做好患者术前术后的心理护理，并制订系统的术前、术后康复训练计划，循序渐进，才可真正提高肩关节置换患者的关节活动能力和生活自理能力。

1. 术前

术前康复训练。康复治疗在肩关节镜术前即已开始，即手术未动，康复先行。矫形医师和康复医师必须对患者进行肩关节镜的康复指导。发现患者的自我激励和结果预期可影响患者术后康复练习的积极性。向患者讲明术后的康复程序，如果康复时间较长，应使患者的家属清楚，以达到预期的目的。指导患者正确使用吊带的带上或取下；指导患者必需的日常生活活动（穿衣、做饭、半自理）；指导患者适度地练习（由手术医师确定），同时说明活动范围与强度；还应指导患者进行术后练习及冷敷治疗，并讲解注意事项。因术前训练时会伴有疼痛，所以要求不必太高，以免影响其术后功能锻炼的信心。

2. 术后当天

此期为被动功能锻炼，以增加活动范围为主，尽量减少关节囊、韧带等软组织粘连。所有患者均在有效镇痛（局部冷敷、皮贴剂及口服药物）的基础上进行功能锻炼。比如患肢手捏皮球、适当被动抬肩，以增加活动范围。

3. 术后第 1 天后

（1）早期康复计划（术后 1 ～ 3 天）：

①术后第 1 天在床上做握拳及放松训练，最大限度握拳，过伸掌指关节，持续 10 秒，每次 5 分钟，8 次 / 天。

②术后 2 ～ 3 天，健肢协助患肢最大限度伸、屈肘关节，每次 10 分钟，4 ～ 6 次 / 天。

③术后第 3 天被动活动肩关节，坐起，下地行走，在一定范围内，被动前后摆动肩关节，8 次 / 天，手、肘的主动活动增至 12 次 / 天；也可用 CPM 进行肩关节被动屈伸，自 15° 始，每天增加 5°，以促使术肢远端肌力、手腕关节功能的尽早恢复。

（2）中期康复计划（术后 4 天至 6 周）：以健侧肢体协助做伸屈肘运动，仰卧位时外旋和上举运动，外旋运动时屈肘 90°。健侧手握住腕部上举过肩并用手触前额，逐渐超过头部，每天 4 次，每次 10 分钟。而肩关节则以被动锻炼为主，因术中切开肩胛下肌，术后 6 周内需加以保护，所以 6 周内不可主动活动肩关节，尤其是肩关节的主动内旋，以利于其恢复。

①术后第 4 ～ 6 天在医师的指导下行肩关节外展、内收活动，自 10° 始，每天增加 2°，每次 10 分钟，每天 5 次。

②第 7 ～ 14 天，去除肩外展支具，换用三角巾，在 40° 范围内主动伸、屈，内收、外展活动。同时增加悬摆练习，令患者弯腰患臂下垂，手持木棍，在地面上进行内旋或外旋画圈，并逐渐增大圈的半径。练习时躯体前屈，是为了减轻患者肌肉克服重力的负担，而且可以使肩部肌肉进一步松弛。肩关节镜术后进行康复时，过早地开始滑轮练习可能造成肱骨近端的骨折，引起大结节的移位。

③ 6 周前不要开始内旋等长肌力锻炼，以避免肩胛下肌的部分撕裂。

（3）后期康复计划（术后 7 周至 1 年）：此时有了前两期的被动康复训练的基础，应行肩关节主动锻炼，增加关节活动范围，改善日常生活自理能力。所有患者均行 X 线检查，有条件者还加做 MRI 检查，根据具体情况进行肩关节的主动锻炼，可做三角肌等长收缩练习，屈肘 90° 用健侧手、墙壁等作为阻力，然后等长收缩内外旋肌群。

①术后第 6 周，三角肌和肩袖的创伤基本愈合，开始逐渐做三角肌和冈下肌的主动练习以上锻炼方式，每天重复 5 次，每次 5 分钟。

②术后 12 周开始行肩关节牵拉和抗阻力训练，利用弹力绷带或拉力器进行内旋、外旋的肌肉锻炼，通过前屈、上举、外旋及内旋、内收等活动进行患肩的牵拉训练。

③术后12周后，在鼓励患者尽早使用术肢完成日常活动的同时，应避免上提或拖拉重物，禁止做投掷、挥动手臂运动。

（三）简易康复护理方法

肩关节镜术后康复可分为三个时期：最大保护期、中度保护期、最小保护期。

1. 最大保护期

术后1～3周，保护和被动运动。

（1）固定：术后绷带悬吊固定，肩关节内收、内旋和轻微向前屈曲，肘关节屈曲位。仰卧时上臂下垫枕，保持肩部10°～20°屈曲，以降低前方切口和关节囊的张力。

（2）肩部消肿止痛，采用物理因子治疗，温和地按摩，固定时尽量放松肩颈部和上半身肌肉。

（3）手、腕、肘关节的主动运动和被动牵张，内旋肌、外旋肌等长收缩练习。

（4）肩关节被动运动，被动肩关节上举、内旋、外旋活动，滑车练习。

（5）肩助力无痛外旋和屈曲活动。

2. 中度保护期

术后4～6周，如果组织结构允许，尽早进行主动运动。

（1）强调肩关节助力运动和主动运动，重新控制肩带肌肉。

（2）让患者在仰卧、侧卧、俯卧、坐位及站位下做开链主动运动。

（3）开始棒操、滑轮、爬墙、钟摆运动等。

（4）上臂紧贴身旁的外旋练习，主动内旋在6周后开始。

（5）肩带肌肉多点等长抗阻练习。

3. 最短保护期

7周以后，进一步加强活动度和肌力。

（1）开始肩带肌肉的渐进阻力运动，强调低重量多重复。

（2）开始上肢的闭链运动，增加肩带的稳定。

（3）肩关节轻度牵张，少负荷长时间，自我牵张。

（4）促进上肢的功能性使用，强调速度。

（四）日常生活注意事项

出院前应详细教会每位患者具体的锻炼计划和要求，嘱其应持之以恒、循序渐进地锻炼，不可操之过急，禁止剧烈活动肩关节。

（1）肩关节镜术后的患者不可参加接触性体育运动或反复抬举运动。

（2）术后6周内不可举重超过一杯水重量的物品。

（3）术后6周禁止直抬手臂或将手背到体后。

（4）术后禁止用患侧前臂将自己从床上或椅子上撑起。

第五节 肘关节置换术

自20世纪40年代人工肘关节置换术首次应用于临床以来，先后研制出多种不同类型的肘关节假体用于临床。早期设计的铰链式肘关节假体，短期内随访效果尚满意，可达到缓解疼痛，改善功能。但远期随诊结果令人不甚满意，假体松动率很高。1973年发明了限制型肘关节假体，使用到临床后，近期效果尚可，但最终结果却不满意。根据临床的结果分析，现代肘关节的假体设计向着非限制型和半限制型发展。不同程度地减少限制性，可以减少骨与骨水泥界面的应力传导，达到提高成功率，减少松动率。

由于对肘关节的解剖和生物力学的认识不断深入，肘关节成形术已有了很大的进展，从简单的单轴铰链型到复杂的非限制型解剖型假体，假体制约越小，越接近关节的生理运动，则假体的长期稳定性越持久。对于半限制型假体和非限制型假体，被认为是当今肘关节假体的发展方向，作何选择，需根据病情而定。若年轻患者骨质量状况良好，关节稳定，肘关节活动明显受限，此时选用非限制型假体比较理想；若患者年龄较大，明显的骨质破坏或严重的骨质缺损，关节明显不稳定时可选用半限制型肘关节假体。

与人工髋关节和膝关节相比，人工肘关节相对滞后，仍有待继续发展提高，最终向得到一个无痛、稳定、活动范围满意和耐久的人工肘关节而努力。这是我们矫形骨科医师和生物医学工程师的责任。

一、肘关节假体的类型

（一）完全限制型全肘关节假体

即铰链式，为金属对金属单中心铰链假体，其功能仅为屈伸活动，无侧方活动。因骨—假体界面应力过于集中，故假体松动失败率高。此款假体运用于必须依靠假体自身保持关节稳定的患者。

（二）非限制型肘关节假体

骨部分和尺骨部分无轴向连接，为表面置换，最接近肘关节的生理状态，能降低应力（骨—骨水泥界面），所以降低了无菌性松动的发生率。然而临床上发现不稳定的发生率较高。此型假体的稳定性完全由完整的软组织提供。有骨缺损，关节明显不稳定，关节僵直及需要广泛松解软组织的患者不适合使用非限制型表面置换假体。

二、肘关节的应用解剖和生物力学

（一）应用解剖

1.肘关节组成

肘关节由肱骨下端与尺、桡骨上端组成。包括肱尺关节及桡尺近侧关节被包在1个关节囊内，周围有韧带、滑膜囊和肌肉等，对关节有支持保护和运动作用。

2. 神经支配

前侧为屈肌（肱二头肌、肱肌）— 肌皮神经支配；后侧为伸肌（肱三头肌）— 桡神经支配；内侧为旋前屈肌群（桡侧屈腕肌、掌长肌、尺侧屈腕肌、指浅屈肌、旋前原肌）— 正中神经、尺神经支配；外侧为旋后伸肌群（肱桡肌、桡侧伸腕长短肌、指伸肌、小指伸肌、尺侧伸腕肌、肘肌、旋后肌）— 桡神经、骨间后神经支配。

（二）生物力学特点

如下所述：

（1）正常肘关节的活动包括：以尺肱滑车关节为主的屈伸活动和尺桡关节的旋前和旋后运动。最大屈伸范围 150° ～ 160°，伸直 0° ～ 5°，过伸 15°，旋后 80°，旋前 85°。完成日常生活中大部分活动，仅需要屈肘 30° ～ 130° 和 105° 旋转活动（旋后 55°，旋前 50°）。肘关节屈伸旋转轴线从矢状位看，旋转轴心大致位于肱骨小头的中心，坐在肱骨前方皮质连线上。从横断面上看，此旋转轴线通过肱骨滑车中心，与肱骨内上髁的连线相比，有 5° ～ 8° 内旋，即旋转轴线向外上髁尖前移了约 1cm，从冠状位看，旋转轴线与肱骨髓腔中心线成 5° 外翻夹角，桡骨小头关节面与桡骨长轴夹角为 15° 外翻。

肘关节有 60° 的屈伸活动度，屈曲挛缩＜ 45° 时，对日常生活的影响不大，基本上能够完成日常生活需要。

（2）手提、拉、推重物时，由于前臂的杠杆作用，肘关节所受的力远远大于物体的重力，这主要是由于肱桡肌的参与，使受力增加。一般情况下，57％由肱桡关节传递，43％由肱尺关节传递。肘关节这一生物力学特点对假体的固定是不利的。

（3）肘关节的受力还与其屈伸活动有关，不同的屈曲角度、力臂不同，使肘关节的受力发生相应的改变。而且力的传递方向也发生变化。当提重物时，肱尺关节的受力可达体重的 1 ～ 3 倍。当时关节伸直时，力的方向由后向前，屈曲时由前向后传递。肱桡关节也有相同的变化。当屈曲 0° ～ 3° 时，肱桡关节能传递最多的力，当进一步屈曲时，力传递能力下降。但受力情况与前臂位置有关，当中立位或旋前位时，桡骨头受力大于旋后位。

（4）如何评判肘关节成形术，Coonrad 提出以下标准评判，即术后肘关节必须无痛、关节稳定，可活动，耐用，若失败可补救，并具有可重复性。

（三）肘关节的稳定性

1. 骨性稳定

肘关节的稳定主要依靠骨性结构，可抵抗不良应力，防止脱位起决定性作用。因此只要关节面对应良好，骨结构完整，临床上很少有不稳定的发生。但内侧及后外侧旋转不稳定除外，因涉及外侧副韧带。对于肘关节内骨折，解剖复位不仅对关节活动而且对关节稳定起着重要的作用。

其中，肱尺关节是肘关节中最大、最稳定的关节，是一个简单的铰链式关节，肱骨下端在前后位上近似三角形（底边是肱骨滑车、鹰嘴窝和喙突窝的两侧骨质构成=角的两条斜边），三条边中的任何一条边遭到破坏，均会影响整个肱骨远端结构的稳定性。若内侧或外侧柱断裂，肱骨远端对抗内外翻的能力将遭到破坏。肘关节本身的结构，有力地防止肘关节的内外翻和侧向运动。

桡骨头防止肘外翻的作用仅次于尺侧副韧带，若桡骨头切除后，将引起肘外翻不稳，并破坏了正常力的传递。因此有些学者认为桡骨头切除后应行假体置换术。

2. 软组织对关节稳定的作用

软组织结构对肘关节的稳定作用是不可忽视的。这些软组织结构包括内、外侧副韧带、关节囊和肌腱等组织。

（1）肘关节内侧稳定主要靠内侧副韧带，其前束控制内外翻应力的作用大于另外两束。屈曲时几乎全由前束来维持，而关节伸直时，前束作用逐步减弱，而前关节囊和肌腱组织的作用逐渐增大。伸直位抗内外翻作用，前方关节囊和肌腱占全部软组织作用的40%。

（2）外侧副韧带：在关节活动时，始终保持紧张，保证关节的稳定，同时，伸肌和旋后肌共同防止肱桡关节脱位。

（3）环状韧带：主要是稳定近侧尺桡关节，而外侧副韧带止于环状韧带的部分对稳定桡骨头起着一定作用。

（4）肌肉：通过肌肉的收缩，加强关节面的咬合，对抗快速活动时的应力。此外，肱三头肌和肱肌的止点加深了尺骨滑车切迹，有利于关节的稳定。

三、人工全肘关节置换术的适应证和禁忌证

（一）适应证

解除疼痛和恢复肘关节的稳定性是人工关节置换的目的。

（1）肘关节严重疼痛，功能活动受限，是人工全肘关节置换最重要的指征。

（2）双肘关节强直于非功能位，不能发挥手的功能，严重影响生活、工作者，迫切要求改善功能者。

（3）因创伤性肘关节炎、原发性肘关节炎，经保守治疗无效，病变很严重者。

（4）强直于非功能位的晚期类风湿关节炎患者。

（5）肘关节成形术失败后，可选用人工全肘关节置换。

（6）由于其他疾患而致部分骨缺损的患者。

（二）相对适应证

（1）患者曾行桡骨小头切除术或滑膜切除术后。

（2）严重的肘关节韧带松弛，而致肘关节不稳定。

（3）肱骨远端骨缺损超过 2cm 者，需用特制假体。

（三）禁忌证

（1）近期有关节内化脓性感染的患者（至少要稳定 1 年以上方可考虑手术）。

（2）神经性关节病变。

（3）各种原因所致肘关节严重缺损，或严重骨质疏松，很难维持关节假体稳定者。

（4）肘部肌肉力量差而致肘关节主动屈伸活动功能丧失者或肌肉力量低于 4 级患者。

（四）相对禁忌证

（1）营养不良。

（2）肘关节局部皮肤广泛瘢痕。

（3）肘部异位骨化。

四、假体的选择

不同类型假体的选择取决于肘关节的骨质条件、关节囊、韧带的稳定性，关节周围的肌肉的肌力等条件。一般认为，关节间隙消失、骨质、关节囊、韧带结构良好，关节稳定，则非限制型假体是比较理想的选择。若有明显骨质缺损破坏、韧带松弛、关节稳定性差、肌萎缩，则可选用半限制型或限制型关节假体。

若肘关节侧副韧带基本稳定，类风湿肘关节炎或滑膜切除术、桡骨小头切除术失败的病例，选用非限制型假体，而创伤后肘关节炎的病例常选用半限制型假体。

肘关节置换术要达到恢复关节活动功能，得到一个不痛的关节为重要目标。因此假体的选择很重要，要根据假体的特点，患者的具体情况进行选择。若患者需要关节稳定，又活动良好的肘关节，则可考虑选用半限制型假体；对于年轻患者，解决疼痛为主要目的，关节尚稳定者可选用非限制型假体。

五、手术技术操作原则

（一）术前准备

（1）详细的体格检查，肘关节屈伸的活动度，前臂的旋转角度，肌力，神经有无损伤，尤其是尺神经的检查，肩关节及手的功能活动等。

（2）有无感染病灶。

（3）肘关节拍 X 线片（正侧位，了解骨质情况，有无严重的骨缺损，并供各种型号假体模板的术前测量）。

（二）麻醉和体位

（1）全身麻醉或锁骨上阻滞麻醉。

（2）向健侧卧 45°，患侧置于胸前。

（3）使用气囊止血带，约 250mmHg。

（三）假体安放要求

假体安放的基本要求是恢复肘关节的旋转中心。从侧位看，旋转中心大致位于肱骨小头的中心，与肱骨前方皮质连线在同一水平。从横断面上看，此旋转轴线通过肱骨滑车中心，与肱骨内上髁的连线相比，有 5°～8° 内旋，即旋转轴线向外上髁尖前移了约 1cm。所以，安放假体时，肱骨假体应沿肱骨长轴内旋，从正位看，旋转轴线与肱骨髓腔中心线成 95°，以上只是粗略的标准，但对于防止术后脱位十分重要。

假体安放的稳定性十分重要。在术中安放试模后应屈肘 90°，前臂完全旋前，施以纵向牵引力，正常关节间隙不应超过 2mm，整体稳定性可通过术中屈伸肘关节检查有无脱位或翘起的倾向来判断。

（四）手术切口

采用改良 Kocher 入路，从后方偏外侧进入肘关节，优点是不损伤尺侧副韧带和三头肌止点，最大程度地保护肘关节的血液供养。

1. 切口

起自肱骨后方，纵行向下，经尺骨鹰嘴尖外侧，沿尺骨边缘向下，松解尺神经的目的在于防止肘关节向外侧脱位时损伤神经，尺神经无须常规前移，置于原地，有利于保留其血运。

沿切口方向切开浅筋膜，向远端显露肱肌，向近端显露肱三头肌，自外上髁后方切断肱肌腱起点，将其从外侧关节囊剥离，显露关节囊，沿肱骨小头外侧经桡骨头至桡骨颈和冠状韧带做一纵形关节囊切口，以显露外侧关节和桡骨头，切除桡骨头，经外侧关节间隙切除滑膜，松解关节内粘连，利于关节向外侧脱位。

沿肱骨后外侧向近端剥离肱三头肌，显露肱桡肌起点，将外侧组织从肱骨外上髁剥离以显露关节前外侧。自外向内选择性部分松解肱三头肌在鹰嘴上止点，关节向外脱位。只需将其切开部分即可（25%～ 50%）。此时，屈曲旋后前臂即可完全显露关节。

显露尺侧副韧带，清除韧带上的瘢痕和滑膜组织，可见到其扇形止点，注意尺神经在尺侧副韧带的内侧。最大限度屈肘时，且前臂旋后，使滑车关节脱位，清除关节骨赘，为置入假体做好准备，术中注意对尺神经的牵拉。

2. 假体置入

在肱骨后侧将肱骨假体试模置于肱骨内外上髁中间，定位做标记，用摆锯或咬骨钳咬除骨块，此骨块到达内外上髁的距离相等。底部达鹰嘴窝顶部，用骨凿及髓腔锉打开肱骨远端体腔，咬除肱骨小头和滑车，使其形状适应假体的肱骨头和滑车部。再将假体试模合适安放于肱骨头远端，取出试模，在尺骨近端修整髓腔，修整方向与尺骨长轴向外呈 18°，注意勿穿透尺骨内侧皮肤。髓腔锉扩大髓腔，清理尺骨滑车切迹，注意其内外侧面与锉的深度应相等，以防止尺骨假体旋转。放入尺骨假体试模，其外侧边缘应与滑车切迹的外侧边缘平齐，假体顶部与鹰嘴尖对齐，有助于恢复肘关节旋转中心的远近位置。然后再置入尼龙垫和肱骨试模，复位后检查肘关节的活动度，屈肘应＞135°，假体关节面在屈伸过程中接触良好，关节稳定，被动完全伸直时，肘外翻角为15°。屈肘90°时，前臂完全旋前时，关节稳定，牵拉关节间隙＞1～2mm时，应当选用厚一点的聚乙烯垫。检查关节内外侧软组织张力是否平衡，应予以相应调整以防脱位。

取出假体试模，于肱骨、尺骨髓腔远端置入骨栓，加压脉冲冲洗清理髓腔，准备工作就绪，将骨水泥置入髓腔内，顺利置入假体，清理残余骨水泥，复位关节，于伸肘位等待骨水泥凝固。尤其注意清除尺侧副韧带和尺骨假体之间的骨水泥，防止骨水泥热效应损伤尺神经。骨水泥凝固后检查关节活动度及关节稳定性。伸肘时鹰嘴窝处有无撞击，若有，则去除多余骨质，改善伸肘功能，当前臂旋转时，参与桡骨头不应与假体或骨质发生碰撞。

松止血带，彻底止血，大量抗生素盐水冲洗，留置负压引流管，仔细缝合外侧软组织结构，对恢复肘关节外侧稳定性十分重要。

（五）术后处理

（1）术后肘关节用后石膏托固定于屈肘60°～90°位，4周后开始功能锻炼。

（2）引流管大约放置24h，抬高患肢4～5天。

（3）术后48h肘关节做屈伸被动活动，2次/天，运动中保持完全旋前位6周。

（4）术后3～4周肘伸直不超过30°，4周后去石膏托。

（5）术后6周内患肢免提任何物品。

（6）不要举超过5kg重物，不参加任何引起上肢冲击应力运动。

六、并发症及其处理

人工全肘关节置换术的并发症主要有假体松动、感染、脱位、半脱位、骨折、神经损伤、伤口延迟愈合等。随着对肘关节解剖功能进一步了解、手术技术的提高，假体设计不断更新、合理化，目前假体松动率下降至5%以下；非限制型肘关节假体置换术最常见的并发症是关节脱位、半脱位，发生率是9%～10%。

（一）松动

是人工肘关节置换术最常见的翻修原因，要安全取出松动假体及髓腔内的骨水泥，尽量避免发生骨折，取出困难可皮质部开窗，协助取出假体。在取出假体时发生骨折时则需采用长柄假体，假体长度应超过骨折处骨干直径的2～3倍或定制假体。

（二）感染

行肘关节置换术的患者多为类风湿病的患者，因长期服用激素，机体免疫力较差，感染率较高，为3%～6%。对这样的患者应彻底清创，清除所有异物（如假体、水泥、磨损碎屑、假膜等，并细菌培养）。抗感染治疗6周血沉、C-反应蛋白正常，骨质无明显破坏，二期翻修。

（三）脱位

多因软组织张力减弱或假体位置异常所致。若骨量充足、前关节囊和侧副韧带完整，术中安放假体位置满意，可用非铰链型假体。若既往有手术史，特别是滑膜切除或桡骨小头切除，软组织张力受影响，可影响假体稳定性，应用非铰链假体不能稳定时，可考虑使用半限制型假体以达到稳定关节的目的。此外，还可行尺侧副韧带紧缩或重建肱三头肌的能力，有利于稳定关节。一般术后制动肘关节3～4周。

（四）假体周围骨折

假体松动增加了发生假体周围各种骨折的危险性，根据骨折的不同部位，分为三型，若假体稳定，固定牢固，可用钢丝环扎固定骨折。若假体松动，则更换长柄翻修假体，通过骨折端4cm左右，还应用异体骨皮质板固定。

（五）神经麻痹，尺神经受压

多发生于术中过分牵拉神经、止血不彻底、血肿压迫、包扎过紧、手术创伤术后肿胀、骨水泥热刺激等，因此术中操作应准确、轻柔、止血彻底、松解神经。

（六）异位骨化

发生率较低，对功能影响不明显者。一般无须特殊治疗，妨碍功能锻炼时则需取出，为防止发生异位骨化，要求医师手术操作要轻柔细致，减少不必要的损伤，大量抗生素盐水冲洗伤口，洗尽伤口内残留骨碎屑，放置引流，减少血肿发生。

七、系统康复原则

人工肘关节置换手术后的康复进度要根据切口愈合的程度来决定，并且受假体类型、皮肤条件和手术前后肱三头肌功能的影响。康复过程中要随时保持与手术医生沟通。

（一）康复目标

1. 住院期间的康复目标

住院期间的康复主要分为两个阶段。术前阶段主要是对患者进行康复指导，熟悉手术及康复的过程，消除术前的恐惧及焦虑情绪，并进行初步的康复训练，为手术后的康复训练奠定基础。术后阶段主要是应用各种手段消除疼痛、肿胀，逐渐恢复关节的活动度，恢复神经对肌肉的控制。注意住院期间术后康复训练中不能影响切口的愈合，避免出现影响切口、肩袖及肱三头肌愈合的动作。

2. 出院后的康复目标

出院后要在住院期间训练的基础上，继续维持和加强肘关节活动范围，并逐渐增加肌肉力量及协调性训练，使人工关节逐渐适应日常生活和工作的需要。

（二）康复过程的原则与方法

1. 康复原则

主要原则为：全面康复训练和治疗，循序渐进，因人而异，避免影响切口、肩袖和肱三头肌愈合的动作。

2. 康复方法和技术

主要包括：关节活动度训练、肌力训练、协调性训练，以及冷热疗、电疗、光疗等物理因子治疗等。

八、术后的住院康复

肘关节置换术后应当重点保护重建的肱三头肌，因此术后早期康复的要点是教会患者怎样避免导致切口和肱三头肌张力增加的姿势。术后患者一般首先到苏醒室，待患者完全清醒，各项生命指标及患肢的感觉及运动功能许可后转回病房。此时，患者会发现自己的肘部有白色敷料包裹切口，许多还有一根管子（引流管）连接到一个密闭的负压吸引装置中。患者应当注意不要将敷料打湿，如果血液浸透敷料，要及时告诉医生等待处理。引流管一般会在 3 天内拔掉。此阶段可将肘关节石膏固定悬吊在胸前或放在特制的支具内，一方面可以消肿，另一方面防止过度活动导致意外的损伤。

1. 疼痛控制

疼痛的控制是人工关节术后早期康复的重要内容。此阶段的疼痛主要来源于手术，切口疼痛尤其明显。这时医生常用镇痛泵、止痛针、口服止痛药物等方法缓解患者的疼痛。冷疗有明显的止痛效果，还兼有消肿作用。适度运动，如拳泵（主动用力握拳动作）不仅可以缓解由于肌肉紧张所导致的疼痛，还有消肿作用。一般主动握拳 10 次为 1 组，清醒时 1 小时 1 组即可。

2. 关节活动度训练

根据术中情况确定术后关节活动的范围，石膏或支具固定 2 ～ 3 周。当肘关节在支具中活动时，支具不仅能够提供肘关节内外侧的稳定性，还能限制肘关节的活动范围。伸直可以限制到患者能够忍受的程度，屈曲程度要根据三头肌重建情况决定。可以做助力肘关节屈伸活动：坐位或平卧位时，在康复治疗师保护下主动进行肘关节的屈伸运动，一方面可以消肿，另一方面可以重建神经对肘关节运动的控制。

3. 肌肉力量训练

肱三头肌肌力训练要根据术中的修复情况决定，主要是进行被动训练。肘关节周围的其他肌肉可以早期开始多点等长肌力训练。由于肘关节置换术后康复是一个长期的过程，因此不能因为肘关节而忽视了肩关节和腕、手关节的训练。临床上经常见到因为肘关节而引起肩关节疼痛的问题，因此康复过程中应当引起足够重视。

4. 全身功能训练

为预防便秘、肺部感染等并发症，深呼吸和咳嗽练习很重要。经鼻深吸气，然后由嘴深呼气。重复 3 次并咳嗽 2 次，可以辅助应用呼吸刺激器。呼吸训练要尽早开始，这不但可以预防坠积性肺炎等并发症，而且可以增强患者体力，使患者加速恢复。一旦患者体力许可，应当开始进行下地训练。训练过程中，要循序渐进，避免出现体位性低血压，预防跌倒。

九、术后居家康复

出院后继续术后住院期间的训练内容，逐渐脱离石膏或支具等限制因素，进行增加关节活动范围的练习，要针对手术后组织粘连或肌肉痉挛而导致的关节功能障碍，进行肌肉力量训练，避免肱三头肌粘连、无力影响伸肘。出院后需保持与医生的联系，康复训练过程中要避免过量，如果训练后或第二天早晨醒来后有明显的肌肉酸痛，身体疲乏，一般是训练量较大所致，应适当减量。术后虽然刀口已经拆线，许多活动已能自如完成，且已经能够逐渐恢复工作，但康复过程远远没有结束，必须按照要求进行随访，生活中还要对关节活动范围进行限制，要用颈腕吊带保护 3 个月，以保证肱三头肌等软组织的愈合。到 8 ～ 10 个月后对活动的限制才能逐渐解除。出院后如果出现以下情况需及时就医：手术刀口发红、肿胀或渗出液体增加；发热高于 38℃；刀口裂开；胳膊疼痛、瘙痒、麻木或发冷；胳膊发白或发青。

参考文献

[1] 容可 . 骨伤疾病全程康复指导 [M]. 郑州：河南科学技术出版社，2022.

[2] 李敏龙 . 骨科疾病诊断及处理措施 [M]. 北京：中国纺织出版社，2023.

[3] 何万庆 . 临床骨创伤与脊柱外科诊疗实践 [M]. 上海：上海交通大学出版社，2023.

[4] 周立峰 . 临床实用骨科新进展 [M]. 上海：上海交通大学出版社，2023.

[5] 夏庆泉 . 骨科创伤与运动损伤治疗策略 [M]. 郑州：北京名医世纪文化传媒有限公司，2021.

[6] 江基尧 . 现代颅脑损伤学 [M]. 上海：上海科学技术出版社，2021.

[7] 杨明礼 . 创伤骨科学 [M]. 成都：四川大学出版社，2020.

[8] 张雪松 . 强直性脊柱炎脊柱与关节畸形手术学 [M]. 上海：上海科学技术出版社，2021.

[9] 冯华 . 膝关节运动损伤与下肢力线不良 [M]. 北京：人民卫生出版社，2021.

[10] 郭广春 . 现代临床医学影像诊断 [M]. 开封：河南大学出版社，2021.

[11] 刘玉杰 . 膝关节韧带损伤修复与重建 [M]. 北京：北京大学医学出版社，2022.

[12] 刘玉杰 . 实用关节镜手术系列膝关节韧带损伤修复与重建 [M]. 北京：北京大学医学出版社，2022.